国家卫生和计划生育委员会"十二五"规划教材

全国高等医药教材建设研究会"十二五"规划教材

全国高等学校教材

供卫生检验与检疫专业用

生物材料检验

第2版

主　编　孙成均

副主编　张　凯　黄丽玫　闫慧芳

编　者　（以姓氏笔画为序）

王永生（南华大学）

闫慧芳（中国疾病预防控制中心职业卫生与中毒控制所）

孙成均（四川大学）

李　阳（成都中医药大学）

张　凯（济宁医学院）

金明华（吉林大学）

孟佩俊（包头医学院）

郭会彩（河北医科大学）

姬艳丽（安徽医科大学）

黄丽玫（广东药学院）

梅　勇（武汉科技大学）

秘　书　史　莹（四川大学）

U0208045

人民卫生出版社

图书在版编目（CIP）数据

生物材料检验 / 孙成均主编 . —2 版 . —北京：人民卫生出版社，2014

ISBN 978-7-117-19873-8

Ⅰ . ①生… Ⅱ . ①孙… Ⅲ . ①生物材料 – 检验 – 高等学校 – 教材 Ⅳ . ① R318.08

中国版本图书馆 CIP 数据核字（2014）第 255541 号

人卫智网	www.ipmph.com	医学教育、学术、考试、健康，购书智慧智能综合服务平台
人卫官网	www.pmph.com	人卫官方资讯发布平台

生物材料检验
第 2 版

主　　编：孙成均
出版发行：人民卫生出版社（中继线 010-59780011）
地　　址：北京市朝阳区潘家园南里 19 号
邮　　编：100021
E - mail: pmph @ pmph.com
购书热线：010-59787592　010-59787584　010-65264830
印　　刷：河北环京美印刷有限公司
经　　销：新华书店
开　　本：787 × 1092　1/16　印张：14
字　　数：349 千字
版　　次：2006 年 7 月第 1 版　　2015 年 1 月第 2 版
　　　　　2024 年 12 月第 2 版第 12 次印刷（总第 15 次印刷）
标准书号：ISBN 978-7-117-19873-8
定　　价：25.00 元
打击盗版举报电话：010-59787491　E-mail: WQ @ pmph.com
质量问题联系电话：010-59787234　E-mail: zhiliang @ pmph.com

全国高等学校卫生检验与检疫专业
第2轮规划教材出版说明

为了进一步促进卫生检验与检疫专业的人才培养和学科建设,以适应我国公共卫生建设和公共卫生人才培养的需要,全国高等医药教材建设研究会于2013年开始启动卫生检验与检疫专业教材的第2版编写工作。

2012年,教育部新专业目录规定卫生检验与检疫专业独立设置,标志着该专业的发展进入了一个崭新阶段。第2版卫生检验与检疫专业教材由国内近20所开办该专业的医药卫生院校的一线专家参加编写。本套教材在以卫生检验与检疫专业(四年制,理学学位)本科生为读者的基础上,立足于本专业的培养目标和需求,把握教材内容的广度与深度,既考虑到知识的传承和衔接,又根据实际情况在上一版的基础上加入最新进展,增加新的科目,体现了"三基、五性、三特定"的教材编写基本原则,符合国家"十二五"规划对于卫生检验与检疫人才的要求,不仅注重理论知识的学习,更注重培养学生的独立思考能力、创新能力和实践能力,有助于学生认识并解决学习和工作中的实际问题。

该套教材共18种,其中修订12种(更名3种:卫生检疫学、临床检验学基础、实验室安全与管理),新增6种(仪器分析、仪器分析实验、卫生检验检疫实验教程:卫生理化检验分册/卫生微生物检验分册、化妆品检验与安全性评价、分析化学学习指导与习题集),全套教材于2015年春季出版。

第2届全国高等学校卫生检验与检疫专业规划教材评审委员会

全国高等学校卫生检验与检疫专业第2轮规划教材目录

前　言

　　《生物材料检验》是全国高等学校卫生检验与检疫专业的规划教材,第一版于2006年出版。在过去的八年中,国内外生物材料检验技术发展很快,出现了许多新知识、新技术和新方法,原教材内容已不能适应高素质卫生检验与检疫人才培养的需要。人民卫生出版社医学教育中心遂于2012年底至2013年7月对全国高校的卫生检验与检疫专业及教材使用情况进行了深入细致的调研工作,并于2013年8月在成都召开了卫生检验与检疫专业第二轮规划教材论证会。会上明确了第二轮规划教材编写工作的重要性、紧迫性和必要性。2013年12月在广州召开了第二轮规划教材主编人会议,确定了该轮规划教材的编写指导思想、编写原则、编写特色、编写大纲和编写日程。2014年3月,在石家庄召开了《生物材料检验》教材编写会,会上传达了广州主编人会议精神,讨论和审定了编写大纲,确定了各章节的编写内容和分工,统一了编写要求,明确了编写进度。初稿完成后,经编者互审、修改后于2014年7月,在武汉召开了定稿会,与会编委逐章详细讨论和审定了各章内容,并提出了许多中肯的修改意见。经再次修改后,于2014年8月完成了本教材的定稿。

　　本教材主要在第一版的基础上进行修订,删去了已不使用的检验方法。增加了近年来生物材料检验的新技术和新方法。因已有单独的实验教材,故实验内容不纳入本版教材。

　　本教材主要介绍人体体液(如血液)、分泌物(唾液、乳汁)、排泄物(如呼出气、尿液)、毛发、指甲和组织(如脂肪组织)等生物材料中化学物质及其代谢产物或由化学物质引起人体产生的生物学效应指标变化的检验方法。在编写过程中,主要参考了国家卫生和计划生育委员会推荐的生物材料检验方法,也适当介绍了国内外生物材料检验研究的新成果和新进展。

　　本教材共分十二章,包括绪论、生物材料检验样品的采集、保存和预处理、生物材料检验质量控制、金属与类金属元素的测定、非金属化合物及其代谢产物的测定、维生素的测定、芳香烃及其代谢产物的测定、芳香族硝基和氨基化合物及其代谢产物的测定、卤代烃化合物及其代谢产物的测定、农药及其代谢产物的测定、环境内分泌干扰物及其代谢产物的测定以及其他有机毒物及其代谢产物的测定。其中生物材料中维生素,环境内分泌干扰物及尼古丁、乙醇等及其代谢产物的测定是新增内容。另外增加了生物接触限值及其制定方法。书末附有更新的生物材料检验的相关资料和本书重要参考文献。借此机会,对本书引用文献的所有作者表示衷心的感谢。

　　本教材适用于四年制和五年制卫生检验与检疫专业以及相关专业学生,也可作为疾病预防控制中心、职业卫生相关检验人员等的参考书。

　　本教材编写过程中得到了人民卫生出版社医学教育中心、四川大学华西公共卫生学院、广东药学院公共卫生学院、河北医科大学公共卫生学院、武汉科技大学医学院公共卫生学院以及各编委所在单位的大力支持,在此一并表示衷心的感谢。

　　由于编者的知识和能力水平有限,书中可能存在错误和不妥之处,敬请各校师生和广大读者提出批评意见。

孙成均

2014年8月

目 录

第一章 绪 论

第一节 概 述

一、基本概念

生物材料(biological material)是人体体液(如血液)、分泌物(唾液、乳汁、汗液)、排泄物(如呼出气、尿液)、毛发、指甲和组织(如脂肪组织)等的总称。生物材料检验(analysis of biological material)是研究生物材料中化学物质及其代谢产物、或由化学物质引起机体产生的生物学效应指标变化检验方法的科学。为保护人体健康,需对工作场所和生活环境中的有害物质浓度水平进行监测,监测结果即为人体的外暴露水平,利用该外暴露水平可以估计人体接触有害物质的可能剂量,但不能真实反映人体对这些有害物质的吸收、代谢、排泄、生物利用、生物转化和个体差异等信息。而通过生物材料检验可以了解外源性有害物质通过各种途径进入人体内的实际剂量及产生的生物学效应水平。所以,根据生物材料检验结果,可以评价人体接触有害物质的水平及其对机体造成的危害程度,为有毒物质中毒诊断、治疗及疗效观察和职业健康风险评价提供重要的参考依据;通过测定生物材料中的微量元素(如铜、铁、锌、硒)和营养素(如维生素)的含量,可为地方病或微量元素和营养素缺乏病的诊断和防治提供科学依据;还可为制订相关卫生标准、正常参考值范围和生物接触限值等提供科学依据。

系统收集人体生物材料样品,定期(有计划)地检测其中的化学物质或其代谢产物的含量,或由它们所引起的生物学效应水平,以评价人体接触化学物质的程度及可能的健康影响,这就是生物监测(biological monitoring)的任务。生物监测的目的是控制和降低人体对有害物质的接触水平,以保护接触者的身体健康。生物监测内容包括化学物质的原形、代谢产物和生物学效应指标。生物材料检验是生物监测的基础和重要组成部分,生物监测需要通过生物材料检验来实现。生物监测和环境监测既有联系又有区别。环境监测(environmental monitoring)是对空气、土壤、水等外环境中有害物质的含量水平进行监测,以评价人体接触有害物质可能的外剂量水平,但人体的实际摄入量受接触时间、频率和方式等的影响。而生物监测通过对不同生物材料中有害物质的检验,不仅能比较准确地反映人体从各种途径摄入有害物质的量,而且能科学地评价外源性化学物质对人体健康的危害程度。环境监测和生物监测的结果具有正的相关性,但生物监测结果受个体差异等因素的影响很大,有些指标的参考值随地区和测定方法而异,取样时间、运输、保存条件和样品处理方法等均可影响测定结果。另外,有些化学物质不能进行生物监测,如无机酸、二氧化硫等刺激性污染物;还有石英、石棉、玻璃纤维等沉积在肺组织中,也难以进行生物监测。

一般而言,生物监测是以生物标志物的监测为目标的。生物标志物(biomarker)是反映生物系统与外源化学、物理和生物因素之间相互作用的任何测定指标。或者可以说是生物系统接触外源性物质后出现的任何改变,主要是化学物质在生物体内形成的代谢产物,以及可测定的生化、生理、免疫、细胞或分子的变化,主要用于接触评价、健康危害评价以及职业医学诊断等。

根据其功能,生物标志物可分为三类:①接触性生物标志物(biomarker of exposure),即生物体内可分析测定的有害物质、代谢产物以及它们同生物体内分子或细胞相互作用所形成的中间物等。②效应性生物标志物(biomarker of effect),指机体接触外源性有害物质后,引起的可测定的相应生化、生理以及其他功能和结构改变的指标。③敏感性生物标志物(biomarker of susceptibility),指生物体先天固有或后天获得的对外界有害因素产生反应能力的指标。由图 1-1 可见,从外源性有毒物质进入人体后到产生疾病是一个多阶段的、有机连续的过程,通过对不同生物标志物的测定,可以描述这个过程以及影响因素。事实上,各生物标志物之间并没有明确的界限,甚至存在重叠交叉。

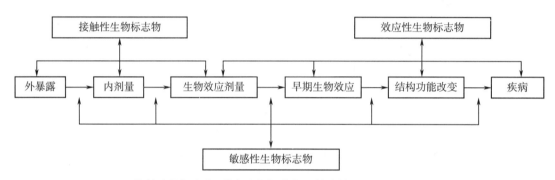

图 1-1 接触生物标志物、效应生物标志物和敏感性生物标志物之间的关系

在评价有害因素对人体健康的影响时,可用生物接触限值(biological exposure limit,BEL)作为评价依据。生物接触限值是为保护作业人员健康,对生物材料中有害物质或其代谢产物规定的最高容许浓度,或某些效应指标发生改变所容许的浓度值,其相当于健康工人吸入或接触工作场所空气中最高容许浓度的毒物时,生物材料中有害物质或其代谢产物的含量水平。其他国家使用不同的名称,如美国为生物接触指数(biological exposure indices,BEIs),德国为生物学耐受量(biologische arbeitsstofftoff toleranzwerte,BAT)。在生物材料检验中还经常用到正常参考值(normal reference range),它是指无职业有害因素接触史和无明显肝、肾及血液系统疾病的"健康人"的生物样品中某种成分的含量或生化指标值,常通过对某地区的"健康人"的生物材料抽样测定所得结果进行统计分析而确定。

二、生物材料检验方法的一般要求

如前所述,生物材料检验是通过检测生物材料样品中化学物质或其代谢产物的含量,或测定由化学物质引起的某些生物学效应指标的改变来评价人体接触有害物质的危害程度及其影响情况的,因此必须首先选择或建立可行和适宜的检验方法。选择或建立生物材料检验方法时,必须考虑样品和待测成分的理化性质,特别要注意待测成分在样品中的含量水平和共存组分对测定的影响。由于生物材料样品的基体一般都较复杂,且待测成分含量较低和样品量有限,故对分析方法的选择性、灵敏度和准确度有较高的要求。若分析方法的灵敏度很高,则可通过对样品进行高倍稀释来降低甚至消除基体成分的干扰。如果分析方法的选择性好,则样品可不经预处理而直接测定,这样既缩短了分析时间,还减少了样品制备过程带来的待测组分分解、聚合、挥发、吸附和污染等可能性,从而有利于提高分析结果的准确度。否则,样品需经适宜的预处理方法处理后测定。除方法的灵敏度、准确度和选择性等主要因素外,还应该考虑方法的自动化程度、分析操作难易程度、试剂的毒性和易得性、分析周期和分析成本等因素。

为了保证分析结果准确性、可靠性和可比性,一些国家对生物材料检验方法实行标准化。美国职业安全与卫生署(Occupational Safety and Health Administration,OSHA)制定的工作场所空气有害物质分析方法中附有生物材料有害物质检验推荐方法。德国制定的生物材料中有害物质测定标准方法中,不仅规定了分析步骤,还详细规定了样品的取样、保存、测定结果的统计处理等操作步骤。迄今,我国获得国家卫生和计划生育委员会推荐的生物材料中化学物质及其代谢产物的测定方法有66个(附录6),其他检验方法尚待批准发布。这些检验方法的建立和原卫生部1996年发布的《研制生物样品监测检验方法指南》、2006年发布并实施的《职业卫生生物监测质量保证规范》以及《职业卫生标准制定指南》第五部分——生物材料中化学物质测定方法等有力地推动了我国生物监测方法研制工作的开展。

在日常生物材料检验工作中,应尽量选用国家卫生和计划生育委员会批准发布的标准方法或推荐方法。对于有些监测指标,我国暂时没有标准或推荐方法的,也可选用公认的比较好的分析方法或国外权威机构提供的分析方法。

第二节　毒物代谢一般机制和排泄途径

一、毒物进入人体的途径

环境中各种化学物质主要通过呼吸道、皮肤黏膜和胃肠道进入人体,工作场所中化学物质主要通过前两种途径进入人体。经呼吸道吸收的固态物质须先溶解于支气管和肺泡表面的液体,然后才被机体吸收。气态物质主要通过肺泡壁和满布肺泡周围的毛细血管壁进入人体。在一定条件下,空气中有毒气体或蒸气的浓度可与血液中的浓度达到平衡,达到平衡的时间和血液中的浓度与毒物的理化性质以及它们在空气中的浓度有关。对每种气体或蒸气来说,达到平衡时血液中该有毒物质的浓度(mg/L)与其在肺泡气(alveolar air)中的浓度(mg/L)之比是一个常数,这个常数称为血/气分配系数(blood/gas partition coefficient)。血/气分配系数愈大,表示该气体或蒸气愈易进入血液,而且达到饱和的时间愈长。常见有机化合物如甲醇的血/气分配系数为1700、乙醇为1300、三氯甲烷为10.3、二氯甲烷为9.7、四氯化碳为2.4。当停止接触时,肺泡气浓度明显下降,血液中原以气体或蒸气状态存在的毒物即向肺泡方向扩散并随呼气排出。鼻腔至不参与气体交换的细支气管的容积称为死腔(dead space),死腔内气体的组成与肺泡气的组成不完全相同,因此呼出气有混合呼出气(mixed expired gas)和终末呼出气(end expired gas)之分。尽力吸气后用最大力量呼气至不能再呼气为止所呼出的全部气体称为混合呼出气。先尽力吸气,在平和呼气后,再尽力呼气至不能呼气为止的最后一段呼出气为终末呼出气。在接触毒物时混合呼出气中毒物浓度高于终末呼出气,在停止接触后则相反。

影响呼吸道对毒物吸收的因素还有呼吸深度与速度、血液循环速度等,这些因素又与活动强度有关。另外气温、气湿,有无其他挥发性有机溶剂共存等都将影响呼吸道对毒物的吸收量。

有些毒物,特别是水脂兼溶的毒物可经无损皮肤和毛囊的皮脂腺吸收。毒物通过表皮屏障以后,随即扩散经毛细血管进入血液。表皮屏障不完整时可加速毒物经皮肤吸收。空气湿度增大以及皮肤接触有机溶剂均有助于毒物经皮肤吸收。黏膜吸收毒物的能力远较皮肤强。

胃肠道是外来化合物重要的吸收途径之一。许多外来化合物可随同食物或饮水进入消化道并在胃肠道中被吸收。进入胃肠道中的有害物质,如未被吸收,则不会对机体造成大的损害,但对胃肠道本身具有腐蚀或高度刺激性作用的有毒物质除外。一般外来化合物在胃肠道中的吸收主要是通过简单扩散作用,仅有极少数外来化合物的吸收是通过吸收营养素和内源性化合物的专用主动转运系统进行的。外来化合物在胃肠道中的吸收可在任何部位进行,但主要在小肠。

影响胃肠道中外来化合物吸收过程的主要因素有胃肠蠕动频率和外来化合物的溶解度和分散度。当胃肠蠕动降低时,化合物的吸收增加;而蠕动增强时,则胃肠内容物排出加速,吸收减少。溶解度及分散度较大的外来化合物与胃肠上皮细胞接触较为密切,因此有利于吸收,因而毒性也较大。

二、毒物在人体内的分布

毒物被人体吸收后,随血流输送到全身各组织器官。吸收初期,血液中毒物可达峰值浓度,而分布在器官和组织中的毒物量主要与供血量有关。经过数小时或数天后,随着机体的不断代谢和生物转化,血液中毒物浓度持续下降,体内残存的毒物主要按其对器官组织的亲和力大小而重新分布,并通过血液交换,维持相互间的动态平衡。有些毒物可在特定的组织或器官中贮存,然后缓慢释放入血后再排出体外。如铅贮存在骨组织,镉、汞贮存在肾脏,有机氯农药贮存在脂肪组织中。毒物在血液中的分布也不均匀,有的溶解于血浆中呈游离状态,有的与血浆蛋白结合,形成蛋白加合物(protein adduct)或血红蛋白加合物(hemoglobin adduct),或仅吸附在蛋白表面。结合形式与游离形式的毒物在血浆中维持动态平衡,因此测定血液样品时应视毒物在血中的分布情况而确定是否选择血清、血浆或全血。

三、毒物在人体内的生物转化

外来化合物在体内经过一系列化学变化形成衍生产物或分解产物的过程称为生物转化(biotransformation)或代谢转化(metabolic transformation),所形成的衍生产物即代谢产物(metabolite)。一般情况下,外源性物质进入体内后在肝脏经混合功能氧化酶、还原酶、酯酶、结合酶,特别是细胞色素 P450 等酶的作用而生成不同代谢产物。肾、肺、肠等器官也具有一定的代谢转化能力。转化过程中既可使毒物发生氧化、还原、水解等反应而使其毒性降低,但也可能使毒性增加,如有机磷杀虫剂对硫磷,中间代谢产物对氧磷的毒性比其原形更大。还有些外来化合物,本身并不直接致癌,经代谢转化后,其代谢产物具有致癌作用。大部分外源性物质可与葡萄糖醛酸、硫酸、氨基酸(主要是甘氨酸、谷氨酰胺等)和谷胱甘肽等发生结合反应生成水溶性更好的结合物,但磺胺类化合物在生物转化过程中与乙酰基结合后水溶性反而降低。

四、毒物的排泄途径

进入人体的毒物在肝脏等器官生物转化后,主要经肾脏滤过后随尿液排泄,有部分经胆汁进入肠道,随粪便排泄;也有少量可随乳汁、汗液、唾液、精液、月经、指甲和毛发等排出。

气态和挥发性物质可通过呼出气排出,排出过程与毒物经肺泡吸收相反,毒物及其代谢物从血液扩散至肺泡,其速率也受血/气分配系数的影响,分配系数小的易排出。通气量增加可加速排出。随粪便排出体外的毒物,一部分是经口进入肠道未被吸收的,另一部分是由肝脏经胆汁排出的。

第三节　生物材料检验指标的选择及分类

一、检验指标选择基本要求

1. 特异性好　检验指标应能反映一个或一类特定化学物质的接触内剂量,如血铅可反映机体铅的接触量;血中胆碱酯酶活性能反映有机磷或氨基甲酸酯类农药的接触程度。如指标的特异性不太好,但有较好的剂量-效应关系,也可考虑选用两个或两个以上指标作为检验指标。如对氯乙烯进行生物监测时,可考虑测定尿中或血中氯乙烯,也可选择其代谢产物尿中硫代二乙酸(也称亚硫基二乙酸)。也可选择呼出气中氯乙烯作为检验指标进行测定。

2. 剂量-效应关系好　理想的检验指标能反映化学物质的内剂量与外接触量的相关关系,化学物质的内剂量与所产生的生物学效应之间也要有相关性。如接触者的血铅含量与环境空气中的铅含量呈相关关系,红细胞 δ- 氨基 -γ- 酮戊酸脱水酶(δ-aminolevulinate dehydratase,ALAD)和尿中 δ- 氨基乙酰丙酸(δ-amino levulinic acid,δ-ALA)与血铅含量之间呈良好相关性。所以,δ-ALA 可作为铅接触的生物监测指标,但因 ALAD 太敏感且不稳定,所以限制了其作为铅接触生物监测指标。血中锌原卟啉(zinc protoporphyrin,ZPP)也曾用于铅接触指标,但因其特异性不好,现在很少使用。

3. 稳定性好　检验指标应在一定时间内稳定不变化,便于准确测定。

4. 有准确可靠的检验方法。

二、生物材料检验指标的分类

1. 化学物质原形　根据检验指标是否特异又可分为特异性指标和非特异性指标。特异性指标包括化学物原形或其代谢产物。以下情形一般选择测定化合物原形:①化学物质未经生物转化;②缺乏毒代动力学资料;③接触水平太低没有足够量的代谢产物;④几种化学物质产生同一代谢产物。如尿和血中许多金属元素,氟、碘等非金属元素,呼出气中苯、甲苯、氯乙烯和三氯乙烯等的检验一般测定其原形。

2. 化学物质代谢产物　化学物质进入机体后,在体内发生生物转化反应,其生成的代谢产物有些是比较特异的监测指标,如二甲苯的代谢产物甲基马尿酸、氯乙烯的代谢产物硫代二乙酸,苯并[a]芘的代谢产物 3- 羟基苯并[a]芘等的检验。

3. 生物效应指标　化学物质进入机体后,在体内发生某些生化、生理行为或其他方面的改变,可以选择适当的生物效应指标作为接触有毒物质的检验指标,如铅中毒时,尿中 δ- 氨基乙酰丙酸(δ-ALA)、红细胞中游离原卟啉(FEP)和血中锌原卟啉(ZPP)均升高;有机磷农药中毒时,全血胆碱酯酶活性降低等。对致癌物或致突变物与靶分子(如 DNA、血红蛋白、白蛋白等)的结合产物,如烷化血红蛋白、白细胞羟化 DNA、尿中 DNA 的降解产物 8- 羟基脱氧鸟苷等能预测遗传毒性效应的生物标志物的检测成为目前的研究热点。

对于某一特定的化学物质来说,有的只能测定其原形或代谢产物或生物学效应,有的既可测定其原形,又可测定其代谢物或生物学效应。例如,多数金属元素以测定其原形为主,但铅例外。许多有机化合物则常常测定原形和代谢产物。

三、检验结果的评价

至 2013 年底,我国已制定 15 种有毒物质的接触限值(BEL)(附录 1);另有 6 种有毒物质的 6 项生物监测指标待批准。德国已颁布 53 种有毒物质的生物容许值(BAT);日本已制定 21 种职业接触限值(OEL);美国政府工业卫生学家协会(American Conference of Governmental Industrial Hygienist,ACGIH)已颁布 48 种(类)有毒物质的生物接触指数(BEIs)(附录 2)。BEIs 表示从暴露在某化学物质时间加权平均浓度(time weighted average,TWA)下的健康工人中所收集的生物材料生物学指标的水平,而不是绝对区分危害和非危害的接触。由于机体的生物学差异,个体测定超过 BEIs 水平,不一定会对健康发生危害。若在不同情况下获得的样品,持续发现超过 BEIs,或者是在同一工作场所人群中测定,发现大部分工人监测指标的测定值超过 BEIs 值,则应该考虑采取措施,降低职业接触水平。目前,通过生物材料检验结果与人体正常参考值,或与生物接触限值相比较的方法,来对人群或个体健康或毒物危害情况进行评价。由于受地理条件、环境污染情况及不同测定方法结果间差异等的影响,同一组分的正常参考值可能因人群、因地、因时、因方法而异。因此,在选用正常参考值时,应注意所采用的测定方法和地区的差异。

某些组分的含量除受职业接触的影响外,还与受试者的年龄、性别、生理状态、饮食和用药情况等因素有关,评价时应加以注意。

(孙成均)

第四节 正常参考值和生物接触限值

一、正常参考值和生物接触限值的意义

(一)正常参考值

正常参考值又称为正常参考值范围,指正常人的各种生理数据,解剖、生理、生化、免疫及组织代谢产物等各种成分含量数据的波动范围。由于存在生物个体差异,每个正常人的测量值会有所不同,即使是同一个人也会因机体的内外环境变化而改变。其确切含义为从选择的参照总体上获得的所有检验结果,用统计学方法建立百分位数界限时所得到的检验结果区间。人们习惯用该人群 95% 的个体某项监测指标的取值范围作为该指标的正常参考值范围。

正常参考值范围的确定具有广泛的意义,其可为制定或修改卫生标准提供重要的科学依据;还可为评价生活环境质量与人体健康效应,为疾病的诊断、地方病的防治和诊断以及青少年的生长发育状况提供科学依据;测定某一地区人群血液、尿液等生物材料中的有毒有害物质,与正常参考值范围比较,可以为该地区生活环境状况的评价提供参考依据;测定职业人群血液、尿液等生物材料中的有害物质的含量,结合正常参考值范围,可以了解职业人群接触该有害物质的程度,为职业中毒诊断和疗效观察提供重要的参考依据,同时还可以用于工作环境污染状况的评价;用以区分"正常"和"异常"个体,为临床诊断提供参考;也可用

于反映不同时间、地区人群某项指标的生理变迁。

需要注意的是,由于地理因素等原因,导致一些化学元素的分布不均匀,因此,不同地区对同一种监测指标得到的正常参考值范围可能有差异。所以,根据某一地区人群测得的正常参考值范围不能通用。另外,样本量的大小,抽样方法、检验方法的选择是否合理也直接影响正常参考值范围的代表性。

(二)生物接触限值

生物接触限值(BEL)是指职业接触毒物后,未产生有害效应时,机体内存在的毒物和(或)毒物代谢物的最高容许含量,或由它们所致的无害性效应指标的最高容许水平。

职业接触限值是生物组织中毒物或其代谢产物的最高耐受界限,保护绝大部分工人的健康不受损害。生物接触限值是用于评价潜在的健康损害的参考值,其表示接触化学物的健康劳动者生物材料中生物监测指标测定值与其相应的空气污染物接触限值的相当量,并不表示损害与不损害接触量的显著区别。生物接触限值是对空气接触限值的补充与发展,但不能取代空气接触限值。

我国首批生物接触限值(有毒物质6种,监测指标8个)经国家卫生管理部门批准发布,于1999年7月1日起实施。到目前为止,已经有15种(类)化学有害物质的生物接触限值(附录1),分别为甲苯、三氯乙烯、铅及其化合物、一氧化碳、镉及其化合物、有机磷酸酯类农药、二硫化碳、氟及其化合物、苯乙烯、三硝基甲苯、正己烷、五氯酚、汞、可溶性铬盐和酚等。

美国职业生物接触指数(BEIs)是评估生物监测结果的指导值,由美国工业卫生学家协会(ACGIH)负责制订。ACGIH每年均有BEIs研究计划,BEIs的数量每年也有变化。2014年出版的"TLVs and BEIs"公布了48种(类)化合物的生物接触限值标准(附录2)。2012年德国研究基金会(DFG)制订了53种(类)化合物的生物接触限值(BAT)。日本产业卫生学会(JSOH)推荐的基于生物监测的OEL-B,包含21种化合物的生物接触限值。BEIs、BAT、OEL-B与我国的BEL尽管均是在此浓度或低于此浓度时,大多数工人不会出现身体损伤,但BEIs、BAT、OEL-B均由非官方组织制订发布的,是一个参考使用指标,不具有强制性。而BEL是由国家卫生和计划生育委员会组织制定和发布的,具有强制性。

生物接触限值通常是一个浓度值,低于此浓度,近乎所有劳动者都不会产生不良健康影响,是最大限度的保护劳动者健康。但不能保证每个劳动者在该限值下,不产生任何有损害健康的作用。生物接触限值适用于职业接触劳动者生物材料检验结果的判定,其与非职业接触化学毒物的健康人群中可检测到的一定水平的正常参考值不同,与职业病诊断值的含义也不同,在使用时应避免混淆。

二、正常参考值的制定

(一)正常参考值制定基本原则

制定正常参考值首先应注意其地区性特点,对于不同地理环境和种族应分别制定正常参考值,同时应考虑生活习惯特征、年龄以及民族特征等所具有的影响;其次需要排除可能的或混合的干扰因素的影响;排除生理健康的影响,如性别、年龄、生活习惯(如饮酒、吸烟、特殊饮食喜好)、生理疾病等。选择的人群要具有典型性和充分的代表性。

(二)正常参考值的制定方法

制定某项指标的正常参考值的步骤一般包括:选择足够数量的正常人作为研究对象;根据所测定项目的要求采集适宜的生物材料样品;用已建立并经验证的方法对采集的样品进

行准确测定;用统计学的方法处理测定结果并计算参考值范围。

1. **对象的选择** 选择参照样本必须要考虑可能影响所要制定正常参考值范围指标的各种疾病及干扰因素,将这些人排除在外,不是指没有任何疾病的人,而是指排除了对检测指标有影响的疾病或因素之后的人群。例如,在制定血中重金属正常值时,应选取无重金属环境污染地区的正常人,且无肝、肾等器质性疾患,近期无服用或使用中药、化妆品,以及无与重金属相关的特殊饮食习惯等影响机体重金属含量的"健康"人。

2. **确定分组** 在选择同质人群时,要注意地区、民族、性别、年龄等因素的影响,原则上组间差别明显并具有实际意义时,应分别制定。有时对于同一测量指标,需要考虑性别、年龄、民族、地理位置等因素并加以区分,对不同人群分组制定正常参考值范围。

3. **样本量** 制定正常参考值范围必须要有足够的样本量。样本量应根据测定目的、要求和被测定指标的波动范围及物力、人力而定。参照样本含量的确定没有统一的规定,它与总体分布有关,如果接近正态分布,变异度又不是很大,需要的样本量就可以少一些;反之,如果明显偏态或数据比较分散,需要的样本量就相应大一些。一般认为至少应在 120 例以上,如果例数过少,确定的参考值范围往往不够准确。

4. **样品检测与质量控制** 应对现场调查、样品采集、样品运输、样品贮存、分析方法、仪器设备、实验容器和试剂、分析人员、实验室环境以及样品检测过程等采取严格的质量控制措施,制定相应的作业指导书,必要时建立检测过程质量控制图,以保证原始数据的准确可靠。

5. **确定正常参考值范围** 正常参考值范围是指就大多数正常人群的测量值所在的范围,并不是所有测量值所在的范围。参考值范围估计的方法有多种,其中最基本的有百分位数法和正态分布法。根据专业知识确定制定单侧还是双侧参考值范围。

(1) **正态分布法**:若检测数据服从正态分布,正常参考值范围可以依正态分布的规律计算。因为正态分布的变量在区间 $\mu \pm 1.96\sigma$ 上取值的概率为 95%,所以正态分布数据双侧参考值范围一般按下式作近似估计:

$$\bar{x} \pm 1.96s$$

例:调查某地 120 名健康女性血红蛋白含量,直方图显示其分布近似于正态分布,$\bar{x}$=117.4g/L,s=10.2g/L,试估计该地区健康女性血红蛋白含量的 95% 正常参考值范围。

因为血红蛋白含量过低或过高均属于异常,所以 95% 正常参考值范围应该是双侧的:

上限为: $\bar{x}$+1.96s=117.4+1.96 × 10.2=137(g/L)

下限为: $\bar{x}$−1.96s=117.4−1.96 × 10.2=97.4(g/L)

(2) **百分位数法**:对于偏态分布或未知分布的资料,正常参考值范围的确定常用百分位数法,如 95% 可信度下的正常参考值范围双侧为 $P_{2.5}$~$P_{97.5}$,单侧上限为 P_{95},单侧下限为 P_5。

百分位数法是将全部的测量值按大小顺序排列后,P_x 将全部的测量值分为两部分,理论上有 x% 测量值比 P_x 小,有(100−x)% 测量值比 P_x 大。由于该方法受两端数据影响较大,所以只有样本例数足够大时,结果才较稳定。

计算百分位数的公式: $P_x = L_x + i/f_x(nx\% - \sum f_L)$

实际工作中,此类计算都可利用相关统计软件来实现,例如 SPSS、SAS 等。

必须注意,95% 正常参考值范围仅仅告诉我们某一特定人群中,95% 的个体指标测定值在测范围内,并不能说明凡在此范围内的都正常,也不能说凡不在此范围内的都不正常。因此正常参考值范围只能作为参考。正态分布法只适用于正态分布数据资料、近似正态分布数据资料或以一定方式可以转化为正态分布的数据资料。例如某一变量观察结果经对数变换后可转化为近似正态分布,这是可以先求其对数值得正常参考值范围,再求反对数即可获得原变量的正常参考值范围。

三、生物接触限值制定的基本原则和步骤

(一)生物接触限值的制定基本原则

生物接触限值的制定首先要遵循 WHO 推荐的起点,即生物接触限值不仅要防止劳动者终身不出现明显的职业病,而且要防止产生损害健康的效应(有害效应)及其对子代的影响。"有害效应"有如下五种类型:①临床疾病早期阶段的效应;②不易恢复并使机体维持自稳状态能力降低的效应;③机体对环境中其他因素不良作用易感性增高的效应;④机体功能水平检测指标偏离"正常"范围的效应;⑤引起重要的代谢和生化改变的效应。

生物接触限值的制定应该遵守在技术上可行原则,即确定的生物接触限值的监测指标和剂量水平,绝大多数实验室可以达到或满足要求。

生物接触限值的制定需在保障绝大多数劳动者健康的前提下,还应遵守经济上合理的原则。由于各国的社会经济和技术水平的差异,制定的生物接触限值在考虑科学性以外,还应该符合社会经济和技术水平的发展水平,使其在实际工作中得到贯彻执行。

(二)生物接触限值制定方法和基本步骤

对于绝大多数有害物质,生物接触限值是来自空气职业接触限值,是在空气职业接触限值下,经 8 小时接触加权平均浓度后,生物材料中存在的有害物质或其代谢产物的浓度;即生物接触限值的制定方法一般是依据生物材料检测值与工作场所空气中毒物浓度相关关系或生物材料中毒物或其代谢产物含量与生物效应的相关关系而提出。也存在个别的生物接触限值(如铅的生物接触限值)不是依据空气接触限值制定的,而是根据产生不良健康效应的浓度来制定的。

制定生物接触限值的主要方法是职业流行病学调查法、基准剂量法和毒物代谢动力学模型推导法等。

1. 职业流行病学调查法基本步骤

(1)资料收集:通过文献检索收集待研究化合物的理化性质、生物监测指标、毒物代谢动力学资料、职业流行病学调查资料、职业人群接触水平、职业人群健康专科资料、国外生物接触限值以及其制定的依据和保护水平等相关资料。

(2)毒物代谢动力学研究:生物监测指标及其生物接触限值的确定主要依据毒物代谢动力学进行确定。通过毒理学动物实验,研究毒物在动物体内分布、毒物代谢的途径、代谢产物,以及代谢产物的半减期,确定毒物代谢特异性、效应性或敏感性生物监测指标。

通过对不同剂量外暴露职业人群的外暴露检测和内暴露生物材料的生物监测研究,确定外暴露与内暴露具有相关性和特异性的生物监测指标,化学毒物在体内的代谢动力学特性,确定机体内外部接触剂量关系。

(3)职业流行病学调查:按照职业流行病学的调查方法,对职业接触人群的健康状况进行调查。应尽量选择单一化学物质暴露职业人群,空气暴露剂量相对稳定的两个不同剂量的现场,并按照职业流行病学要求选择适宜的对照组;应选择生产连续性好、工作相对稳定、工龄较长的劳动者作为调查对象;收集调查对象的职业健康检查资料和历年定期职业健康监护资料,急性及慢性职业中毒资料、与工作有关的缺勤情况、生育情况、死亡登记资料,必要时再进行有针对性的职业健康检查。收集劳动者急性中毒或慢性中毒患者的临床观察资

料,如毒性作用的特点、中毒发展全过程和治疗结果。

在调查生产工艺和流程、劳动者生产情况、防护设施和防护用品配置情况的基础上,分别对劳动者危害因素空气暴露剂量和体内暴露剂量进行检测,以评估有害因素的体内外接触剂量关系以及生物学效应。对于可以通过皮肤吸收的,需要进行皮肤污染状况的检测。

(4)结果整理与分析:对收集的和现场调查的资料和数据,按照统计学的要求进行整理和分析,排除混杂因素和可能存在的偏倚,如化学物质代谢动力学受生理和病理因素(如年龄、性别、饮食、健康状况和用药等)的影响,以及研究对象既往化学物质的接触史的影响等。

对高剂量暴露组、低剂量暴露组、对照组受检人员的健康状况资料进行显著性检验;确定是否可按有毒物质接触时间的长短进行分组分析;对健康损害的性质、指标的特异性和灵敏性进行分析,阐明单项改变还是多项改变等;分析健康状况改变的性质,自觉症状或客观体征;对健康损害的程度及其接触浓度的剂量-反应(效应)关系和生物学意义进行评估;对机体内外部接触剂量、剂量-反应、剂量-效应关系进行分析。

(5)接触限值的建议:根据对资料和数据的分析结果,在得出内外剂量、剂量-反应(效应)关系及影响因素,生物监测指标对评估群体和个体基础剂量和健康危险性的基础上,提出职业接触限值建议,以及样品采集的时间要求和校正要求。

2. 基准剂量法 基准剂量(benchmark dose,BMD)是根据有毒物质的某种接触剂量可引发某种不良健康效应的反应率发生预期变化(其增高范围通常为1%~10%之间)而推算出的一种剂量。基准剂量的计算是通过观察资料进行灵活的数学模型拟合,并通过应用拟合的数学模型来估计引起频率(或基准反应率)反应的相应剂量。在基准剂量的计算中常使用的拟合方法是最大似然法,其产生的基准剂量中心估计值也称为基准剂量。考虑到资料的实验误差,常用基准剂量的可信下限(经常取基准剂量95%的可信下限)作为推算安全剂量或阈下剂量的起始点值。这个下限值则被称为基准剂量下限值,也被建议为健康危险度评价的出发点。进行准确的基准剂量计算需要正确地定性危险特征,并选择恰当地观察终点,所得数据应和所选效应终点具有明显的剂量-效应关系。

如我国学者采用基准剂量法制定了镉的生物接触限值。他们选择某冶炼厂和某锌制品厂职业接触镉的工人为接触组,当地医护人员和商业人员为对照组;尿镉为接触生物标志物;β_2微球蛋白、尿N-乙酰β-D-氨基葡萄糖苷酶和尿白蛋白为效应生物标志物;按照对照组效应指标的95%上限为参考值上限,求得各效应指标的异常发生率,与尿镉均有剂量-效应关系;计算得到基准剂量和基准剂量的可信限下限水平,推荐使用更为敏感的效应指标尿N-乙酰β-D-氨基葡萄糖苷酶的生物接触限值为5μg/g·Cr(肌酐),尿白蛋白生物接触限值为3μg/g·Cr(肌酐),作为镉的生物接触限值。

3. 毒代动力学模型法 应用毒代动力学理论,从空气职业接触限值来推导相应的生物接触限值。一般采用基于毒代动力学原理的单室模型,通过进入单室内的毒物量与排出量的变化率,反映毒物负荷水平高低的规律。

根据化学物质在血液和组织液中的变化率则等于吸收率与排泄速率之差,建立的微分方程:

$$(Wd)dX/dt=[Fm-kX]$$

F为生物利用度(%),m为吸收速率($m^3 \cdot h^{-1}$),k为排出速率系数(h^{-1}),X为毒物在血液和组织体液中的负荷量(mg),Wd为表观分布容积(L)。式中吸收速率m由空气中毒物浓度与每小时肺通气量的乘积而得,排泄速率系数$k=0.693/t_{1/2}$,$t_{1/2}$为毒物的生物半减期(h)。

（1）如果在 t=0 时，体内完全没有毒物蓄积时，也就是 $X(t)=0$，则：

$$BEL_{B(t)}=\left[(Fm/k)(1-e^{-kt})\right]/Wd$$

BEL_B 即外部接触毒物的浓度为空气接触限值时血液（体液）中的生物接触限值（mg/L）。

（2）如果在时间 t=0 时，体内有初始量的毒物，也就是 $X_{(0)}=X_0$，则：

$$BEL_{B(t)}=\left[(Fm/k)(1-e^{-kt})+X_0e^{-kt}\right]/Wd$$

上式表示任何一个工作日的 BEL，是由当天连续性接触期的蓄积量与血液内原有负荷量至接触期末的残存量之和所组成。

根据以上建立的模型可对连续接触具有非蓄积性或具有蓄积性的化学物任何一个工作日的血液和体液中的生物接触限值进行推算。

（闫慧芳　潘兴富）

第五节　生物材料检验进展

生物材料检验涉及的样品基体复杂，被测组分含量一般较低，大多数样品难以获取；有的化学毒物缺乏有效的用于生物监测的生物标志物。现有的部分生物材料检验标准方法灵敏度低、抗干扰能力差，检测组分单一，不符合快速、灵敏、高通量分析的要求，国家卫生和计划生育委员会正组织有关单位对现有生物材料检验方法进行修订。随着新型样品处理方法和大型分析仪器的出现，包括生物标志物、生物材料样品筛选和生物材料检验技术的研究也取得很大的进展。

一、生物标志物的研究进展

生物标志物能反映生物系统与外源性化学、物理和生物因素之间相互作用，但是许多化学毒物尚无特异性的生物标志；同时单个生物标志物可能因人、因地、因时而异，不能反映生物系统与外源性化学、物理和生物因素之间相互作用，故不能用于健康风险评价和医学诊断。所以，寻找新的化学物质的生物标志物也已成为生物材料检验的研究热点。

随着科技的进步，大量新型化学品在日常生活中得到广泛应用，这些化学品在给人们的生活带来便利的同时，也使人体增加了对这些化学物质的接触机会，由此对人体健康带来潜在的危害。根据 WHO 2009 年的报告，每年全世界人口中 10% 的死亡和疾病是由环境因素造成的。其中对人体影响最大的是持久性有机污染物（persistent organic pollutant，POPs）。POPs 是指人类合成的能持久存在于环境中、通过食物链累积，并对人类健康和环境造成有害影响的化学物质。这些物质可造成人体内分泌紊乱，破坏生殖和免疫系统，并诱发癌症和神经性疾病。自 20 世纪末，有关 POPs 对人体健康影响的研究逐渐增多。2011 年起草的斯德哥尔摩公约受控物质清单列出了 22 种 POPs，其中包括二噁英、全氟化合物、多环芳烃化合物（PAHs）、多氯代 -p- 二苯并二噁英（PCDDs）、多氯代 -p- 二苯并呋喃（PCDFs）、多氯联苯（PCBs）、多溴联苯、多溴联苯醚和六溴环十二烷等。暂时未列入该清单的有邻苯二甲酸酯、有机磷酸酯、全氟烃基化合物和阻燃剂等环境内分泌干扰物，这些化学物质不仅干扰人体内源性激素的合成、代谢，还具有致癌性、致畸性、生殖毒性、神经毒性和肝毒性等。有机磷酸酯、邻苯二甲酸酯、全氟烃基化合物和阻燃剂等有机污物在人体的代谢产物已有较深入研究，有望筛选出特异性好的生物标志物。

在生物标志物中,DNA加合物(DNA adduct)和蛋白质加合物(protein adduct)是值得关注的重要生物标志物。能形成DNA加合物的化学物质种类很多,如多环芳烃类化合物、芳香族胺类化合物、亚硝胺、黄曲霉菌毒素、农药及香烟烟雾成分等。但多数化合物(除烷化剂外)都需经过生物体内的代谢活化转变成亲电化合物后再与DNA发生共价结合。研究表明,DNA加合物的形成可以激活癌基因,影响调节基因和抑癌基因的表达。

外源性化合物进入机体后,也可以多种方式与蛋白质相互作用而影响蛋白质的结构和功能。如化学物质与蛋白质发生可逆性结合,或化学物质与蛋白质通过形成共价键形成不可逆性结合,这些均对蛋白质的结构和功能产生较大影响。蛋白质加合物是亲电性化学物质或其代谢活化产物与生物体内蛋白质的亲核基团通过共价结合而形成的复合物。蛋白质加合物的形成使外源性化合物或其代谢物嵌入到蛋白质分子中,与蛋白质融为一体而成为其中的组成部分,不易被一般的生物化学或化学处理所解离。在与蛋白质形成加合物的外源化学物中,除少数化学物质(如烷化剂等)外,大多数都需要经过体内的酶系活化转变成亲电子的活性代谢物,再与蛋白质的亲核基团共价结合。

蛋白质加合物具有免疫毒性、细胞毒性和致癌性,具有重要的卫生学意义,因此,越来越受到人们的关注。

二、生物材料检验技术进展

生物材料检验的传统方法主要以分光光度法、原子吸收分光光度法、气相色谱法和高效液相色谱法为主。这些方法大多只能检测单一指标;样品前处理方法也比较落后。随着分析技术的不断进步,现在高通量、多指标、灵敏准确和自动化程度高的同时检测新技术不断涌现,同时,绿色环保的样品前处理技术和纳米技术(如碳纳米管、纳米纤维等)也已应用于生物材料检验的样品前处理中。

1. 电感耦合等离子体质谱法(ICP-MS) ICP-MS是20世纪80年代开始发展起来的一种多元素同时分析技术,不仅具有很高的灵敏度,而且具有快速的分析能力,它可以同时测定元素周期表中大多数元素及其同位素。检出限可低至ng/L水平。ICP-MS已广泛应用于各个分析领域,在生物材料样品如血液、尿液、唾液和头发中微量元素、重金属、非金属元素,特别是元素的形态分析等方面已有很好的应用。

2. 气相色谱-质谱法(GC/MS) GC/MS结合了气相色谱对易挥发稳定化合物的分离能力与质谱很强的组分定性能力。在呼气中挥发性有机化合物的检测、人体脂肪组织有机氯农药、多氯联苯、多环芳烃化合物的检测、唾液和尿中尼古丁及其代谢产物可替宁的检测,以及生物材料中部分持久性有机污染物(POPs)的检测中已有广泛应用。毛细管气相色谱结合高分辨率串联质谱可用于生物材料中二噁英及其代谢产物的分析。

3. 液相色谱-质谱法(LC/MS) LC/MS结合了液相色谱对热不稳定性及高沸点化合物的高分离能力与质谱很强的组分定性能力,是一种分离分析复杂有机混合物的高效的分析技术。现在LC/MS已发展到液相色谱与多级串联质谱相连,在生物材料检验中的应用也越来越广泛,如血清、乳汁、尿液及脂肪组织中环境雌激素及其代谢产物的测定,以及代谢组学、蛋白质组学等的研究。

4. 高效毛细管电泳法(HPCE) 其以弹性石英毛细管为分离通道,以高压直流电场为驱动力,依据样品中各组分之间淌度和分配行为上的差异而实现被测化合物的分离。毛细管电泳结合高灵敏的激光诱导荧光或质谱检测技术,使生物体中单细胞,甚至单分子的检测成为可能。高效毛细管电泳法在生物材料检验中的应用也越来越多,如 DNA 加合物的检测、组织和血液中有毒有机代谢产物等的检测。

5. 微流控芯片法(microfluidic chip)　以微通道网络为结构特征,将反应、分离、检测等过程集成于微芯片上,可用于生物材料中化学物质的快速分离检测。其分离效率高、试样与试剂消耗量少、功能齐全、携带方便。已有文献报道用微流控芯片法检测苯乙烯的易感性生物标志物等。

6. 生物传感器(biosensor)　生物传感器对体内某些物质敏感并可其将浓度或含量转换为电信号,根据电信号的强弱对这些敏感物质进行定量检测。生物传感器结构一般包括一种或数种相关生物活性材料(如酶、蛋白质、DNA、抗体、抗原、生物膜等)及能把生物活性表达的信号转换为电信号的传感器,是物质分子水平的快速、微量分析方法。

7. 核酸适体(aptamer)技术　核酸适体是经体外筛选技术筛选出的、能与蛋白质或其他小分子物质的寡聚核苷酸片段特异结合的一系列单链核酸分子。其对能结合的靶分子具有高度特异性和亲和力。而且,适体可特异性与靶分子结合,可不分离纯化样品。核酸适体技术在生物传感器及纳米技术等方面有着广泛的用途。如能够从微量血液或尿液中检测出上千种蛋白质,能实现对复合靶分子及微量蛋白的简便、快速、灵敏、准确和高通量检测,应用核酸适体技术筛选肿瘤标志物等。

(孙成均)

本 章 重 点

本章重点介绍生物材料检验、生物监测、生物标志物、生物接触限值、正常参考值与生物接触限值的意义。阐述了生物标志物的分类及其相互联系;介绍了生物材料检验方法的一般要求;毒物代谢一般机制和排泄途径;生物材料检验指标选择的基本要求、检验指标的分类及检验结果的评价基本方法;制定正常参考值和生物接触限值的基本原则和方法;简述了生物材料检验进展。本章要求掌握生物材料检验和生物监测和生物标志物的基本概念、分类及其相互联系;掌握生物材料检验方法的一般要求;熟悉毒物代谢一般机制和排泄途径;熟悉生物材料检验指标选择的基本要求及检验指标的分类。

复习思考题

1. 名词解释:生物材料、生物监测、生物标志物、生物转化、混合呼出气、终末呼出气、血/气分配系数。

2. 什么是生物材料检验?简述生物材料检验的意义。

3. 生物监测和环境监测之间有何区别和联系?

4. 生物材料检验指标可分成哪几类?如何选择生物监测指标?

5. 生物材料检验对分析方法有哪些要求?

6. 生物标志物有哪几类?它们有何区别和联系?

7. 正常值和生物接触限值的含义以及作用?

8. 正常值和生物接触限值制定的方法都有哪些?

第二章 生物材料检验样品的采集、保存和预处理

第一节 样品的种类及其特点

生物材料检验样品种类繁多,从理论上讲,凡能从人体获得的任何样品均可用作生物材料检验,但从检验意义和样品的易得性等方面考虑,生物材料检验样品主要是尿液、血液、头发和呼出气。生物材料检验样品一般需满足以下要求:①样品中被测物的浓度与环境基础水平或与健康效应有剂量相关关系;②样品和待测成分应足够稳定以便于运输、保存和测定;③采集样品时方便,对人体无损害,能为受检者所接受。但至今,尚无一种样品适用于所有化学物质的生物监测。所以应该根据被测化合物的理化性质、代谢和在体内的分布情况选择合适的样品。血液、尿液、头发是最常用的生物材料检验样品。随着新型灵敏、准确、简便的现代分析仪器的出现,其他样品如指甲、乳汁、唾液或组织等生物样品的应用有逐步增加的趋势,使生物材料检验样品的种类更加丰富,选择范围更广,监测的生物标志物更多,但这些样品中被测化学物质的含量水平与血液含量水平的相关性还需进一步研究确认。

一、尿液

尿液是常用的生物材料检验样品,因其采集方便、无损伤、易被受检者接受,能采集较大量的样品。尿样适用于水溶性化学物质(代谢产物)、金属等的生物监测。许多化学物质经机体吸收、代谢后,经肾脏随尿液排出原形或代谢产物,尿液中化学物质原形或其代谢产物的浓度与血液浓度呈正相关关系,所以,其检测结果可反映机体接触化学物质的程度和体内的平衡状况。化学物质经尿液的排泄量取决于肾功能,包括水分再吸收程度等。外来化学物质在尿液中的含量受到水分摄入量和其他与膳食相关因素的影响,活动强度以及代谢特性等也有较大影响。

尿样可分为全日尿(whole day's urine)又称 24 小时尿(24-hour urine)、晨尿(first morning urine)、随机尿(random urine)和定时尿(timed urine),如班前尿(pre-shift urine)、班中尿(during shift urine)、班末尿(urine of shift end)、班后尿(post-shift urine)等。全日尿能较好地反映化学物质及其代谢产物的排泄量和机体的内剂量,受饮水量、出汗量等影响小,但收集、运输及保存较困难。晨尿、随机尿和定时尿收集比较容易,但因尿样比重变化而引起测定结果偏差较大,故需用尿比重法或尿肌酐法校正被测物的浓度。在对作业工人进行生物监测时,可根据化学物质的生物半减期、检验要求和生物标志物的特点,选择班前、班中、班后尿或晨尿。这里班前指进入工作岗位前 1 小时,班中指开始工作后 2 小时至下班前 1 小时,班末指下班前 1 小时之内,班后指下班后 1 小时之内。

二、血液

血液,特别是静脉血,是最为理想的生物材料检验样品。化学物质无论从何种途径进入

机体,都会首先被血液吸收。所以,血液中化学物质的浓度可反映机体近期的接触水平。血样中待测化学物质含量较高、浓度较稳定,取样时污染机会小。但是血液又是复杂的不均匀体,它包括红细胞、白细胞、血小板等有形成分(约为45%)和血浆(约为55%),血液样品可分成全血、血清和血浆。加抗凝剂后分离出的上层淡黄色透明液体为血浆,不加抗凝剂分离出的上层淡黄色液体为血清。一般化学物质在全血、血清和血浆中的含量是不同的。所以,应根据分析目的和化学物质在血液中的分布选用不同血液样品进行测定。由于血样的复杂性,分析前往往需要采用提取、净化或消解等预处理步骤,从而提高了分析成本,并增加了解释检验结果的难度。另外血液样品的收集不太方便,采样本身是损伤性的,不易被被检者所接受。

三、头发

头发主要由纤维素性的角蛋白组成,含有一定量的脂肪(2%~4%),其代谢缓慢。一些金属元素如铜、铁、锌、硒和重金属元素铅、镉、汞、铋等在毛囊内与角质蛋白的巯基、氨基结合而进入头发。所以,头发也常用于这些元素的生物监测。头发还可用于吸烟后人体尼古丁吸入情况的生物监测。有研究证明,随着头发不断生长,不同长度头发中的化学物质的含量可以反映血液浓度的历史记录,头发被称为"生物记录丝",所以,靠近皮肤的头发中金属含量与最近血中的金属含量相关。但也有人认为,由于头发的生长缓慢,所收集到的样品实际上是不同时期的混合样,因而测定结果与接触剂量的关系难以确定。

采集发样的主要优点是采样时受检者无疼痛、无创伤,样品易于贮存和运输,不需特殊容器,样品稳定性好。可是,因为头发表面易受空气污染物的影响,染发和头发护理时使用的化学品等也会对头发样品带来污染。所以,采样后需用洗涤的方法除去表面沉积物和污染物质。洗涤方法、洗涤过程和残留的洗涤剂均有可能对测定结果带来影响,如果外源性污染物不能彻底除去,就会降低头发作为生物材料样品的价值。

四、呼出气

挥发性毒物经呼吸道进入人体后,在肺泡气与肺部血液之间达到血-气两相平衡,即挥发性化学物质在肺泡气相的分压和在肺末端毛细血管血液中的分压是相等的。所以,可通过呼出气浓度水平估计血液中该挥发性化学物质的含量水平,进而可反映外环境空气中化学物质浓度水平和人体摄入剂量。呼出气主要成分是二氧化碳、水蒸气和微量易挥发性有机组分。呼出气的分析一般适用于在血中溶解度低的挥发性有机溶剂和(或)在呼出气中以原形排泄的化学物质的生物监测。但呼出气监测不适合肺气肿患者。

呼出气的优点是样品收集较为方便,可以连续采样,样品中的干扰物质比较少,易为受试者所接受。缺点是被测物质含量较低,需要浓缩采样或者需要灵敏度更高的分析方法;肺泡气中水分含量高,可能对某些化学物质的测定带来干扰;肺部"死腔"的环境空气与肺泡气稀释的不恒定使测定结果的解释可能不太准确。

用于生物监测的其他生物样品有指甲、脂肪组织、牙齿和分泌物(如唾液、乳汁和精液)等。这些样品一般使用很少,在此不再赘述。

第二节　样品的采集、运输和保存

获得代表性的样品仍是生物材料检验中首先要注意的问题。生物材料检验的样品主要来自于人体或人体排泄物,所能采集到的样品量往往有限。另外,人体本身存在个体差异,样品的代表性相对较差,所以,应该按照有关要求采样,尽量减少采样过程带来的误差。在样品运输和保存过程中,既要防止待测成分发生变化,还要防止样品本身的变质。有些样品在保存过程中可能发生一些化学变化,所以生物材料样品应尽快分析。我国《职业卫生生物监测质量保证规范》(GBZ/T 173)规定了生物监测中样品采集、运输、保存、预处理、测定和记录等过程中的原则和要求。

一、一般要求

1. 采样时间 采样时间对于生物材料检验结果及其评价有重要影响。一般情况下,化学毒物进入人体后,其在血液中的浓度变化很快,如果不知道接触的具体时间,其血液检测结果偏差将会很大。有的毒物的生物半减期(biological half life)短,即这些毒物进入生物体内后通过各种途径其含量减少一半所需的时间短,有的只有数小时甚至数分钟,接触毒物后15分钟和1小时采样,其测定结果可能相差数倍、甚至数十倍之多,所以须严格控制采样时间。而对于生物半减期长(10小时以上)的毒物或代谢产物,因其反映较长时间的接触程度,对采样时间的限制就不太严格。简而言之,对于周期性的职业性接触者,应根据化学物质在人体内的生物半减期选定采样时间。对非周期性的接触,在确定采样时间时,应注意化学物质在人体内24小时的波动规律和季节性变化等特点。

2. 采样环境 采集生物材料样品时,要注意周围环境对样品的污染。对于作业工人而言,采样时应离开生产工作岗位,洗净手、脸及取样部位,在清洁、无污染的环境中收集样品。

3. 采样容器 采样容器需具塞或具盖,有良好的气密性。根据待测组分、样品种类及保存条件选择适宜的容器。对无机金属化合物,可选用高压聚乙烯、聚丙烯、聚四氟乙烯、石英、硬质玻璃等材质的容器。采样前用3%硝酸浸泡过夜,再用水、纯水依次洗净、晾干;如需测定有机化合物,应选用玻璃或铝合金容器,避免使用橡胶和添加有染料的制品,用前仔细洗涤,最后用乙醇淌洗,晾干备用。

4. 样品运输和保存 采集后的样品应尽快送至实验室分析测定。样品在运输过程中,应根据被测物的稳定性,采用适当的保存温度。除非样品和被测物在常温下稳定,否则必须冷冻运输。在样品运输和贮存时,除要防止样品变质、不引进外来物质外,还要避免样品中待测组分的挥发和在容器壁上的吸附损失。易产生沉淀的样品如尿样,应加酸控制溶液酸度。所有样品在低温条件下运输和保存,冷冻保存的样品不宜用玻璃容器盛装,以免冻裂。

5. 采样记录 采样时应同时填写采样记录,填写项目有:样品编号、样品种类、检验项目、样品采集量、采样时间、采样地点、采样环境条件、采样过程;受试者姓名、性别、年龄、工种或职业、采样者姓名、采样记录填写者姓名、采样记录校对者姓名等。采集的样品应及时贴上标签,标签应包括与采样记录相同的样品编号、检验项目、采样时间、采样地点、受试者姓名等信息。每个样品须有统一格式的样品标识,建议采用二维码,以提供尽可能多的信息。

二、样品采集和保存

1. 尿样 检测金属离子和无机化合物的尿样,通常收集于洁净的硬质玻璃瓶、聚乙烯瓶、聚丙烯瓶或聚四氟乙烯瓶中,采样容器需具塞、密封性要好。采样前,容器需要用3%HNO$_3$浸泡过夜,再用纯水多次清洗干净。检测有机化合物的尿样应收集在玻璃或铝合金容器中。根据检测方法的检出限和待测物的含量,尿样采集量应大于 50ml。为减少饮水量和排汗量的影响,使一次尿样和 24 小时尿样的结果有可比性,采样后,在加入防腐剂之前取出部分尿样尽快测定尿比重或肌酐含量,以便对测定结果进行校正。测定了尿比重或肌酐的尿样应弃去。对于比重低于 1.010 的尿样,经比重校正后的浓度会出现偏高;而比重高于 1.030 的尿样,则结果会偏低。所以,比重低于 1.010 或高于 1.030 的尿样应弃去,需重新采样测定。肌酐浓度小于 0.3g/L 或大于 3.0g/L 的尿样,也应重新采样测定。对于检测挥发性待测物的尿样,采样时应将采样容器充满,并尽快密封,冷冻保存运输,并尽快测定。

常温下尿液易腐败变质,产生沉淀或细菌生长,破坏待测物。所以尿样应尽快分析,如不能立即分析,则应贮存于 4℃冰箱;如需长期保存,则贮存于 −20℃冰箱。对测定金属元素的尿样,可加 0.5%~1% 硝酸酸化,这样既能防止尿样腐败,又能防止金属盐类沉淀或器壁吸附。有时需加细菌生长抑制剂,如按 5~10mg/L 加入 NaN_3,也可加入 1% 三氯甲烷作防腐剂。但应注意所加试剂应不干扰待测物的测定。

尿样测定结果应以 24 小时总排出量或每克肌酐中含量表示,或将尿液比重校正至标准比重 1.020 后表示其含量。校正公式为:

$$c_{校正} = \frac{1.020 - 1.000}{d - 1.000} \times c$$

式中:$c_{校正}$为经校正后尿液中待测组分的浓度(mg/L);c 为测得尿液中待测组分的浓度(mg/L);1.020 为尿液的标准比重;d 为实际测得的尿液比重。

一般情况下,饮食、饮水量和利尿剂对肌酐的排出率影响不大,健康人一天通过尿液排出的肌酐量变化很小,约为 1.8g。因此,可用经尿液排出 1g 肌酐所对应的待测组分的量(mg)来表示尿液中待测成分的浓度。换算校正公式为:

$$尿液中待测组分含量(mg/g\ 肌酐) = \frac{实测浓度(mg/L)}{肌酐浓度(g/L)}$$

把尿中待测组分的含量(mg/g 肌酐)乘以 1.8,即可换算成 24 小时尿中的含量(mg/24h)。

2. 血样 采集血样的容器一般用聚四氟乙烯、聚乙烯或硬质具塞玻璃试管。通常采集静脉血或末梢血为样品。根据检测方法的检出限和血中待测物的估计浓度,确定血样的采集量。一般至少采集 0.1ml,如采血量大于 0.5ml,应取静脉血。采血常用器械为真空采血管、一次性注射器或取血三棱针(采集末梢血)。如被测物是金属化合物,采血时应用 0.5% 硝酸和去离子水先后清洗皮肤表面,然后再用 75% 乙醇消毒。如被测物为有机物,要注意乙醇的干扰。取末梢血时不得用力挤压采血部位,应让其自然流出,并弃去第一滴血,避免因组织液渗出将血样稀释。采集后的样品如不能及时分析,应于 −20℃以下冷冻保存。采集全血样品时,将注射器采集的血液注入装有抗凝剂的试管中,上下转动,使血液与抗凝剂充分混匀,或用有抗凝剂的真空采血管采样。如取血清(或血浆)为样品时,则将注射器针头取下,再将血液缓慢地注入于干燥的试管中(采集血浆应在试管中加抗凝剂),以防溶血。于室温放置 15~30 分钟,以 3000r/min 离心 10~15 分钟。分离后的血清或血浆必须立即转入另一容器。为防止溶血,须注意在转移注射器中的血液时先将针头取下,混合血液与抗凝剂时不得用力过猛。采集的血样如不能立即测定,可将其置 4℃冰箱中短期保存;如需长期存放,应置 −20℃以下冷冻干燥保存。需注意的是,用于检测挥发性有机物的血样应采集静脉血,采样后尽快转移至容器,并充满,密封后冷冻保存,尽快测定。

3. 发样　采集头发要注意季节性,同时要尽量避免年龄、性别、染发、生理状态和疾病等各种因素的影响。在同一时期内,约有 85% 的头发均处于生长期,故采得的发样只能代表该时期机体的代谢情况。不同部位头发的生长速度似乎区别不大,但从发根到发梢各段被测物的含量可能不完全一样。为反映近期机体状况,一般多采集枕部发根处头发,通常用不锈钢剪刀采集距头皮约 2.5cm 的发段 1~2g。采样前两个月内禁止染发和使用含有待测化学物质的洗发护发品。由于目前尚无适宜的洗涤方法完全洗净发样外部吸附或玷污的物质,因此,应慎用头发作为生物监测样本。在评价监测结果时,也应特别慎重。

发样一般贮存于小纸袋中,纸袋上记录有受检者姓名和采样相关信息,洗净晾干的发样贮存于干燥器中可长期保存。

4. 呼出气　采集呼出气可用塑料袋、玻璃管等。塑料袋可收集混合气和末端气。玻璃管主要用于采集末端气,它的两端装有阀门和取气装置,可采集末端气 50~100ml。通过玻璃管呼气入塑料袋中,达到分段收集的目的。塑料袋或注射器收集呼出气操作简便,但样品不便保存,且只适合于高含量样品的收集。采集呼出气时,应先深吸一口清洁空气,屏气约 10 秒后呼出,用密闭性良好的采气管收集混合气或末端呼出气。呼出气样品应尽快分析,不宜长期保存。也可用活性炭吸附管在低温下吸附采样,由于在采样过程中待测组分被吸附在活性炭上而富集,故适用于较低含量的样品,所采集到的样品可冷藏保存一周。

采集呼出气时,应记录采样点的气温和气压,以便将采集的呼出气体积换算成 20℃和101.3kPa 时的采样体积。

5. 其他样品　除上述常见样品外,也可用其他样品,如脂肪组织、肝和肾等脏器、粪便、唾液、汗液、乳汁、指甲、牙齿等。通常这类样品有的来源有限、或缺乏规范的检验方法,实际工作中应用不多。

生物材料检验样品在采集和保存过程中,要注意防止样品因污染、渗漏、挥发、吸附、腐败等引起的待测物损失或基体变质。对于容易变质的血样、尿样等样品,需要低温冷藏保存。

三、取样分析原则

1. 血液、尿液及其他体液必须充分混匀后再取样分析,尿样如有沉淀,只有在不影响检测的情况下离心除去,否则要混匀后取样。

2. 骨和脏器样品应剔除脂肪、结缔组织等异体物质后,彻底粉碎、充分混匀后才可称取分析样品。

3. 贮存于低温冷冻的样品,如血、尿、骨及其他脏器组织应先自然解冻,放至室温后,重新混匀取样。

4. 烘干、粉碎、磨细或剪碎的发、骨及其他脏器组织的干样,称样前必须干燥至恒重;如被测物具挥发性,可在称样的同时,另称样测定水分含量。

5. 称取样品的量应保证样品的代表性,其中待测物质的浓度或量必须满足分析方法的定量下限。

6. 头发应先用洗涤剂清洗,除去表面吸附的污染物后,再作进一步处理。

7. 用固定容积采气管采集的呼出气,在取样时应防止污染的空气进入采气管;分析时取样体积不得大于采气管体积的 1/10。

8. 生物材料样品预处理方法的回收率应在 75%~105% 范围内。

第三节 样品的预处理

生物材料检验样品的种类多、成分复杂,通常需对样品进行必要的预处理后方能测定。通过预处理,以尽可能地除去干扰成分,使待测组分净化和浓缩。生物材料检验方法的灵敏度和准确度在很大程度上取决于样品的制备方法,因而选择适宜的样品预处理方法是生物材料检验中所面临的一个重要问题。选择预处理方法时应考虑样品和待测物质的理化性质与含量水平、共存干扰物质的种类与含量、所采用的测定方法等因素,以下对一些常见的样品预处理方法作简单介绍。

一、无机元素分析的样品预处理

对生物材料中无机元素进行分析时,需对样品进行适当的预处理,以提取、净化和浓缩被测元素或破坏样品中的有机物,释放出被测元素,以利于后续测定。用于生物材料检验中元素分析的预处理方法很多,但在选择时应满足以下基本要求:①避免待测元素损失及污染;②尽可能减少化学试剂的用量;③操作简便、省时;④待测组分回收率达到分析要求;⑤操作过程安全性高。

1. 稀释法 有的样品可不经复杂的预处理过程,如测定血清、组织液等本身为液体的样品中的金属元素时,可用水、稀酸溶液、含表面活性剂(如 Triton X-100)或有机溶剂(如正丁醇、乙酸乙酯)的水溶液简单稀释后进行。如血清样品可用 6% 正丁醇水溶液或 1% 硝酸水溶液稀释 10 倍后用火焰原子吸收法测定其中铜、铁、锌等;血中镍等金属也可用 0.01% Triton X-100 水溶液或稀硝酸溶液稀释后测定。如基体效应对测定影响大,也可用基体改进剂的溶液稀释后测定。

头发、软组织、指甲、骨和牙等固体样品也可用适宜的溶液溶解后测定。如用 25% 四甲基氢氧化铵的乙醇溶液溶解骨、指甲、头发和软组织等,用原子吸收法测定铜、锰、锌、铅和镉等金属。

2. 酸提取法 用硝酸、盐酸、三氯乙酸等酸溶液直接从样品中提取待测成分,不需完全分解破坏有机物,只需将待测成分定量转移到溶液中,故所用试剂量少,处理过程简单,处理条件温和,空白值低且造成待测组分损失或污染的可能性小。但需注意基体干扰和提取效率是否能达到分析要求。例如,用 1mol/L HCl 浸提粪便中的锌;用 2mol/L HCl 于 60℃水浴加热 1 小时定量提取血浆中的锰;1% 的硝酸可定量提取标准参考物质牛肝中的镉、铜、锌、锰;三氯乙酸溶液不仅可沉淀血清蛋白,还可从中提取铁等多种金属元素。

3. 消解法 绝大多数生物材料检验样品都是以有机物为基体的,元素存在于有机物质内部,不仅不能对元素进行直接测定,有机物还可能对测定产生干扰,最有效的方法就是将有机物彻底分解破坏,将生物材料样品转化成无机物,即消解法(digestion method)。消解法可分成干灰化和湿消化两类。

干灰化(dry ashing)是在供给能量的前提下,直接利用氧以氧化分解样品中有机物的方法。高温炉干灰化法是最常用的干灰化法,其一般操作步骤分为干燥、炭化、灰化和溶解灰分几个步骤。待灰化样品必须干燥,否则在高温时发生爆溅,使样品损失或玷污。另外,需注意某些元素的气化损失。干灰化温度一般控制在500~600℃。对于沸点较低、易挥发元素不适宜用干灰化法处理,如砷、铅、汞、锡、硒等。灰化时间根据具体情况而定,一般4~8小时。需根据测定的元素,选择适宜材质的坩埚,以不带入待测元素为原则。在干灰化时,可于样品中添加适宜的助灰化剂(如硝酸、硝酸盐、硫酸、硫酸铵、氢氧化钠、碳酸钠、乙酸镁等),加速样品的氧化或防止被测组分挥发损失。干灰化后,一般用浓硝酸溶解残渣,若测定铁元素宜用盐酸溶液溶解,测定氟化物时可用乙酸溶液溶解。

湿法消化(wet digestion)又称湿消解法,是利用氧化性酸和氧化剂对有机物进行分解破坏的一种方法。常用的氧化性酸和氧化剂有 H_2SO_4、HNO_3、$HClO_4$ 和 H_2O_2。单一的氧化性酸不易完全将试样分解,常同时使用两种或两种以上,使有机物能够快速平稳的消解。湿灰化也有待测元素挥发损失的问题。在汞、砷和硒等易挥发元素的湿消化过程中,需控制消化温度不能太高,否则这些元素会挥发损失。

4. 微波消解法 利用微波作为加热源进行消解。实际上微波消解法(microwave digestion)仍属湿法消化。1975年,国外即有人利用微波炉对生物试样进行消解。至今,微波消解法已广泛应用于无机分析领域。

微波是位于红外光谱和无线电波之间的电磁波,其频率为300~300 000MHz。微波可穿透玻璃、塑料和瓷器等容器直接辐射到试样和溶剂中,使分子极化,高频辐射又使极化分子快速转动,产生猛烈的摩擦、碰撞、振动和撕裂,使温度急剧上升,使试样与试剂的接触界面不断快速更新,粒子间发生局部的内加热,引起酸与试样间热对流、搅动并消除已溶解的不活泼试样表层,促进酸与试样更有效地接触,因而加速了试样的分解。

微波消解装置一般由微波炉、密封微波消解罐、温度和压力监控装置、计算机软件以及各种功能的配件和附件组成。微波炉由磁控管、加热腔体以及控制功率、时间等电子元件组成。密封消解罐分为内胆和外胆两部分,内胆制作材料一般为耐酸碱、耐高温、耗散因子小、机械强度高的全聚四氟乙烯,外壳采用安全系数较高的复合纤维材料制成。进行微波消解时,应通过实验优化消解所需的功率和时间,分解富含有机物质的样品时,可在样品中加入强氧化性酸放置过夜,或在电热板上微热,使易氧化的物质分解后,再用微波炉分解;也可用小功率递增多步加热的方式,以免反应剧烈。微波消解可使用硝酸、盐酸、氢氟酸和硫酸。常用硝酸 - 过氧化氢混合消解液,过氧化氢具有较强氧化性,它可减少氮气生成,加速样品消解。微波消解法处理样品速度快、试剂消耗量小、空白值低、对环境污染小、节约能源、易于自动化,并且样品制备重现性好。

5. 酶分解法 利用酶分解蛋白质而进行样品处理的方法称为酶分解法。这类方法特别适于生物样品。其优点是作用条件温和,因而能有效防止待测物的挥发损失;另一特点是它可维持金属离子原有价态,因而可进行形态分析;本法既可用于无机组分分析,也可用于有机组分分析。遗憾的是目前能用于这类分解方法的酶不多,文献报道较多的是枯草杆菌蛋白酶,与其他多数蛋白酶不同,它能水解任何键合在蛋白链上的肽,在较宽的pH范围内和较宽的温度范围内都具有稳定的活性。在pH 9.5和55℃时该酶活性达最高,能水解肝、脑和血液等多种生物组织样品,使一些在酸中不稳定的或与蛋白质牢固结合的物质释放出来。例如,将胰蛋白酶、木瓜蛋白酶和枯草杆菌蛋白酶的混合溶液与肉作用,于pH7.8和37℃下水解蛋白质,可测定样品中的 Cr(Ⅳ) 和 Cr(Ⅲ)。枯草杆菌蛋白酶等还可从蛋白质中释放出与蛋白质结合的化合物而又不完全溶解蛋白质,如枯草杆菌蛋白酶可从猪肾中释放出5μg/kg水平的黄曲霉毒素。

二、有机物分析样品的预处理

对生物材料检验样品中有机毒物及其代谢产物进行分析时,一般需要对样品进行提取、净化、浓缩,甚至衍生化。样品的提取和净化技术近年来发展迅速。很多快速、有效的新技术被应用于生物材料检验样品有机毒物分析的前处理中,其中常用的除经典的溶剂萃取外,近一二十年来发展起来的固相萃取、固相微萃取、分散液液微萃取、液膜萃取、浊点萃取和分子印迹技术等技术得到了广泛的应用。以下简单介绍常用的生物材料检验样品中有机化合物提取分离方法。

1. 顶空法(head-space method)　顶空法是用于气相色谱分析的样品预处理技术,有静态和动态顶空之分,但静态顶空法使用最多,即将样品置于一密闭系统中,在一定温度下恒温一定时间后,抽取样品上层气相进样进行气相色谱分析。特别适宜于生物材料样品中易挥发有机化合物的测定。如测定尿中甲醇或血中乙醇时,可取 10~30ml 带密封盖的小瓶或容器,将尿样或血样置于瓶中,立即盖严,将容器置自动顶空恒温箱中保温一定时间,使液相中的甲醇或乙醇挥发至液面之上的空气中,达到气液平衡后,用注射器抽取顶部空气直接注入气相色谱仪分析。也可将少量样品置于一个密闭的容器中,适当加热后并向液体连续吹入氮气,将易挥发的成分吹入另一个浓缩富集管中,然后热解吸后进样色谱分析。顶空法操作简便,干扰少。特别是吹氮顶空法对样品的提取效率很高。

于样品溶液中加入无机盐如氯化钠、硫酸钠等可降低极性有机挥发性化合物的溶解度,从而提高顶空法的提取效率。

生物材料检验样品中的有机酸、酚、醇和胺等可通过酯化、乙酰化、硅烷化或烷化反应提高其挥发性,有利于提高顶空法的灵敏度。

2. 水蒸气蒸馏法　适宜于分离和纯化挥发性有机和无机化合物,如尿中酚、醇、氟、氰化物等的分离。在进行水蒸气蒸馏前,需调节样品溶液的酸碱度,使被测组分以分子态形式存在,然后加热通入水蒸气蒸馏,挥发性化合物则随水蒸气一起被蒸馏出来。收集一定体积的馏出液,取适量样液进行测定。该法操作较为费时,但提取效率高,纯化效果好。

3. 溶剂萃取法　该法也叫液 - 液萃取(liquid-liquid extraction),适宜于非挥发性有机化合物的分离,在生物材料检验中应用广泛。溶剂萃取法是利用待测组分与样品中的干扰杂质在互不相溶的两种溶剂中的分配系数不同而达到分离。萃取分离使用的有机溶剂易挥发,经旋转蒸发或氮气吹干浓缩后,将残渣溶于适量小体积溶剂,即可作为样液进行测定。萃取溶剂、溶液 pH 等对萃取效率影响很大。首先应根据相似相溶的原理选择合适的萃取溶剂,在保证萃取充分的前提下,还要求有较高的选择性。其次,应选用较低沸点的溶剂,以便于萃取后易于除去溶剂。第三,选用低黏度但不与水混溶的溶剂,有利于与样品基质的充分混合接触和分层,提高萃取效率。有时需加入饱和氯化钠或硫酸钠溶液,以消除乳化现象,提高萃取效率。常用的有机溶剂有乙醚、石油醚、二氯甲烷、三氯甲烷、正己烷、乙酸乙酯和甲苯等。如测定血清中脂溶性维生素时,可加入无水乙醇沉淀血清蛋白,再加入正己烷作为萃取剂,通过旋涡混匀,脂溶性维生素很容易进入正己烷中,而与其他杂质分离。另外,将尿样用盐酸加热酸解后,调样液至中性,可用甲苯萃取样液中的三硝基甲苯的代谢产物 4- 氨基 -2,6- 二硝基甲苯。

4. 固相萃取法　固相萃取法(solid phase extraction,SPE)基于液 - 固色谱原理,主要用于高沸点有机化合物的净化和富集。将样品溶液导入预先经活化过的固相萃取柱,待测组分通过吸附、分配或离子交换等被固相萃取柱保留,而其他杂质组分不被保留,残存在柱上的杂质组分用适宜溶剂冲洗掉。然后用另外一种洗脱能力更强的溶剂把待测组分从固定相上洗脱下来,而达到分离、净化和富集的目的。进行固相萃取时应根据待测组分的理化性质(如极性、pKa、溶解度等)选择合适的固相吸附剂、淋洗液和洗脱剂。常用的固相吸附剂有键合硅胶材料,如 C_8 和 C_{18},还有高分子大孔树脂、离子交换树脂、硅胶、活性炭、氧化铝、硅藻土、硅镁吸附剂等。如近年文献报道,尿液中多环芳烃代谢产物 1- 羟基芘,9- 羟基苯并[a]芘和 3- 羟基苯并[a]芘等经酶水解后,用 C_{18} 固相萃取柱净化和富集;尿液中环境雌激素经酸水解后也可用 C_{18} 固相萃取柱净化和富集等。

5. 固相微萃取法 固相微萃取法(solid phase micro-extraction,SPME)是一种较新的无溶剂样品富集技术,在各种生物材料检验样品,如血样、尿样、发样和呼出气等样品预处理中应用较多。其操作过程一般用装在注射器针头内的熔融石英光导纤维作载体,表面用有机固定液(如聚二甲基硅氧烷)作涂渍处理,当它浸在样品溶液中时,被测物通过扩散吸附在其表面,然后转移到气相色谱仪的进样口进样,通过加热解吸,被测物随载气进入色谱柱进行分离。这种方法可用于各种气体、液体和固体样品中的挥发性物质的萃取。SPME 技术还可以与顶空技术相结合,在生物材料检验中应用日益增多。如血中苯、甲苯、二甲苯,血和尿中氯酚、五氯酚等均可用固相微萃取法进行富集。

6. 液液微萃取法 也叫液相微萃取法(liquid-phase microextraction),是从传统的液 - 液萃取法衍生出来的一种样品提取方法。它基于分析物在样品及微小体积的有机溶剂之间平衡分配过程,实际上液相微萃取可以看成是微型化的液 - 液萃取法。它集萃取和浓缩于一体,富集倍数高、操作简便快速、成本低廉,是一种环境友好的样品前处理技术。

液液微萃取法有多种形式,主要有单滴溶剂微萃取、中空纤维膜液相微萃取、分散液液微萃取和连续流动微萃取等形式。最为常用的是单滴微萃取(single drop microextraction,SDME)和分散液相微萃取(dispersive liquid phase microextraction,DLPME),前者是将一滴萃取溶剂悬于常规的微量注射器针尖,然后浸于亲水性样液中或者悬于密闭的样品顶部空间,在搅拌下,被测物从尿液等水相转移至有机相微滴中,经一定时间萃取后,将有机相微滴抽回微量注射器并注入色谱系统进行分析。后者是在亲水性样品溶液中,加入数十微升密度较水大的萃取剂和一定体积的分散剂(一般为亲水性有机溶剂),经振荡后即形成一个水 /分散剂 / 萃取剂的乳浊液体系,再经高速离心分层,用微量注射器取出下层萃取剂分析。

液相微萃取集采样、萃取和浓缩于一体,避免了固相微萃取中可能存在的交叉污染问题,且成本远低于固相萃取法。可直接同气相色谱、液相色谱、离子色谱、毛细管电泳等装置联用。它在血液、尿液等样品中多环芳烃、多氯联苯、芳香胺、酚类、脂溶性维生素和环境雌激素等的测定中有较多应用。

7. 其他提取方法 如超声提取法(ultrasound assisted extraction)在生物材料检验中应用越来越多。该技术的基本原理是利用超声波的空化作用加速样品中被测组分的浸出提取,另外超声波的次级效应,如机械振动、乳化、扩散、击碎、化学效应等也能加速待提取成分的扩散释放,并充分与溶剂混合而利于提取。与常规提取法相比,超声波提取法具有提取时间短、提取效率高、消耗溶剂量少等优点。浊点萃取法(cloud point extraction)是利用表面活性剂溶液的增溶和分相作用实现溶质的富集和分离。浊点即均匀表面活性剂水溶液在温度变化时引发相分离而突然出现浑浊现象时的温度点。表面活性剂的水溶液被加热到浊点时,将出现浑浊继而分离成两相:即表面活性剂的富集相和水相。在此过程中,样液中含有的疏水性物质从水相中脱离而浓缩在较小体积的富集相中,亲水性物质则留在水相,将两相分离即可实现对不同极性物质的分离或富集,但此过程是可逆的。由于相分离后表面活性剂的富集相与水相的体积比非常小,故有很高的富集倍数或萃取效率。浊点萃取现已被成功应用于尿样和血样中多环芳烃、多氯联苯、有机氯农药、酚及其衍生物等的提取浓缩。

(孙成均)

本 章 重 点

本章重点介绍生物材料检验样品的特点以及血样、尿样、发样和呼出气等生物材料样品采集、运输和保存的一般要求、基本方法和注意事项。介绍了尿样的比重校正法和肌酐校正法;简介了常用生物材料检验样品的预处理方法及其原理。本章要求掌握生物材料样品的特点。掌握血样、尿样、发样和呼出气等生物材料样品采集的基本方法和注意事项,掌握尿样的校正方法,熟悉常用生物材料样品预处理方法及其原理。

复习思考题

1. 生物材料样品有何特点?采集生物材料样品应注意哪些问题?
2. 对尿样分析结果有哪些校正方法?如何校正?
3. 生物材料样品预处理的基本要求是什么?
4. 生物材料样品预处理方法有哪些?简述各自的原理和特点。

第三章　生物材料检验质量控制

生物材料检验的特点是样品基体复杂,大多数待测组分含量水平为痕量和超痕量。在样品采集、预处理和检验过程中,存在着易被污染、待测物损失和被干扰等问题,从而使检验结果产生误差。实验室建立质量管理体系,将"人机料法环"纳入质量管理,并在样品检验过程中采用标准物质、质量控制样品、样品对照、加标回收等内部质量控制措施,以及采用实验室比对、能力验证等外部质量控制措施,可以有效地减少实验室检验过程的误差,从而保障检验结果的准确性。

第一节　标准物质的分类及其应用

标准物质是化学测量的标准,是测量过程控制和测量结果评价不可缺少的工具,具有复现、保存和传递量值的基本作用,广泛用于需要对物质的成分或特性进行测量的一切检验工作中,或校准仪器、或评价测量方法,其目的在于保证测量结果的准确性和可比性。所以,标准物质对保证分析结果的准确性、溯源性具有重要意义。

一、标准物质的定义、分类与作用

根据我国国家计量技术规范《标准物质常用术语和定义》(JJF 1005-2005),标准物质有如下定义:①标准物质(reference material,RM)是指具有一种或多种足够均匀和很好地确定了的特性,用以校准测量装备、评价测量方法或给材料赋值的材料或物质。②有证标准物质(certified reference material,CRM)是指附有认定证书的标准物质,其一种或多种特性量值用建立了溯源性的程序确定,使之可溯源到准确复现的用以表示该特性值的测量单位,每一种认定的特性值都附有给定置信水平的不确定度。③基准标准物质(primary reference material,PRM),是指具有最高计量学特性、用基准方法确定特性量值的标准物质。

国际标准化组织/标准物质委员会(ISO/REMCO)在2005年的年会上批准了标准物质的新定义,即①标准物质是相对于一种或多种已确定并适合于测量过程中的预期用途的特性足够均匀、稳定的物质;②有证标准物质是用计量学上有效程序对一种或多种特性定值,附有提供了特性量值、量值不确定度和计量学溯源性描述的证书的标准物质。

标准物质一般分为基准标准物质、一级标准物质和二级标准物质。基准物质是可以通过基准装置、基本方法直接将量值溯源至国家基准的一类化学物质,主要用于化学成分量值的溯源与复现。一级标准物质(GBW)主要用于评价标准方法、作仲裁分析。二级标准物质GBW(E)可作为工作标准直接使用。标准物质按照介质不同分为纯物质、介质类标准物质和基质类标准物质。生物材料检验标准物质属于基质类标准物质。

二、国内外生物材料标准物质

生物材料标准物质主要以生物材料为基质,此类标准物质包括金属和类金属、有机物质及其代谢产物、生物活性成分(小分子为主)、核酸、蛋白质、细胞和微生物等,其中核酸、蛋白质、微生物是目前国际生物计量研究的热点。以下仅简单介绍生物材料检验相关标准物质。

我国生物材料检验标准物质的研究始于 1990 年,目前主要有血清、全血和尿液中元素检验的标准物质,其种类和数量均较少(表 3-1)。

表 3-1　我国生物材料检验标准物质

标准物质名称	标准编号	所含元素
人发中稀土元素成分标准物质	GBW09101a	La、Ce、Pr、Nd、Sm、Eu、Gd、Tb、Dy、Ho、Er、Tm、Yb、Lu、Y
人发成分分析标准物质	GBW09101b	Zn、Se、Cr、Mg、Mn、As、Ca、Fe、Cu、Sr、Hg、Na、Pb、Ni、Cd、Al、Co、Mo、Sc、Br、Sb、S、Ag、Ba、P、I、V、Cl、La、K
冻干人尿(痕量金属)成分分析标准物质	GBW09102-GBW09103	As、Be、Cd、Cr、Cu、Mn、Ni、Pb、Se、Sn
冻干人尿铅成分标准物质	GBW09104-GBW09105	Pb
冻干人尿氟成分标准物质	GBW09106-GBW09107	F
冻干人尿中碘(尿碘 - 低碘)成分标准物质	GBW09108-GBW09110	I
冻干人尿中碘(尿碘 - 高碘)成分标准物质	GBW09111-GBW09112	I
冻干人尿中砷形态成分标准物质	GBW09115	As
牛血清成分标准物质	GBW09131	Al、Ca、Co、Cu、Fe、K、Mg、Mn、Mo、Na、Se、Zn
全血铅镉成分标准物质	GBW09132-GBW09134	Pb、Cd
人血清无机成分标准物质	GBW09135	Cd、Cl、Cu、Fe、K、Mg、Na、P、Pb、Zn、P(无机)
冻干牛血铅、镉成分标准物质	GBW09139-GBW09140	Pb、Cd
冻干牛血硒成分标准物质	GBW09141-GBW09142	Se
牛血清游离氟成分标准物质	GBW09143-GBW09144	F
冷冻人血清中无机成分标准物质	GBW09152	Na、Cl、Mg、K、Ca、Fe、Cu、Zn、Se
人发成分标准物质	GBW07601	Eu、Fe、Hg、K、La、Li、Mg、Mn、Mo、N、Na、Ni、P、Pb、S、Sb、Sc、Se、Si、Sm、Sr、Tl、Y、Zn
牛血中铜、锌、钙、镁、铁、钾、钠标准物质	GBW(E)080918-GBW(E)080920	Cu、Zn、Ca、Mg、Fe、K、Na
牛血中铅镉成分标准物质	GBW(E)090033-GBW(E)090036	Cd、Pb

国外有关国际组织和国家计量单位自 1941 年陆续开始生物标准物质的研制。20 世纪

70 年代,生物材料标准物质的研制和使用在国际上得到迅速发展。目前,美国国家标准和技术研究所(NIST)研制的生物标准物质主要有血、尿、发中的微量元素、电解质、内源性有机成分和外源性成分的标准物质,如冻干人尿汞标准物质、冻干人尿氟标准物质、冻干人尿碘标准物质、冻干人尿高氯酸盐标准物质、冻干人尿中金属元素标准物质、冻干人尿不同形态砷标准物质、冻干牛血铅标准物质、冻干牛血镉标准物质、冻干牛血汞标准物质、冻干牛血清金属元素标准物质、冻干牛血中金属元素标准物质、人血清中钙和镁标准物质以及骨中多种元素标准物质等。

英国政府化学实验室(LGC)承担英国政府法定的国家化学和生物化学计量院职能,其标准物质资源丰富。其中涉及职业卫生领域生物材料中金属元素标准物质主要有:全血中微量元素标准物质(共9种)、尿中微量元素标准物质(共7种)、血清中微量元素标准物质(共6种)、头发和骨中微量元素标准物质。

欧盟标准物质主要指以欧盟委员会联合研究中心标准物质与测量研究院(IRMM)为核心的标准物质,适用于职业卫生领域的标准物质主要有环境分析用标准物质和临床化学分析用标准物质。生物材料中金属元素标准物质主要有:牛全血中铅、镉标准物质,冻干人血清中钙、镁、锂元素标准物质,冻干人血清中铝、硒、锌元素标准物质,冻干牛血中铅、镉标准物质,人发中金属元素标准物质等。

此外,国际原子能机构(IAEA)有人发中金属元素标准物质和冻干动物血中金属元素标准物质。日本化学检验和试验研究所(CITI)研制了人血清中钙、氯化物、镁、钾元素标准物质和冻干马血清中钙、氯化物、镁、钾元素标准物质。

第二节　生物材料检验实验室内部质量控制

一、实验室质量管理体系

实验室应根据《实验室资质认证评审准则》建立实验室质量管理体系,质量管理体系包括质量管理手册、程序性文件、作业指导书和记录表格等文件,涵盖了实验室的"人、机、料、法、环"五个方面,生物材料检验因其样品的特殊性,实验室应制定针对性的管理文件和采取有效的控制措施。

1. 人员要求　实验室从事生物材料检验的技术人员应具有相关的专业知识,并经过实验室质量管理、检验方法、质量控制方法、化学安全和防护、救护知识的培训,并进行有效的评估,确认可以承担相应的工作;对于正在培训的人员进行相应的检验工作时,应有质量监督员对其实验过程进行监督,以保证在培人员按照检验标准要求或依据作业指导书进行相应的工作;操作复杂分析仪器如色谱、光谱、质谱等仪器或相关设备的人员应接受仪器原理、操作和维护等方面知识的专门培训,掌握相关的知识和专业技能;实验室应制订人员培训计划,并定期开展实施,以提高人员的各方面能力,保证检验结果的质量。

2. 仪器设备和标准物质　仪器设备的配置和性能应该满足生物材料检验的要求,如原子吸收分光光度计需要配置塞曼背景校正系统,实验室应配置生物材料样品预处理装置,如离心机、样品浓缩装置等;仪器设备应按照《中华人民共和国强制检定的工作计量器具明细目录》的要求定期进行检定,并采取标识性管理,对检定合格的仪器设备加贴绿色标签;实验室根据需要对仪器设备的状况,依据实验室制定的期间核查作业指导书进行仪器设备的期间核查。标准物质应建立验收和期间核查的管理程序,对有效期内的标准物质应注意其性状是否发生异常变化、储存环境是否符合要求等。

3. 试剂与材料　实验室应对采购的试剂和标准物质的标签、证书或其他证明文件的信息进行核对;必要和可行时,可通过适当的检验手段,以确保满足检验方法的要求;在生物材料样品中金属和类金属、有机化合物的检验中应对实验所使用的容器、水和试剂空白进行验收,评估其对检验结果的影响。容器空白、实验用水和试剂空白的检验结果应低于方法的检出限。实验室配制的所有试剂(包括纯水)应加贴标签,并根据适用情况标识成分、浓度、溶剂(除水外)、制备日期和有效期等必要信息。

4. 方法的选择与确认　在开展生物材料检验时,实验室应优先选择国家标准、行业标准和地方标准,在缺乏标准方法时,也可以采用文献方法或自主研制的检验方法,对于采用的标准方法发生改变时,应按相关技术规范或标准的要求,对检验方法在实验室的适用性进行验证。实验室通过对关键技术指标,如方法的准确度、精密度、检出限、定量下限、方法适用的浓度范围和样品基体等特性来对检验方法进行确认。当设备、环境变化可能影响检验结果或不满足仪器设备的环境要求时,需对检验方法性能指标进行重新确认。

5. 实验室环境条件　实验室应确保实验室环境条件满足生物材料检验的需要,如对于产生实验废气的仪器设备(原子吸收分光光度计、电感耦合等离子发射光谱仪、原子荧光光度计、气相色谱仪等)应设置通风装置;仪器设备为了防止绝缘损坏造成设备带电危及人身安全、产生交流和高频干扰,引起信号误差等原因,需要设置地线;对于相互影响或干扰的实验环境或仪器设备,应采取有效的隔离措施。一般检验无机化合物与检验有机化合物的样品预处理实验室应单独设置。精密天平实验室应设置温湿度控制装置,以满足环境条件要求。二噁英实验室应是专用实验室,并按照不同功能划分为样品的制备、提取、净化与浓缩和仪器区域,对高低剂量进行区域划分。

二、生物材料检验过程中的质量控制

实验室在质量管理体系质量控制下,可参照《职业卫生生物监测质量保证规范》(GBZ/T 173)对样品检验过程进行质量控制。

1. 标准物质或质量控制样品的应用　在检验过程中,可采用基质与待测样品相同或近似的二级标准物质或批量生产的质量控制样品对检验过程进行质量控制。标准物质或质量控制样品中待测物质的含量水平应与待测样品接近,一般为两个含量水平,在使用过程中,应与样品同时进行样品预处理与检验。标准物质或质量控制样品的检验结果应在给定的参考值或允许的不确定度范围内,否则应在分析和查找原因的基础上重新进行样品预处理和检验,直至检验结果落在参考值或允许的范围内。应首先进行质量控制标准物质或质量控制样品的检验,并在样品检验的过程中,应对插入的标准物质或质量控制样品同时进行检验,当检验结果在允许范围内时,可继续进行样品的检验。否则,应对上次标准物质或质量控制样品检验后的样品重新进行检验。

当采用一级标准物质检验过程的质量控制时,当一级标准物质检验结果未落在参考值范围内时,可以采用修正的方法对样品检验结果进行修正。

2. 空白与对照样品的检验　在进行生物样品检验的同时,应根据检验目的或特点,对每批样品应检验1~3个样品空白,当样品空白检验结果高于定量下限时,应对试剂、容器、仪器等进行检查,以确定样品空白值的来源。必要时应进行阴性对照样品或阳性对照样品的检验。当样品空白的检验结果高于定量下限,试剂空白、容器空白、仪器空白等的检验结果低于检出限时,通过评估样品空白检验结果对样品检验结果的影响后,可将样品检验结果扣除样品空白检验的结果。

样品空白用于评估样品采集过程中是否受到污染;如测定结果低于或等于测定方法的检出限,说明样品在各个环节没有受到污染,检验结果是准确可靠的;若高于检出限,低于方法空白值,则应修正样品测定值;若高于方法空白值,甚至高于样品值,这说明样品被污染,检验结果不得使用。

试剂空白反映了试剂对检验结果的贡献或影响;其反映测定过程中由实验室内所用试剂、器材等引入的污染情况。当测定结果高于方法空白样品时,应对试剂和器材进行检查,消除污染。

方法空白与样品空白相似,但不经过采样现场,在实验室内完成操作。每批样品一般测定三个方法空白样品。测定结果反映了实验室测定过程可能引入的污染程度。当测定结果高于试剂空白时,说明采样介质受到污染,应更换采样介质。

阴性对照样品是明确不含待测物的生物材料样品,其检验结果反映了检验方法是否存在假阳性;阴性对照样品的检验结果一般应低于定量下限。

阳性对照样品是已检验的明确含有待测物的样品,对其进行复测,其复测的检验结果与以往的检验结果进行比较,可以对检验方法的有效性进行的评估。阳性对照样品的检验结果一般应与以往的检验结果相对偏差小于20%。

3. 加标回收与平行样　在无标准物质或质量控制样品时,实验室可采用检验平行样品和加标回收的方法对检验质量进行控制。加标样品的回收率应控制在75%~105%的范围内,否则应查找原因。平行样品的检验结果的相对偏差不得大于表3-2的要求。

表3-2　平行双样最大容许相对偏差

测定浓度范围 （g/L 或 mg/g）	10^{-1}	10^{-2}	10^{-3}	10^{-4}	10^{-5}	10^{-6}	10^{-7}
最大容许相对偏差（%）	1	2.5	5	10	20	30	50

由于生物材料样品检验指标的复杂性,采用加标的方法不能完全体现待测物质在样品中的存在状态,采用加标回收的方式对于以结合态存在的待测物检验结果的准确性评估上还存在一定的偏差。

三、质量控制图

对于经常开展的检验项目,可以采用绘制质量控制图的方法对检验结果的变化趋势进行评估。方法是:结合日常测定,按样品测定操作步骤测定质控样,至少积累20个测定数据,计算均值 $\bar{x}$ 和标准差 SD。以测定次序或日期为横坐标,测定结果为纵坐标,平行于横坐标的 $\bar{x}$ 为测定结果均值, $\bar{x}\pm2SD$ 为上下警戒线, $\bar{x}\pm3SD$ 为上下控制线。将每次测定质控样的结果按测定次序或日期点在质控图上,测定结果在警告线以内,表示测定过程和仪器设备正常,满足质控要求。测定结果虽在警告线之内,但连续7次偏于均值的一侧,说明检测结果呈倾向性偏高或偏低,应找出系统误差的来源,加以改进。测定结果在警告线以外控制线以内,表示可以测定样品,测定结果可以接受,但必须找出误差来源,加以改正。测定结果超出控制线,必须立即停止测定,检查误差来源,采取改正措施,并作记录后,重测质控样,直到测定结果回到控制线以内,才能测定样品。

第三节　生物材料检验实验室外部质量控制

实验室外部质量控制是在实验室内部质量控制的基础上进行的,可以评估实验室是否有效地进行了实验室内部质量控制,也可以发现实验室内部不易察觉的溯源标准、仪器性能、操作以及试剂等产生的误差。

一、监督检查和考核

监督、考核和认证工作是对实验室的有效的外部质量控制,监督是依据《实验室和检查机构资质认定管理办法》,国家认监委依法组织对实验室的资质情况进行监督抽查,是对实验室的管理和技术能力的全面检查。考核是由上一级实验室对下级实验室提供质控样品或盲样,检验结果由分发质控样品或盲样的实验室进行统计评价,以考核实验室的检验质量。

二、实验室比对与能力验证

实验室间比对是由两个或多个实验室对相同或类似的测试样品进行检验的组织、实施和评价,从而确定实验室能力、识别实验室存在的问题与实验室间的差异,是判断和监控实验室能力的有效手段之一。

对于少数几家的实验室开展的比对,常采用 En 值进行评价。当 En 值的绝对值≤1 时,表示比对结果满意,通过;当 En 值的绝对值 >1 时,表示比对结果不满意,不通过。当对于几十家或更多的实验室开展比对,常采用 Z 比分数进行评价。当 Z 值的绝对值≤2 时,表示比对结果满意,通过;当 Z 值的绝对值≥3 时,表示比对结果不满意,不通过;当 Z 值为 3> 绝对值 >2 时,表示比对结果可疑。

能力验证是利用实验室间比对,按照预先制订的准则评价实验室的检验能力。当有的量值溯源尚难实现或无法实现时,可利用能力验证来表明测量结果的可信性。

（闫慧芳）

本章重点

本章重点介绍了标准物质的分类及其作用,以及生物材料检验实验室内部和外部质量控制方法。

复习思考题

1. 简述标准物质的分类及用途。
2. 简述空白检验的作用及判断依据。
3. 简述实验室质量控制体系涵盖的内容及要求。

第四章　金属与类金属元素的测定

元素可分为金属和非金属两大类,但有一些元素的特性介于金属与非金属之间,这些元素被称为类金属。

元素在体内的含量范围很宽,常按其含量将它们分为宏量元素和微量元素。根据元素在体内的作用又可将它们分成必需元素、治疗用元素和有毒元素三类。目前公认的人体必需微量元素有14种,它们是铁、铜、锌、锰、铬、钴、镍、硒、钼、钒、锡、氟、碘和硅。治疗用元素主要有铝、金、铋、镓、锂、铂、锗等。有毒元素主要有铅、镉、砷、汞、银、铍、锑、碲、铟和铊等。

金属与类金属因其在体内不被代谢,以原形存在,所以其生物监测主要以血液、尿液、头发等生物样本中的金属与类金属原形为主。

第一节　铜、铁、锌、钙和镁

一、理化性质

铜(copper,Cu)为带红色光亮光泽、有良好延展性的金属,是电和热的良导体,相对原子质量63.55,熔点1083.4℃,沸点2567℃,密度8.92g/cm³。铜在干燥空气中较稳定,在含二氧化碳的潮湿空气中可形成主要成分为碱式碳酸铜的铜绿;在空气中加热时表面形成黑色氧化铜;若氧气不足则形成红色氧化亚铜;铜可与浓硫酸和硝酸发生反应;在一定条件下,铜也可与某些非金属元素直接反应,如在常温下与卤素、硫蒸气发生反应。铜的主要氧化形态为 +1 和 +2 价,在高温和干燥状态时,一价铜化合物稳定,许多二价铜化合物加热能转变成一价;在水溶液中,以二价铜化合物较稳定,一价铜化合物因歧化反应易生成二价铜和金属铜。+1 和 +2 价的铜离子均可以与配位体形成配位离子,常见配位数为4。

铁(iron,Fe)为银白色金属,铁相对原子质量55.85,熔点1535℃,沸点2750℃,密度7.68g/cm³。尽管铁比较活泼,仍能以单质和化合物的形式存在。在干燥空气中铁基本不与氧发生作用,但在潮湿空气中易被腐蚀,若含有酸性气体或卤素蒸气时,腐蚀更快。铁可从溶液中将金、铂、银、汞、铋、锡、镍或铜等离子还原成单质。铁为变价元素,常见价态为 +2 和 +3 价。+2 价铁离子呈淡绿色,在碱性溶液中易被氧化成 +3 价。+3 价铁离子的颜色随水解程度的增大而由黄色经橙色变到棕色。+2 和 +3 价铁离子均可与多种配位体形成稳定的配位离子,分析测定中常利用这种性质将铁离子掩蔽以消除其干扰。单质铁还可与一氧化碳形成各种羰基铁,其蒸气剧毒。

锌(zinc,Zn)为有光泽蓝白色金属,相对原子质量65.39。熔点419.58℃,沸点907℃,密度7.14g/cm³。在地壳中主要以闪锌矿和红锌矿等形式存在。纯锌有延展性,少量杂质会使其变脆。锌为中等活泼的金属元素,能与铜等多种金属形成合金。在化合物中锌表现为 +2

价,比较重要的化合物有氧化锌、氯化锌、硫酸锌等。锌离子可与多种配位体形成配位数为4的配位离子。

钙(calcium,Ca)为银白色金属,相对原子质量40.08,熔点839℃,沸点1484℃,密度1.55g/cm³。氧化态为 +2 价。钙以化合物的形式广泛存在于自然界中,其主要矿物有石灰石、方解石和大理石等。在空气中钙与氧和氮缓慢作用生成一层氧化物和氮化物保护膜;钙与冷水作用缓慢,在热水中发生剧烈反应放出氢;钙是碱土金属中最活泼的元素,可与卤族元素直接反应,在加热下可与硫、碳反应。

镁(magnesium,Mg)为银白色金属,相对原子质量24.30,熔点649℃,沸点1105℃,密度1.738g/cm³,镁的氧化态为 +2。镁的主要矿物有菱镁矿和橄榄石等,在海水中其含量也较高。镁具有良好的切削加工性能,是航空工业的重要材料,可用来制造照相和光学仪器等,作为一种强还原剂,镁还用于钛、锆、铍、铀和铪的生产中。金属镁能与大多数非金属和酸反应,镁离子可与多种配位体形成配位离子。

二、代谢和生物监测指标

铜、铁、锌、钙和镁为人和动物的必需元素,前三者为必需微量元素,广泛分布于人体脏器组织中,参与人体多种重要的代谢过程和生理作用。

铜主要由食物供给,成年人每天可从食物中吸收 2.5~5mg 铜,只要吸收 2mg 就足以维持代谢平衡。铜主要以复合物的形式被吸收,在体内主要以结合态的形式存在。正常成人体内铜总量约 50~150mg,主要蓄积在肝、脑、心和肾等组织中。血中铜存在于血清和红细胞中,血清铜含量约为 1mg/L,其中 93% 以铜蓝蛋白的形式存在。

体内铜主要经消化道排泄,正常人每天从各种途径排泄铜的总量约为 1~3.6mg,其中80% 通过胆汁排出,其余经尿和汗液排出。研究表明,汗液中铜含量比较高,经常大量出汗时要注意铜的丢失。虽然随尿排出的铜量甚微,但由于尿样收集方便,故常用尿铜作为铜排泄量的指标。正常成人尿铜含量为 42~50μg/L,婴儿及儿童尿铜含量比成人的低。

铜缺乏对机体功能影响很大。人体中有 30 余种蛋白和酶含铜,比较重要的有血浆铜蓝蛋白、超氧化物歧化酶、细胞色素 C 氧化酶、多巴胺羟化酶和赖氨酸氧化酶等,它们均有重要的生理功能。铜对维持心血管的正常结构和弹性极为重要,含铜的酶是心脏和动脉壁中三种主要结缔组织中的必要成分,对冠心病的形成起重要的抑制作用。此外,铜含量还与中枢神经系统、精神活动及智力有关。人体铜摄入量不足,可引起血红素减少,患低蛋白贫血症,铜缺乏还可能导致类风湿关节炎、肝硬化、冠心病等。

铜盐中以乙酸铜和硫酸铜毒性较大,口服微量的硫酸铜往往会引起急性中毒,大量摄入可发生肝小叶中心区坏死。人口服 0.1~0.15g 硫酸铜可导致消化系统产生多种症状,内服0.7~1.0g,可引起严重腹痛、呕吐、下痢、血尿或意识不清,甚至死亡。

人体所需要的铁主要由食物供给,口服铁主要由小肠吸收。一般生理状况下,铁的吸收量并不高,成年人每天从普通食物中获得 10~15mg 铁,通常能吸收 5%~20%,而妊娠妇女对铁的吸收明显增加,如妊娠早期铁的吸收率可达 20%,到中、后期可高达 34%~40%。影响铁吸收的因素很多也较为复杂,食物品种、铁的价态和生理状态均可影响铁的吸收。成年人体内含铁 4~5g,分布于各组织中,肝、脾含量最高。进入体内的铁主要经胆汁、粪便、尿排出,也可经皮肤、汗液和毛发排出,每日排出量为 0.5~1.5mg。粪便中铁含量变化比较大。有研究表明,每日由粪便排出的铁含量为 0.2~0.52mg,婴儿粪便内的铁排泄率约为成人的 3 倍,是引起正常婴幼儿缺铁的因素之一。相对而言，尿排出比较稳定，一般情况下，正常成人尿中铁含量约为 170μg/L。

铁是血红蛋白、肌红蛋白、细胞色素、细胞色素氧化酶、过氧化物酶、细胞色素还原酶的主要成分，并与乙酰辅酶 A、琥珀酸脱氢酶、黄嘌呤氧化酶、细胞色素还原酶的活性密切相关，近来的研究结果表明，三羧酸循环中有一半以上的酶需铁存在时才能发挥生化作用或完成生理功能，缺铁或者铁利用不良时，会导致氧的运输、贮存、二氧化碳的运输及释放、电子的传递、氧化还原等很多代谢过程紊乱，产生病理变化，最终发生各种疾病。缺铁性贫血是大家熟知的与微量元素有关的疾病。人群中铁缺乏发生率比较高，特别是早产婴儿、儿童、青年妇女及妊娠妇女等群体。人体铁缺乏是一个渐进的过程，先是铁吸收不够而导致体内铁贮存耗竭，最终发生缺铁性贫血。铁过量和中毒的现象很罕见，误服大量的铁制剂可能会造成铁中毒。摄入大量的铁会使大部分铁在肝脏中沉积，从而损伤肝脏、脑下垂体、肾脏及甲状腺的机能。中毒症状主要有呕吐、腹泻、黑便、胃肠炎、消化道出血或急性肠坏死等。

人体所需的锌主要有食物供给，几乎所有的食物都含有锌，不同品种含量有所差异，相对而言，动物性食物中的锌比植物性食物的利用率高，人奶、鱼、各种肉食、肝等均是锌的良好来源。有研究表明，一般健康成年人每天通过饮食摄入锌约为 10~15mg，吸收率约 20%~30%。进入体内的锌主要以金属酶或蛋白质结合物的形式存在，很少以离子的形式出现。正常情况下，体液及组织中的锌含量比较稳定，基本不受年龄和性别等的影响，但可能受不同生理状况的影响。人体内含锌量约 2~3g，主要分布在骨骼、肌肉、血和发中。全血锌含量 3.8~7.9mg/L，血清锌含量 0.7~1.8mg/L。血清锌大部分结合在血清蛋白内，一小部分结合在 α- 球蛋白内。发锌含量 53.7~327μg/g。其中体液和组织中锌含量稳定。血清铜、锌之间具有一定比例关系，为 0.9~1.2。测定这种比值比单纯测定血清锌更能反映人体锌的含量及营养状况。生理状况下尿锌变化不大，且与年龄、性别和饮食关系不大，但是很多病理情况下及使用某些药物后会发生显著变化。体内的锌主要由粪便、尿、汗、乳汁和毛发等排出，妇女月经及其他失血也是丢失锌的重要途径。

对人体而言，锌是极其重要的微量元素之一。锌参与多种酶的合成和核酸蛋白质的代谢过程，能促进皮肤、骨骼和性器官的正常发育，锌可增强创伤组织的再生能力，近年来用锌治疗溃疡性肠炎、胃溃疡、皮肤湿疹、腋臭和青年人的痤疮等疾病均获得了良好的疗效。缺锌可引发一系列生化紊乱，很多器官和组织的生理功能异常，生长发育、免疫过程、细胞分裂、智力发育以及药物在体内的作用均受到干扰，出现很多病理变化和发生多种疾病，而且往往只有用锌治疗才有效。发育中的儿童缺锌时会引起厌食症、侏儒症等，因而，人们把锌称为"生命元素"。近年的研究还证实缺锌或过量摄入锌可增加癌的发病率。

若锌摄入过多可引起急慢性中毒。急性中毒多为空气或水污染、误服造成。经消化道摄入锌中毒症状主要表现为腹痛、呕吐、腹泻、里急后重和厌食等，由呼吸道进入则表现为低热、感冒样症状、食欲缺乏等。长期小量服用锌有可能造成慢性中毒，故补锌应在医师指导下进行。

成人人体平均含钙 1.0~1.25kg，99.3% 在骨骼和牙齿，其余在细胞内外。正常成人每天需钙量约为 800~1200mg，处于生长发育的儿童、孕妇及哺乳期的妇女，钙需要量要大些。人体通过尿、汗、乳汁和粪便排出钙，约 80% 经肠道排出，约 20% 经肾脏排出。成人每日经尿排出的钙约为 150~450mg，最高可达 1000mg。据报道，血钙浓度和尿钙浓度间有一定相关性，因而监测尿中钙含量可一定程度上反映血钙的浓度。正常人血钙的浓度约为 90~110mg/L，血钙以离子钙和结合钙两种形式存在,各占约一半。结合钙绝大部分主要与血清蛋白结合,它不能透过毛细血管壁,故称为不扩散钙;一小部分与柠檬酸等小分子物质结合成为柠檬酸钙等不电离的钙化物,它们虽然属结合钙,但可扩散,故将这部分钙及离子钙称为扩散钙。血浆蛋白结合钙与离子钙处于动态平衡之中,可以相互转变,并且受 pH 的影响,pH 越低,离子钙越多。

钙不但是骨骼和牙齿的主要组成成分,同时还具有参与细胞分裂、增殖、收缩、运动、凝集、分泌和兴奋活动等重要生理功能。人体钙缺乏是一个全球性健康问题,即使在一些发达国家,老人、儿童、孕妇和乳母等特殊人群中的钙缺乏仍普遍存在,因受传统膳食结构和习惯或不良的饮食行为的影响,我国大部分地区的人群中都普遍缺钙。钙缺乏容易引发骨质疏松症,对成年妇女,还可能造成情绪和行为紊乱。有资料认为,经前期综合征与钙和维生素 D 缺乏有关,在维生素 D 摄入充足的情况下,摄入足够量的钙,可以预防经前期综合征,并可减少骨折的危险。钙缺乏还可以引发多种非骨骼疾病,如高血压、动脉粥样硬化、糖尿病和肠癌等。通常不容易出现钙过量,因为膳食钙的吸收过程受到多种因素的调控。不过近年来由于滥用钙强化食品,增加了钙过量摄入的危险性。钙过量摄入可导致骨质硬化、白内障、肾结石、胆结石、动脉粥样硬化等疾病的发生。只有维持体内钙平衡,才能使机体处于正常状态。危及生命的钙毒性鲜有报道。

人体所需的镁主要由食物提供,通常植物性食物的镁含量比动物性食物的高,人们可从均衡膳食中获得足量的镁。人体含镁量约为 20~35g,约 60% 在骨骼和牙齿,27% 在肌肉,约 1% 在唾液、胆汁、胰液和肠液等体液中。镁主要在小肠吸收,由血液运行,其吸收量与摄入量、在肠内的停留时间、水分吸收速度、肠管内镁浓度及膳食中其他共同成分有关,如氨基酸、乳糖有利于镁的吸收,草酸、植酸则不利于镁的吸收。进入人体的镁主要经尿排出,部分可由汗排出。

镁是人体内重要的金属离子,对维持人体正常生理功能有重要作用。镁可参与 300 多种酶的反应,是与能量利用有关的酶反应的代谢辅助因子。镁离子对于高能磷酸酯键的水解和转移有关的反应是必不可少的。实际上镁离子与 ATP 形成的复合物才是需要 ATP 参与的酶反应的真正底物。因此,镁所表现出来的生理功能,有相当一部分是与镁离子作为人体多激酶及合成酶的辅助因子或激活剂有关。Mg^{2+} 与 Na^+、K^+、Ca^{2+} 一起和相应的负离子协同,维持体内酸碱平衡,调节神经肌肉细胞的应激性。当血清镁浓度下降,镁、钙失去平衡,会出现情绪易激动,心律不齐和手足抽搐等症状。镁也是心血管系统的保护因子,它可以预防高胆固醇饮食引起的冠状动脉硬化。缺镁易引发血管硬化,心肌损害,补充镁盐可减少心肌梗死的死亡率。镁是人体骨骼和牙齿的重要组成成分,镁与钙既协同又拮抗,当钙不足时,镁可略代替钙,不过若摄入量过大,镁反而会阻止骨骼的正常钙化。正常人一般不会缺镁。长期进食不好,妊娠、泌乳过多,长期消化液丢失或长期只靠输液而无镁的补充均可导致缺镁。正常人的肾脏具有高效率的排泄和保持镁的功能,若肾功能不全,特别是尿少的患者在接受镁剂注射后,以及少数口服或灌肠,可能会出现镁过多甚至镁中毒。镁中毒患者会出现口干、烦渴、燥热、困倦、神经肌肉反应性降低或深部腱反射消失,严重时会出现心房纤颤或呼吸衰竭,甚至死亡。

三、样品采集及保存

生物材料检验中铜、铁、锌以及钙、镁测定的样品主要是血液和头发,以血清最为常见,偶尔采用骨、组织和唾液等。

1. 血样　用 3% 硝酸溶液和医用酒精依次清洗皮肤,采 1~2ml 肘前静脉血于一次性真空采血管(无添加剂)中,待血凝固后(约 30~60 分钟),立即放入离心机(3000r/min,离心 10 分钟),吸取全部血清于用酸处理过的冻存管中,4℃冰箱中可短期保存,如需长期存放,应置于 -20℃冰箱保存。由于钙、铁和锌在红细胞中的含量均高于血清中的含量,故溶血标本中的钙、铁和锌含量均可增高,影响测定结果。在抽取血样时应防止溶血。同时注意防止待测元素的污染。已发现有些元素在血液中的含量并非恒定不变,有明显的昼夜周期性变化。如血清铁在早晨 6 时最高,而在晚上 21 时至 22 时最低。

2. 发样　取受检者枕部距头皮 1~3cm 头发 2g,剪成 0.2~0.3cm 碎段,充分混匀,置于 100ml 烧杯中用水漂洗数次,加入 50g/L 的中性洗涤剂溶液浸泡 1 小时,弃去洗液,用去离子水洗至无泡沫,再用丙酮浸泡 1 小时,弃去丙酮,于 60~70℃烘箱中烘干。采集头发要注意季节性,同时要尽量避免年龄、性别、染发、病理状态和疾病等各种因素的影响。

四、血清及发中铜、铁、锌、钙和镁的测定

铜、铁、锌、钙和镁的主要测定方法有分光光度法、原子吸收分光光度法、电感耦合等离子体原子发射光谱法(ICP-AES)、电感耦合等离子体 - 质谱联用法(ICP-MS)等,其中火焰原子吸收分光光度法最为方便,因而使用最为广泛。

1. 原理　经处理后的样品溶液喷入空气 - 乙炔焰中,被测元素转变成基态原子蒸气,基态原子蒸气吸收由该元素空心阴极灯辐射出的特征谱线产生分析信号,与标准比较定量。

2. 样品处理

(1)血清用 1% 硝酸或 6% 正丁醇水溶液稀释 5~20 倍,混匀后测定。稀释血清的硝酸溶液浓度不可过高,当硝酸浓度超过 1% 时,血清中的蛋白将会出现不同程度的凝结现象,影响样品的正常测定。

(2)发样可用湿消解法或干灰化法进行预处理。湿消解法可采用硝酸 - 高氯酸(4:1)消化,具体步骤为:准确称取头发样品 0.2g 于 100ml 锥形瓶中,加 8ml 硝酸、2ml 高氯酸消解,置电加热板上消化至白烟冒尽,溶液透明,移入 25ml 比色管中,定容待测。或将样品干灰化,具体步骤为:准确称取头发样品 0.2g 于瓷坩埚内,移入高温电炉,先 250℃保持 3 小时,再升至 600℃高温灰化。待冷却后,移入 25ml 比色管中,加 1~2ml 硝酸(1:1)溶解,定容待测。

3. 仪器参考条件(表 4-1)

表 4-1 火焰原子吸收分光光度法测定铜、铁、锌、钙、镁的仪器参考条件

元素	Cu	Fe	Zn	Ca	Mg
分析线(nm)	324.7	248.3	213.9	422.7	285.3
光谱通带(nm)	0.5	0.2	0.5	0.5	0.5
火焰类型	空气 - 乙炔,贫燃焰	空气 - 乙炔,贫燃焰	空气 - 乙炔,贫燃焰	空气 - 乙炔,富燃焰	空气 - 乙炔,贫燃焰
燃烧器高度(mm)	7	7	7	11	7
灯电流(mA)	5	10	5	2	1
产生 0.4A 吸光度值时的浓度(mg/L)	3.7	5.5	1.2	5.0	0.3

4. 注意事项

(1) 火焰原子吸收分光光度法对铜铁锌元素的选择性好,灵敏度也较高。铜的检出限为 2μg/L;铁为 5μg/L;锌为 2μg/L。在贫燃焰中和适宜的观测高度下,通常不会出现明显的干扰。但要注意过量的可溶性固体、酸浓度过高或样品与标准间的黏度相差过大可能会带来基体效应。此外,若观测高度太低或在还原焰中,磷酸盐、硫氰酸盐以及其他无机盐等可对信号产生轻微的抑制现象。

(2) 由于铁的谱线较多,如铁共振线为 248.3nm,附近还有一条 248.8nm 的谱线,应选用比较窄的光谱通带以防止谱线干扰。虽然铁的测定简便易行,但有些误差来源必须注意:①有些样品,特别是样品量很少的或"点样",可能无代表性,如少量的脑、肺、指甲等最容易出现这种情况,对其测定结果进行解释时应慎重;②采集样品时的轻微污染,如针头、刀片等采样设备造成的污染,样品保存或处理时所加一些试剂产生的污染,空气悬浮颗粒物、实验器皿等造成污染等;③干灰化时的滞留损失;④轻微溶血或组织样品中夹杂少许血液等。

(3) 火焰原子吸收分光光度法测定钙的灵敏度与火焰种类有关,在一氧化二氮 - 乙炔焰中比较灵敏,而在空气 - 乙炔焰中不太灵敏,422.7nm 灵敏度分别为 0.015mg/L 和 0.07mg/L。测定生物材料样品中的钙需特别注意干扰,在乙炔 - 空气火焰中,铝、铍、钛等金属和硅、磷、硫等非金属都干扰钙的测定,一般可加释放剂减轻干扰,如对样品加 0.1%~1% 镧盐或加适量的 EDTA,能在一定程度上减少干扰。在一氧化二氮 - 乙炔焰中测定钙既可提高灵敏度,又能减少干扰,只有高浓度的硅和铝才会产生比较明显的干扰,但因一氧化二氮使用比较危险,目前应用越来越少。

(4) 火焰原子吸收分光光度法测定镁很灵敏,最灵敏线的灵敏度为 3μg/L,次灵敏线的灵敏度为 90μg/L。测定镁应用乙炔 - 空气贫燃焰,火焰温度过高会引起部分电离而使分析灵敏度下降。但该法也会遇到一些和钙相似的干扰,由于镁灵敏度高,日常遇到的分析样品中含镁量也比较高,常常需进行高倍数稀释,基本上观察不到明显的干扰。镁也是实验室常见元素,测定中同样需注意防止玷污,应严格控制水和试剂空白,分析中还应注意所用器皿的清洁。

第二节 铅 和 镉

一、理化性质

铅(lead,Pb)一种质地较软、具有延展性的蓝灰色金属,相对原子质量 207.19,密度 11.34g/cm³,熔点 327.5℃,沸点 1620℃。加热至 400~500℃时有大量铅蒸气逸出,铅蒸气在空气中迅速凝结并氧化成氧化亚铅(密陀僧,PbO)、三氧化二铅(黄丹,Pb_2O_3)、四氧化二铅(红丹,Pb_3O_4),所有的铅氧化物均以粉末状态存在,并易溶于酸。铅不溶于水,易溶于硝酸、硫酸。重要的铅化合物中乙酸铅、氯酸铅、硝酸铅和氯化铅均溶于水;而四乙基铅、碳酸铅、草酸铅、氧化铅、二氧化铅、硫酸铅、硫化铅等均难溶于水,但大多数可溶于硝酸。

镉(Cadmium,Cd)为略带淡蓝色的银白色金属,质软并富有延展性。相对原子质量 112.41,密度 8.65g/cm³,熔点 320.9℃,沸点 767℃。镉的化学性质与锌相似,易溶于硝酸,但难溶于盐酸和硫酸,不溶于水和碱。在空气中稳定,加热条件下可与绝大多数非金属发生化学反应。镉的化合物通常为结晶或无定形物质。大多数镉盐易溶于水,但氧化镉、氢氧化镉、碳酸镉、硫化镉和磷酸镉均不溶于水。所有镉盐均溶于酸。镉离子易与氨、氰化物、氯离子和碘离子等形成配离子，也易与二硫腙、吡咯烷二硫代氨基甲酸铵等配位，用于镉的鉴别和定量分析。

二、代谢和生物监测指标

铅及其化合物的用途广泛，因此人体有较多的接触机会。在开采、冶炼、加工、使用各种以铅化合物为原料的工作场所，均可与铅及其化合物接触。四乙基铅曾作为汽油防爆剂使用，曾经是大气铅污染的主要来源之一。

铅及其化合物可以通过呼吸道和消化道吸收，少数化合物可通过皮肤吸收。铅烟或铅尘在呼吸道的吸收率为 35%~50%；铅化合物在成人消化道的吸收率约为 15%；膳食中的钙、铁、锌、硒和磷的缺乏将增加铅的吸收。皮肤对铅化合物的吸收率低于 0.3%。

吸收的铅很快进入血液并分布到各组织，以肝、肾和肺的含量最高。数周后又重新分布，主要进入矿化组织，如骨骼和牙齿。铅的血液半减期为 28~36 天，血铅浓度常代表近期的环境暴露水平；铅的骨骼生物半减期为 27 年。进入血液的铅约 96% 存在于红细胞中。成人体内的铅 94% 存在于骨骼中，当体内代谢发生改变时（如妊娠期、哺乳期或发生骨质疏松症时），骨中铅又可进入血液中。进入体内的铅主要通过粪和尿排出，其他的排出途径还有乳汁、唾液和汗液。粪便中的铅大部分为消化道未吸收的铅，少数来自胆汁。

血铅和尿铅为接触和铅负荷的主要生物监测指标。血铅的测定在所有铅接触指标中被认为是最重要的。由于尿铅浓度相对较低，在监测技术上有一定难度，且在尿中浓度变化很大，然而尿样取样方便，易被检查对象接受，故尿铅水平仍被用于了解现况暴露。当用血铅浓度估计体内铅负荷有提高时，或有铅暴露指征时，在给予配位剂乙二胺四乙酸二钠钙盐（EDTA-CaNa$_2$）进行驱铅以后，尿铅浓度被认为是测定体内铅负荷和观察驱铅效果的最好指标。

铅可影响体内许多生化过程，影响血红素（haem）合成是铅毒性的重要表现，也是铅中毒早期表现之一。血红素是合成血红蛋白的原料，血红素合成减少的直接作用是引起贫血，其间接作用是对肾脏内分泌、肝脏解毒和神经系统作用的影响。铅在血红素合成过程中的主要作用是抑制 δ- 氨基乙酰丙酸脱水酶（δ-ALAD）、粪卟啉原氧化酶（coproporphyrinogen oxidase，COPRO-O）和亚铁螯合酶（ferrochelatase，FERRO-C）。铅抑制 δ-ALAD 后，使 δ-ALAD 形成粪卟啉原（COPRO）过程受阻，使血中 δ- 氨基乙酰丙酸（ALA）增加，因而尿中 ALA 排出增加；铅抑制 COPRO-O 后，使血中 COPRO 氧化为原卟啉（protoporphyrin）过程受阻，使血、尿中粪卟啉原增加；铅抑制 FERRO-C 后，使原卟啉不能与亚铁离子结合，而阻止血红素合成，但使红细胞中游离原卟啉（free erythrocyte porphyrin，FEP）增加，FEP 增多，可与红细胞线粒体内含量丰富的锌结合，导致锌原卟啉（zinc protoporphyrin，ZPP）增加。

在以上过程中，血液中 δ-ALAD 活性水平，游离原卟啉和锌原卟啉水平，尿中 δ-ALA 和粪卟啉原排出量常作为铅的效应生物标志物。

此外，铅还抑制 25- 羟化维生素 D-1α- 羟化酶，从而影响体内钙磷的代谢。

血铅水平在 100μg/L，抑制 δ-ALAD；在 400μg/L 时，尿中 ALA 才有显著增加；在 200μg/L 以上时，即可引起儿童的贫血；在 350μg/L 以上时，即对中枢神经系统和周围神经系统及自主神经系统产生影响。表现为感觉运动时间延长，记忆力减退，注意力、语言推理、操作上的异常及频发窦性心律不齐。铅对儿童智商的影响已受到广泛的关注，有研究发现，血铅值与儿童智商值呈负相关关系。我国职业接触血铅的生物接触限值为 400μg/L。美国 ACGIH 血铅的生物接触指数为 30μg/dl。世界发达国家儿童血铅 <60μg/L 为相对安全,国际血铅诊断标准≥100μg/L 为铅中毒。

镉及其化合物主要用于电镀、工业颜料、塑料稳定剂、焊料等。从事上述职业均可接触镉及其化合物。吸入含镉金属冶炼厂的空气、食用含镉废水灌溉生产的粮食及食用或饮用镀镉器皿贮放的酸性食物或饮料等均可使镉摄入增加。吸烟是接触镉的另一来源。

镉及其化合物主要通过消化道和呼吸道进入人体。它们的吸收率与个体差异、进入途径、镉的化学形态、环境温度和镉气溶胶颗粒的大小等因素有很大关系。镉是一种有毒元素,在体内蓄积性很强,主要蓄积在肾脏和肝脏,约占总蓄积量的 50%。镉在体内的蓄积量随着年龄的增大而增加,50 岁左右时达到最高值,以后逐渐降低,50 岁左右的正常人体内含镉约为 30mg。各国正常人镉总蓄积量不完全一致,美国和欧洲基本一样均为 15mg,日本约为 40~80mg。

镉在细胞中与含羧基、氨基、巯基的蛋白分子结合,形成不溶性镉蛋白,导致酶系统失活。此外,还干扰铜、钴和锌等人体必需微量元素的代谢。镉对人体健康的影响是多方面的。早期影响肾功能和肝功能,主要表现为低分子蛋白尿及肺水肿症状。慢性镉中毒还可能引起骨质疏松或骨软化。另外,镉也能诱发前列腺癌和呼吸道癌,还有致畸作用。

进入体内的镉主要通过粪便排出,仅有一小部分经肾脏由尿排出。一般认为镉生物半减期为 10~30 年。尿镉和血镉的含量可反映人体对镉的吸收和蓄积程度,所以尿镉和血镉可作为生物监测指标。血液中的镉约 95% 在红细胞内与血红蛋白相结合,血镉主要反映近期接触情况。职业接触镉后,血镉上升较快,停止接触后,血镉迅速下降。接触 1~2 个月后,血镉浓度可反映当时的接触情况,由于镉在体内有蓄积作用,停止接触后血镉仍不会降至接触前的水平。血镉的生物半减期约为 2~3 个月。我国与美国 ACGIH 规定血镉的生物接触限值均为 5μg/L(45nmol/L)。尿镉主要反映体内镉负荷量、肾镉含量和近期接触量,当接触较高浓度镉或长时间持续接触使体内结合部位饱和时,则尿镉反映体内负荷量和近期接触量;当肾小管功能异常时,尿镉常显著增高。因此,尿镉含量既与肾皮质镉含量有关,又与长期接触镉后肾功能异常有关。尿镉不仅可用作长期接触镉的生物监测指标,也可用作慢性镉中毒的诊断指标。我国与美国 ACGIH 规定尿镉的生物接触限值均为 5μmol/mol 肌酐(5μg/g 肌酐)。

三、样品采集及保存

1. 尿样 尿样一般收集晨尿或全日尿。采尿样时要脱离现场环境,换下工作服,在洁净的房间内留尿,以防环境污染。尿样应保存在用 3% 硝酸浸泡 24 小时,然后依次用蒸馏水和高纯水冲洗干净并干燥的聚乙烯塑料瓶中,尽快测量尿比重或肌酐,然后按 1% 的比例加入硝酸,混匀,于 4℃冰箱可保存 2 周。

2. 血样 采集静脉血于有枸橼酸钠的抗凝管中。置于 4℃冰箱中可短期保存,如需长期存放,应置于 −20℃冰箱保存。

四、血和尿中铅、镉的测定

目前测定尿和血中铅、镉的方法较多,如萃取 - 火焰原子吸收光谱法、氢化物原子吸收光谱法、石墨炉原子吸收分光光度法、电感耦合等离子体原子发射光谱法(ICP-AES)及电感

耦合等离子体 - 质谱联用法（ICP-MS）等。目前最常用的方法是石墨炉原子吸收分光光度法。

1. 原理　试液注入石墨炉原子化器中进行原了化，产生的基态原子蒸气吸收出空心阴极灯辐射出的特征谱线，在一定条件下，其吸光度值与溶液中被测元素的浓度成正比，据此定量。

2. 样品处理与测定　将血样混匀，取 0.15ml 于具塞塑料离心管中，加入 0.60ml 5% 硝酸溶液，立即密闭剧烈振摇，旋涡混匀 15 秒。静置 15 分钟后离心，取 10μl 上清液进样。取 1.00ml 尿样于具塞试管中，加 1.00ml 基体改进剂和 1% 硝酸 8.00ml，混匀后测定。标准曲线法定量。

3. 仪器参考条件（表 4-2）　本法铅的检出限为 3μg/L；镉的检出限为 0.13μg/L。

表 4-2　石墨炉原子吸收分光光度法测铅、镉仪器工作条件

被测元素	铅（Pb）	镉（Cd）
测定波长（nm）	283.3	228.8
灯电流（mA）	7.5	7.5
光谱带宽（nm）	1.3	1.3
载气氩（ml/min）	200	500
干燥温度和时间	80~200℃，55s	80~160℃，55s
灰化温度和时间	600~650℃，20s	500~500℃，20s
原子化温度和时间	2600℃，5s	2000℃，5s
净化温度和时间	2800℃，3s	2500℃，3s

备注：原子化阶段关闭内气，其他阶段均开最大流量内气。

4. 注意事项

（1）基体改进剂的作用：由于尿样组分既复杂又不恒定，故常在尿液中加入基体改进剂。铅测定中选用 4% 磷酸二氢铵和 6% 抗坏血酸作为基体改进剂。因抗坏血酸容易氧化，需避光保存。镉测定中基体改进剂为 2% 磷酸氢二铵溶液（含 1% 硝酸）。也有同时测定尿铅、镉的报道，选用的改进剂为氯化钯胶体溶液。血样的基体复杂，基体干扰严重，需要较高的灰化温度才能消除。但镉的沸点较低，高灰化温度会造成镉的损失。采用氯化钯与硝酸镁作基体改进剂使灰化温度提高从而降低基体干扰。

（2）背景吸收的减免：用普通石墨管测定尿铅或血铅时，背景吸收随着使用次数的增加而升高，使用 30 次背景吸收即达 0.5A。装有塞曼效应或自吸效应背景校正器的仪器均能正确地扣除背景，但对于装有氘灯背景校正器的仪器，就有可能无法扣除背景。为了降低背景吸收，可将石墨管做涂钼处理，即在普通石墨管中，加入钼酸铵溶液，在载（氩）气流量为 100ml/min、温度为 45~70℃时干燥 50 秒、450℃灰化 20 秒、1950℃原子化 7 秒。重复操作 10 次，即成为内壁底部呈灰白色的涂钼石墨管。

五、血液中游离原卟啉的测定

铅可抑制血红素合成酶，致使红细胞中游离原卟啉增高。故 FEP 是铅接触调查和铅中毒诊断较特异的监测指标。

1. 原理 用乙酸乙酯 - 乙酸混合液破坏红细胞,使原卟啉溶出,再用盐酸溶液萃取其中的游离原卟啉,在激发光 403nm,发射光 605nm 处测定其荧光强度,根据荧光强度与标准比较定量。

2. 样品处理和测定 于 10ml 试管中,加入生理盐水 0.1ml,血液样品 20μl,乙酸 - 乙酯乙酯(1∶4,v/v)1ml,混匀后,加入 2.5% 硅藻土生理盐水悬浮液 0.15ml 和乙酸 - 乙酯乙酯3ml,振荡混匀,于 2500r/min 离心 15 分钟,将上清液移至 25ml 比色管中,加入 0.5mol/L 盐酸4ml,振荡 3 分钟,静置分层后弃去上层有机相,取下层盐酸溶液测定荧光强度,标准曲线法定量。

本法的最低检测浓度为 5μg/100ml 血;测定范围 0.001~0.1μg FEP/20μl。

3. 注意事项 所用玻璃器皿需经清洁液浸泡,不能用肥皂粉或荧光增白剂的洗衣粉清洗,使用过的比色皿或测过高浓度 FEP 样品后,均需用 0.5mol/L 盐酸洗涤至比色皿的荧光读数不高于原空白时所测得的读数。

4. 我国职业性慢性铅中毒诊断标准(GBZ 37-2002)规定,血中游离原卟啉≥2000μg/L,即可诊断为轻度铅中毒。

第三节 锰、铬、镍和铝

一、理化性质

锰(manganese,Mn)是一种脆而硬的灰白色金属,相对原子质量 54.94,密度 7.44g/cm³,熔点 1244℃,沸点 1962℃。氧化态有 +2、+3、+4、+6 和 +7 价。在自然界中以氧化物(如软锰矿 MnO_2、水锰矿 $Mn_2O_3 \cdot H_2O$)或盐类(如菱锰矿 $MnCO_3$)形式存在。锰是活泼金属,易溶于稀酸中生成 Mn^{2+} 并释放出氢气,遇水则缓慢地生成氢氧化锰同时释放出氢气。锰蒸气在空气中能被很快氧化成 Mn_3O_4(类似于 Fe_3O_4,是 MnO 和 Mn_2O_3 混合氧化物)。Mn(Ⅱ)可以与大多数阴离子生成很稳定的锰盐。在碱性溶液中,锰离子的稳定性比在酸性溶液中低得多,很容易被空气氧化,如向 Mn(Ⅱ)盐中加入强碱,可析出白色的氢氧化锰 $Mn(OH)_2$,在空气中进一步氧化形成棕色的 $MnO(OH)_2$。

铬(chromium,Cr)是质硬而脆的钢灰色光亮金属,相对原子质量 51.996,熔点 1890℃,沸点 2482℃,密度 7.2g/cm³。氧化态有 +2、+3 和 +6 价。金属铬不溶于水,能溶于盐酸、氢溴酸、氢碘酸、硫酸和草酸,但几乎不溶于硝酸。能与苛性碱和碳酸钾(钠)作用。铬在空气中不被氧化;铬(Ⅱ)极不稳定,易被氧化;铬(Ⅲ)在碱性条件下可被氧化为铬(Ⅵ),而铬(Ⅵ)离子易被还原成铬(Ⅲ)离子。铬化合物中以三价和六价最常见。铬(Ⅵ)化合物中,三氧化铬、铬酸钙、铬酸钾、铬酸钠、重铬酸钠、重铬酸钾等易溶于水。铬(Ⅲ)化合物中,三氧化二铬、氢氧化铬、硫酸铬等微溶于水。

镍(nickel,Ni)是一种银白色、坚韧并带磁性的金属,相对原子质量为 58.70,熔点1453℃,沸点 2732℃,密度 8.90g/cm³。常见氧化态为 +2、+3 和 +4 价,+3 价氧化态不稳定。金属镍在空气中稳定,不溶于水,易溶于硝酸,稍溶于盐酸和硫酸。镍的常见化合物有一氧化镍(NiO)、三氧化二镍(Ni_2O_3)、氢氧化镍[$Ni(OH)_3$]、硫酸镍($NiSO_4$)、氯化镍($NiCl_2$)、硝酸镍[$Ni(NO_3)_2$]、羰基镍[$Ni(CO)_4$]等,其氧化物和氢氧化物水溶性差,其盐可溶于水。羰基镍的毒性最大,在常温常压下为无色透明液体,有特殊湿土气味,沸点 43.3℃,室温下易挥发,难溶于水,易溶于有机溶剂,加热或遇紫外线可分解为金属镍和一氧化碳,其蒸气与空气混合后易发生爆炸。

铝(aluminum,Al)为银白色金属,是地壳中第三丰量元素,丰度达8%,相对原子质量26.98,熔点660℃,沸点2327℃,密度2.7g/cm³。自然条件下铝不以元素态存在,而与氧、硅、氟等结合成铝化合物,如铝硅酸盐(长石)($KAlSi_3O_8$)、冰晶石(Na_3AlF_6)等。金属铝是常见的活泼金属之一,暴露在水、空气或其他氧化剂中,其表面形成致密的Al_2O_3膜,使其不再进一步被腐蚀。铝为两性金属,它既能溶于大多数酸生成相应的盐,也溶于强碱生成铝酸盐。铝盐易水解,生成氢氧化铝絮状沉淀,利用这一特性,曾将铝盐用作净水剂。Al^{3+}能与OH^-、F^-等无机离子、酒石酸、柠檬酸和腐植酸等有机酸形成可溶性配合物,Al^{3+}与PO_4^{3-}结合形成难溶盐。

二、代谢和生物监测指标

锰的职业接触主要是在矿石开采、运输和冶炼过程中接触锰尘,在电焊、干电池、油漆、火柴、陶瓷、鞣皮、化肥、防腐剂、染料及纺织物漂白等工业中均能接触锰尘、锰烟及其化合物。而普通人主要通过食物、饮用水及空气接触。

锰是人体必需微量元素,有许多重要的生理功能。已知锰是某些酶的组成成分,还参与软骨和骨骼形成所需的糖蛋白的合成。但锰过量又对人体有害,引起中毒。慢性锰中毒的主要表现是神经系统方面障碍,早期以神经衰弱综合征和自主神经功能紊乱为主,继而可出现明显的锥体外神经受损症状,如四肢僵直,动作缓慢笨拙,语言障碍等。

锰及其化合物的毒性各不相同,在体内只有二价和三价锰。低价锰的毒性大于高价锰化合物,如Mn(Ⅱ)的毒性较Mn(Ⅲ)大2.5~3倍,溶解度较大的$MnCl_2$毒性大于溶解度小的MnO_2。生产中主要以锰烟和锰尘的形成经呼吸道吸收而引起中毒,锰烟的毒性大于锰尘。除有机锰可经皮肤吸收外其他锰化合物基本不经皮肤吸收。正常成人锰的需要量我国暂定为5~10mg/d。锰绝大部分经消化道由粪便排出,少量随尿排出。

正常人血清锰含量为5.4~61μg/L,尿锰的含量为0.12~20μg/L。血锰和尿锰超出正常范围时,可作为接触锰和诊断的参考指标,也可作为驱锰效果的观察指标。发锰能反映机体内锰的蓄积情况,其含量对诊断有一定的参考价值,正常人发锰含量为1.68~9.8μg/g。

铬及其化合物可通过呼吸道、消化道、皮肤和黏膜进入机体,吸收量与铬的价态及溶解度有关。一般来讲,化合物的微粒越小、水溶性越大,吸收越多。从呼吸道吸入的可溶性铬(Ⅵ)化合物易被吸收,而不溶性的铬(Ⅲ)化合物大多沉积于肺组织中。水溶性铬(Ⅵ)化合物在胃肠道的吸收率约为10%,而铬(Ⅲ)仅为0.2%~0.4%。铬(Ⅵ)化合物还可经皮肤吸收。吸收入血的铬(Ⅲ)主要与输铁球蛋白、白蛋白和球蛋白结合。吸收入血的铬(Ⅵ)大部分被迅速输送至全身各组织,小部分可很快进入红细胞内被酶还原成铬(Ⅲ)。体内的铬主要蓄积在肝、肾、骨、脾和肺中。吸收的铬主要经肾脏由尿排出。

铬是人体必需的微量元素,参与糖、脂肪及蛋白质的代谢。铬(Ⅲ)通过与烟酸、甘氨酸和谷氨酸等结合形成葡萄糖耐量因子,有治疗糖尿病的作用;铬能增加胆固醇的分解和排泄,减缓动脉硬化;铬对血红蛋白的合成及造血过程有良好的促进作用。缺铬会引起糖尿病、心血管疾病及影响婴幼儿生长发育。正常成人每日需铬约75μg。当铬过多地进入机体时,对人体健康会造成危害。各种铬化合物的毒性强弱不同。金属铬和铬(Ⅱ)化合物的毒性很小或无毒。铬(Ⅲ)化合物不易在胃肠道内吸收,毒性不大。铬(Ⅵ)的毒性最强,低浓度具有致敏作用,高浓度时具有刺激和腐蚀作用。铬中毒可导致过敏性哮喘、腐蚀性胃肠炎、肾损伤、皮肤溃疡、鼻中隔穿孔和肺癌等。

尿铬和血铬可作为反映近期接触铬的生物监测指标。另外,红细胞中铬含量还可作为近期铬(Ⅵ)接触量的指标。我国职业接触尿总铬的生物接触限值为 65μmol/mol 肌酐(30μg/g 肌酐)。ACGIH 规定的生物接触指数为尿中总铬为 25μg/L(工作周末的班末)和 10μg/L(班中)。

镍及其化合物主要通过呼吸道、消化道进入机体,吸收比较缓慢。吸收的镍主要分布于肺、脑、肝和肾等软组织中,而后则逐渐集中于肾和肺。由呼吸道进入的镍 90% 经粪便排出,其余 10% 由尿排出。吸入的可溶性镍化合物 60% 经尿排出。羰基镍可经各种途径进入体内,但呼吸道吸入最为常见。吸入的羰基镍多以原形呼出,镍(Ⅱ)则分布到各软组织,并很快经尿、粪排出。

镍是人体必需微量元素之一,对体内的某些酶有激活作用及刺激造血机能和促进红细胞再生的作用,还可能是胰岛素分子中的辅酶成分。缺镍可引起糖尿病、贫血和肝硬化等。成人每日需要 300~600μg。过量镍进入人体,能抑制体内某些酶的活性而产生中毒作用,可引起迟发性变态反应、过敏性皮炎、白血病、肺癌、鼻咽癌和鼻窦癌等。

接触镍的生物监测指标有尿镍和血镍,以尿镍最为常用。一般认为,健康人尿镍为 0.06~8μg/L,平均为 4.5μg/L,血清镍平均值为 25.5μg/L;中轻度中毒者不超过 25.6μg/L;严重中毒者尿镍高于 511μg/L。人发中镍参考值范围为 0.002~4.05μg/g。

铝与人们的日常生活密切相关,普通人可通过食物、铝制炊具及容器的使用、饮用水、大气和医疗用药(抗酸药)接触铝,其中通过食物、饮用水及饮料摄入的铝约为 2.5~13mg,而抗酸药物每片中的铝含量则可高达 250mg。

铝对人体健康有重要影响,铝可在人体脑组织及神经细胞内蓄积,损害人的记忆,导致人的思维迟钝。发现在神经纤维性病变、老年性痴呆等脑退行性疾病和进行血液透析的患者中,脑组织内的铝含量高于正常人。铝在阿尔茨海默病、透析性脑病和帕金森综合征等一类神经退行性疾病中所起的毒性作用已得到许多学者的肯定。高铝的摄入还会干扰人体对磷的吸收及破坏钙磷平衡,导致骨质软化、骨营养不良等骨科疾病和造血系统疾病。吸入铝的粉尘和烟能引起铝尘肺。WHO 及世界粮农组织(FAO)已于 1989 年将铝确定为食品污染物加以管理,提出人体铝的暂定摄入限量为 7mg/kg 体重。

各种来源的铝存在形态不同,人体对各形态铝的利用率不同。虽然铝无处不在,但由于天然铝化合物难溶于水,人体对铝的利用率并不高。人体对铝的吸收主要经肠胃道,其吸收率与铝的形态、胃液 pH 值、铝配合剂的摄入、甲状旁腺激素及维生素 D 水平等因素有关。如胃液酸度低时,游离态 Al^{3+} 量显著增加,柠檬酸与 Al^{3+} 形成水溶性配合物,促进其吸收,而 F^- 与 Al^{3+} 形成的稳定配合物却降低了铝的吸收。铝的排泄主要是通过肾,60% 的铝经尿排出,40% 随粪便排出。有研究表明,血清铝正常值为 7.3μg/L ± 3.8μg/L,当头发中的铝含量高于 60μg/g 时表示机体铝显著升高。

三、样品采集及保存

采集静脉血于枸橼酸钠抗凝的抗凝管中。对于接触可溶性镍盐的工人,应采集班后血,此时代表一个工作日的接触情况。采晨尿测定,若采班前或班后尿时,工人要脱离现场,换下工作服,洗净手,然后再排尿,以防止外来污染。采集尿液于聚乙烯塑料瓶,按 9∶1 的比例加入硝酸,密封保存,4℃可保存 1 周以上。发样采集参考本章第一节。

四、血、尿及发中锰、铬、镍、铝的测定

测定锰的方法很多,火焰原子吸收光谱法是最简单和广泛使用的方法,石墨炉原子吸收光谱法用于低含量锰的测定,ICP-AES 在进行多元素测定时也包括了锰的测定。在生物材料锰的检验中,高锰酸钾分光光度法和甲醛肟分光光度法也有应用。

铬和镍的测定方法主要有分光光度法和石墨炉原子吸收分光光度法。

许多元素的生物活性或者毒性很大程度上取决于其不同的化学形态,如低价锰的毒性大于高价锰化合物;各种铬化合物的毒性强弱不同,铬(Ⅵ)的毒性最强。因此,检测元素的不同形态化合物对于考察元素在环境和生物体中的化学行为具有重要意义,形态分析也成为当前化学分析的热点。由于高效液相色谱法(HPLC)出色的分离能力和 ICP-MS 的高灵敏度,HPLC-ICP-MS 联用已成为目前金属形态分析技术中最有潜力的技术之一。

对于生物材料中铝的测定,因铝在空气 - 乙炔火焰中形成高温氧化物,使火焰原子吸收法测定的灵敏度较低,常不能满足生物样品中微量铝的测定,应用较多的是石墨炉原子吸收分光光度法和 ICP-AES。随着联用技术的发展,在线微柱分离富集 ICP-AES、ICP-MS 等在生物材料痕量铝的分析中得到进一步推广应用。

(一)石墨炉原子吸收分光光度法测定血和尿中锰、铬、镍

1. 原理　同本章铅镉的测定。

2. 样品处理与测定　吸取经解冻和充分振荡混匀的血样 1.00ml,加 9.00ml 水,混匀后测定。而尿样解冻振荡混匀后直接测定。标准曲线法定量。

3. 仪器参考条件(表 4-3)

表 4-3　石墨炉原子吸收分光光度法测定锰、铬、镍、铝的仪器参考条件

元素	锰(Mn)	铬(Cr)	镍(Ni)	铝(Al)
测定波长(nm)	279.6	357.9	232.0	309.3
灯电流(mA)	5	10	7	10
光谱带宽(nm)	0.2	0.7	0.3	0.2
载气氩(ml/min)	200	250	1000	1000
干燥温度和时间	70℃,35s, 120℃,5s	110℃,30s 130℃,30s	100℃,30s 150℃,20s	100℃,60s
灰化温度和时间	800℃,30s	1400℃,25s	900℃,20s	1500℃,30s
原子化温度和时间	2400℃,5s	2350℃,5s	2400℃,3s	2500℃,6s
净化温度和时间	2600℃,4s	2450℃,4s	2800℃,1s	2700℃,4s

备注:原子化阶段关闭内气,其他阶段均开最大流量内气。

本法锰最低检测浓度 0.2μg/L;铬最低检测浓度 0.54μg/;镍最低检测浓度 1.42μg/L;铝最低检测浓度 3.0μg/L。

4. 注意事项

(1)尿样应加酸保存,否则易产生氨而变成碱性,使其中锰与尿中盐类产生共沉淀,致

测定结果产生误差。

（2）用硝酸酸化尿样可提高稳定性,改进基体,防止氯化铬(沸点低)挥发损失。市售的硝酸常含铬,使用前应按样品测定条件检查,必要时蒸馏后使用。

（3）尿铬的挥发温度略高于基体的灰化温度,因此在选择灰化温度时,应控制到基体基本除掉,而铬无明显损失的程度。

（4）测锰时,血样应用硝酸 - 氯化钯、尿样应用钯 - 抗坏血酸作为基体改进剂,可有效减轻基体的影响。

（二）电感耦合等离子体原子发射光谱法同时测定发锰、铬、镍

1. 原理　利用电感耦合等离子体作激发光源,试样由进样器引入雾化器并被氩载气带入焰矩中,试样中组分被原子化、电离、激发,以光的形式发射出能量。不同元素的原子在激发或电离时,发射不同波长的特征光谱,故根据特征光的波长可进行定性分析;元素的含量不同时,发射特征光的强弱也不同,据此可进行定量分析。

2. 样品处理和测定　称取 1g 发样于聚四氟乙烯罐中,加 5ml 硝酸,微波消解后测定。以钇为内标校正基体效应。

3. 仪器参考条件　RF 高频发生器,频率 27.12MHz,工作功率 1.2kW,氩气流量为:冷却气 10.5L/min,辅助气 1.2L/min,载气 1.0L/min;同轴气动玻璃雾化器,提升量 2.4ml/min;观察高度工作线圈上方 15mm;积分时间 20 秒。

本法锰的检出限为 0.06ng/ml;铬的检出限为 0.3ng/ml;镍的检出限为 0.4ng/ml。

4. 注意事项

（1）当标准溶液和试样溶液中酸度与基质不同时,应采用内标法(以钇为内标物较好,因在一般试样中不存在钇)或标准加入法测定。

（2）在进行单元素分析时,可以调整观测的最佳位置以获得最大的灵敏度,避免背景干扰,更适合复杂基体的样品分析,延长矩管寿命;当同时分析多元素时只能取一个固定的最佳测定高度,此位置由操作者根据实际需要调整。

（3）本条件下,可同时检测发中锌、镁、钙、铜、铅、铬、钴等元素。

（三）二苯碳酰二肼分光光度法测定尿中铬

1. 原理　样品经硫酸 - 高氯酸消化,在酸性条件下,用高锰酸钾将三价铬氧化为六价铬,六价铬与二苯碳酰二肼生成紫红色配合物,于波长 540nm 处测定。标准曲线法定量。

本法检出限为 8μg/L,测定范围为 8~200μg/L。

2. 样品处理与测定　取 50ml 尿样置于锥形瓶中,加 5ml 浓硫酸,于加热板上加热消化至刚炭化,冷却,加 2ml 浓高氯酸,继续消化至液体剩余 2ml 左右。冷却后,加 30ml 水及 1 滴甲基橙,用氨水调至黄色,再用 30% 硫酸调至刚变红色。加 0.15ml 浓磷酸及适量高锰酸钾,于电炉上煮沸 10 分钟(溶液应保持淡紫色,否则补加高锰酸钾),趁沸滴加叠氮化钠溶液至溶液无色透明,再煮沸 2 分钟。冷却后移入 50ml 比色管中,加水至刻度,摇匀。加入 0.4g/L 二苯碳酰二肼溶液 1.00ml,20 分钟后测定吸光度值。

3. 仪器操作条件　波长 540nm,1~3cm 比色皿。

4. 注意事项　六价铬与二苯碳酰二肼显色时,硫酸浓度应控制在 0.05~0.30mol/L,配合物颜色在 90 分钟内保持稳定。

（郭会彩）

第四节　汞、硒和砷

一、理化性质

汞（mercury, Hg）为银白色液态过渡金属，俗称水银，相对原子质量 200.59，氧化态为 +1 和 +2 价。熔点 −38.87℃，沸点 356.58℃，密度 13.55g/cm³，黏度小，流动性大，常温下可挥发，汞蒸气易被衣物或墙壁吸附，常成为汞作业场所污染车间空气的二次毒源。单质汞不溶于水、盐酸、稀硫酸、碱和有机溶剂，易溶于热浓硝酸、热浓硫酸和类脂质。除铁和铂外，许多金属粉末能溶于汞形成汞齐。汞在空气中不易被氧化，加热至沸时才与氧缓慢作用生成氧化汞。汞具有强烈的亲硫性，很容易与硫单质化合生成稳定化合物，实验室通常用硫黄处理散落的汞滴。

汞的无机化合物很多，亚汞化合物大多微溶或难溶于水，只有硝酸亚汞、氯酸亚汞、乙酸亚汞能溶于水。常见的亚汞化合物有氯化亚汞（mercurous chloride），也称甘汞，有毒，在日光下渐渐分解成氯化汞和汞。氯化亚汞溶于王水和硝酸汞溶液，微溶于稀硝酸和盐酸，不溶于水和有机溶剂，盐酸、碱类、碱土金属的氯化物能增加其在水中的溶解度。二价汞化合物中，最常见的是氯化汞（mercury chloride），俗称升汞，有剧毒，能溶于水、醇、醚和乙酸。另外，氟化汞、溴化汞、硝酸汞、硫酸汞、高氯酸汞、氰化汞和乙酸汞等能溶于水，碘化汞、氧化汞、硫化汞和硫氰酸汞不溶于水。这些化合物在体内很快解离出二价汞离子，二价汞离子能与许多无机离子反应生成沉淀和配合物，可用于汞的鉴别、定量分析和分离制备。

有机汞化合物具有亲脂性，对热、水和氧较稳定，可与卤素、金属、还原剂、酸和碱等反应生成不同化合物，其中甲基汞（methyl mercury）在自然界分布甚广，是人体内有机汞存在的主要形式之一。

硒（selenium, Se）为深灰色有光泽或暗红色的固体类金属，相对原子质量 78.96，氧化态为 +2、+4 和 +6 价，熔点 217℃，沸点 685℃。单质硒有多种同素异形体，以灰色六方晶体最为稳定，密度 4.81g/cm³。硒不溶于水，不与非氧化性酸如盐酸和稀硫酸作用，能溶于浓硫酸、硝酸和强碱中。常温下氧对硒不起作用，在空气中加热燃烧生成二氧化硒，二氧化硒溶于水生成亚硒酸。亚硒酸的酸性比亚硫酸弱，具有还原性，可被氧化成硒酸，硒酸是一种氧化性的强酸，呈黏稠状，对水有很强的亲和力，能使有机物发生碳化。硒还可与氢、卤素和金属直接作用生成硒化物。硒与氧化态为 +1 价的金属可生成两种硒化物，即正硒化物（M_2Se）和酸式硒化物（MHSe）。碱金属和碱土金属的正硒化物水溶液会使元素硒溶解，生成多硒化合物（M_2Se_n），此特性与硫能形成多硫化物相似。

硒在自然界中以无机硒和有机硒两种方式存在，常见的无机硒有亚硒酸钠和硒酸钠。有机硒常以甲硒胺酸（硒蛋氨酸）和硒半胱氨酸的形式存在，是硒通过生物转化与氨基酸结合而成。

砷（arsenic, As）为有毒的两性类金属，相对原子质量 74.9，氧化态为 +3 和 +5 价，熔点 817℃，加热到 613℃，可不经液态，直接升华为蒸气，砷蒸气具有一股难闻的大蒜臭味。砷单质有黄、灰和黑褐三种同素异形体，其中灰色晶体最为常见，密度 5.73g/cm³，脆而硬，具有金属光泽，故也被称为金属砷。砷不溶于水，溶于硝酸和王水生成砷酸，也能溶解于强碱生成砷酸盐，盐酸对砷的作用很弱。砷单质很活泼，易与氟和氧化合，在加热时亦与大多数金属和非金属发生反应。

砷化合物有无机和有机两种形式,无机砷化合物主要有砷的氢化物(AsH_3)、硫化物(As_2S_2、As_2S_3)、氧化物(As_2O_3、As_2O_5)、砷酸、亚砷酸、砷酸铅、砷酸钙和亚砷酸钠等。有机砷化合物主要有一甲基胂、二甲基胂、三甲基胂、甲基胂酸和二甲基次胂酸等。

二、代谢和生物监测指标

汞是一种常见的有毒重金属元素,广泛存在于水体、土壤、大气和生物圈中并迁移和转化,其踪迹遍布地球各个角落。汞循环是重金属在生态系统中循环的典型,水体中的汞通过食物链富集于水生生物中,受汞污染的水中的鱼体内甲基汞浓度可比水中高上万倍。日常生活中体温计、水银柱式血压计、补牙材料含有金属汞;工业原料、药物及污染的水体中含有无机汞;含汞有机化合物,如有机汞农药和甲基汞是有机汞的主要来源。

各种形态的汞均有毒性,很容易被皮肤、呼吸道和消化道吸收。金属汞主要以蒸气形式通过呼吸道吸收,由于其具有高蒸气压、高脂溶性及对巯基的高结合力,可被血液迅速吸收,吸收率达 70%~100%,在体内很快被氧化为二价汞离子。无机汞和有机汞化合物主要通过消化道吸收,无机汞的吸收率约为 7%;有机汞的吸收率达 90% 以上,毒性比金属汞更大。甲基汞还可通过血-脑屏障和血-胎盘屏障进入脑和胎儿体内,影响生长发育。另外,无机汞和有机汞经呼吸道和皮肤也有少量吸收,已知最危险的有机汞是二甲基汞$[(CH_3)_2Hg]$。

汞及其化合物进入机体后,最初分布于红细胞及血浆中,以后到达全身很多组织,主要蓄积在肾脏,其次是肝、肾和脑等组织。被吸收的汞在细胞内氧化成二价汞离子,二价汞离子可与生物体内巯基、羟基、氨基、羰基和羧基等结合,从而破坏细胞内的酶系统和蛋白质的巯基,引起急性中毒和慢性中毒,主要损害神经系统和肾脏。职业性慢性汞中毒临床主要表现为口腔炎、易兴奋性和震颤。体内的金属汞和无机汞主要由尿和粪便排出,有机汞约 90% 通过肠道由粪便排出,经尿排出量不足 10%。汞在体内的生物半减期一般为 2~3 个月。

接触金属汞和无机汞化合物的生物监测指标主要有尿汞和血汞,其中尿汞可作为评价近期金属汞蒸气和无机汞化合物接触量的指标。接触有机汞的生物监测指标主要有血汞和发汞,其中血汞为接触有机汞(尤其是甲基汞)的首选生物监测指标。由于接触汞蒸气、无机汞和甲基汞后,全血、红细胞和血浆中汞的分布比例不同,因此,可对血样分别测定来了解汞的接触情况。发汞半减期长,能长时间稳定存在,能较确切地反映体内汞的蓄积情况,可以评价过去不同时间段的汞接触水平,也是反映甲基汞接触的良好指标。

研究表明,一般正常人全血汞低于 7.8μg/L,血浆汞低于 6.5μg/L。美国全国健康和营养调查(NHANES)中报告的 2003~2004 年一般人群血汞浓度为 3.97×10^{-8}mol/L;我国正常人尿汞含量 ≤24μg/L,尿汞的生物接触限值为 20μmol/mol 肌酐(35μg/g 肌酐);WHO 推荐的职业性接触汞工人的尿汞生物限值为 28μmol/mol 肌酐(50μg/g 肌酐)。一般正常人发汞参考值范围为 0.3~12.2μg/g。

硒的职业接触主要来源于工业领域,如光敏材料制作、电子工业、冶金行业、石油工业、橡胶业、化工业和染料业等。此外,日常饮食是人体内硒的主要来源之一,一般蛋白质高的食品含硒量较高。动物脏器和海产品中含硒量较高,鱼、蛋、肉、全谷类和奶制品次之,蔬菜和水果中含硒量较低,但不同产区差异也较大。通过饮水摄硒量十分有限。

硒主要经消化道、呼吸道及皮肤进入体内,十二指肠和小肠是硒的主要吸收部位。吸收后可以硒蛋氨酸、硒代胱氨酸形式贮存于组织中,主要富集在肾脏、肝脏、心脏、胰腺和肌肉组织中。有机硒和无机硒均有较高的吸收率,达 80% 以上,维生素 A、C、E 会增加硒的吸收,而重金属和植酸会抑制硒的吸收。甲硒胺酸的吸收率比硒胺酸高,硒酸盐的吸收又比亚硒酸盐好,在进入组织前,大部分由尿排出,主要形式是三甲基硒[$(CH_3)_3Se$]$^+$,由粪便排出较少,呼吸道吸入过多时可由呼吸道直接排出,主要形式是挥发性的二甲基硒化物 $(CH_3)_2Se$。

硒是人体必需的微量元素,其主要生化功能是作为各种硒蛋白的组成成分,进而影响其酵素活性或功能。硒是谷胱甘肽过氧化酶的活性中心,和维生素 E 一起能阻断自由基的连锁反应。硒具有抗氧化、抗衰老、抗肿瘤和增强机体免疫力的作用,缺硒会造成克山病和溪山症的发生,另外有研究表明:硒缺乏与甲状腺肿、呆小症和习惯性流产有关。

过量摄入硒也可导致中毒,单质硒和大部分的金属硒化物毒性较小,硒酸盐和亚硒酸盐的毒性较大,硒化氢的毒性最大。有机态硒化物如甲硒胺酸和硒胺酸与含硫氨基酸相似,因此毒性较无机硒低,但其吸收率高,虽不致造成急性毒害,但长期大量摄取,会产生与无机硒相似的中毒症状,主要表现为毛发异样、指甲脱落和脚趾甲异样等现象,也会干扰硫的正常代谢以及抑制蛋白质合成,服用含硒量高的药物会造成急性硒中毒,严重过量会导致肝硬化、肺水肿。

尿硒和血硒是衡量体内硒的吸收、代谢和蓄积水平的主要指标。国内报道血硒的正常参考值为 0.055~0.23mg/L,尿硒为 2~16µg/L。发硒参考值范围为 0.002~6.6µg/g。

职业性接触砷常见于金属冶炼、玻璃、陶瓷、制笔、印染及制药工业等。开采雄黄、雌黄等含砷矿石时,砷蒸气逸散到空气中,并可迅速氧化成三氧化二砷。处理冶炼炉的矿渣、烟道灰等均可接触三氧化二砷粉尘。砷的化合物还用于制造农药、杀虫剂、除草剂、染料和医药等;还可作为煤气促媒剂、脱硫剂,木材和皮革防腐剂、玻璃脱色剂和金属焊接剂等。另外,工矿企业的"三废"常含有砷,可污染大气、水体、土壤和植物等环境,水生生物对砷的富集能力很强,所有砷污染可经生态循环通过饮食进入人体。

砷可经呼吸道、皮肤或消化道进入体内。砷的吸收与砷化物的溶解度有关,无机砷酸盐和亚砷酸盐水溶液中的砷有 90% 以上可被吸收;有机砷主要通过消化道吸收,常见的胂甜菜碱较胂胆碱吸收率大。

人体内的砷化物 90% 以上在红细胞内,与珠蛋白迅速结合并随血液循环分布到身体各组织和器官,贮存于肝、肾、脾和骨骼等处,尤其是毛发、指甲和骨骼中的砷可形成牢固的贮存库。体内吸收的砷主要从尿中排出,其次可随粪便、汗液、乳汁和呼出气排出,少量通过角质排出,如头发、指甲及表皮细胞。

砷是亲硫元素,无机砷,特别是三价砷容易被细胞吸收和蓄积,极易与巯基(—SH)结合,从而引起含巯基的酶、辅酶和蛋白质生物活性及功能改变,这是砷中毒的重要毒性机制。有机砷化合物中的砷与碳原子结合为 As—C 键,屏蔽了砷与巯基的结合,因此有机砷毒性相对较小。

砷进入人体后随血液循环参与生命活动,通过对代谢酶、脂质过氧化、基因损伤和基因表达等方面的影响发挥毒性作用,具有心血管毒性、神经毒性、肝脏毒性、肾脏毒性、胚胎发育与生殖毒性、免疫毒性、遗传毒性和致癌性等,此外还有皮肤毒性,急性中毒以皮炎为主,慢性中毒特征为皮肤过度角质化、色素沉着,甚至发生皮肤癌。

砷在血液中的半减期十分短,大部分砷能在数小时内从血液中被消除。因此,血砷一般用来衡量近期的高剂量砷暴露水平。与血砷相比,尿砷具有更长的半减期,约为 4 天左右,因此尿砷是目前评价砷接触的主要标志物。头发和指甲中角质蛋白的巯基可以和砷化合物结合,常用于评价过去砷的接触程度。

正常人尿、毛发、指甲和血液中的含砷量,随地区而不同,并受各种因素(个体、饮食和测定方法等)影响。我国尚未制定砷的生物接触限值,据相关研究报告,我国正常人群尿总砷均值为 130μg/L,正常人尿砷参考值范围为 2.3~110μg/L;全血砷低于 1.7μg/L,血浆砷低于 2.4μg/L;发砷参考值范围为 0.03~25μg/g。美国 ACGIH 推荐的尿总砷生物接触指数为 50μg/L;法国制定了周末尿中无机砷的指导限值为 50μg/L;德国建议尿砷的生物限值为 51μg/L;日本规定无职业接触人群尿总砷限值为 22.7μg/L。

三、样品采集及保存

(一)尿样

收集尿样于经酸浸泡过的洁净、干燥的聚乙烯塑料瓶中,及时测定比重或肌酐。

分析尿汞时,需采集接触 6 个月后工作班前尿样,并加入一定量氢氧化钠或少量盐酸,防止容器对汞的吸附,但不能加入防腐剂,避免生成沉淀使汞损失。

由于硒的生物半减期较长(2 周左右),一般收集 12 小时或 24 小时尿样用于尿硒分析,如需保存尿样,需在尿样中加适量浓硝酸(按体积终浓度为 1% 控制)或少许苯甲酸钠。

接触砷后尿中无机砷的生物半减期短,测定尿砷时,一般采集工作周末班末尿,尿样中不加防腐剂。

采样时应避免污染,因此采样必须在工作场所之外。尿样于 4℃冰箱可保存 1~2 周,于 –20℃低温冰箱可保存数周。

(二)血样

一般于早晨空腹采集静脉血,置于事先加入肝素(终浓度约为 150μg/ml)的具塞试管中,混匀,冰瓶运输。如要分别测定血清或血浆中元素含量,血样须在数小时内进行分离,以防溶血。分析血汞时,采血前工人须更换工作服,并淋浴,以防污染。职业性接触汞工人的血样在工作周末的班末采集。采用灵敏度高的测定方法时,可采集耳垂或手指血(去掉第一滴)适量于盛有 0.1% Triton-X-100 溶液的具塞离心管中,混匀,加少量 1% 硝酸,混匀备用。血样在 4℃冰箱可保存 1 周,在 –20℃低温冰箱可保存数月。

(三)发样

先用止血钳夹住一束头发,然后用手术剪取枕部距发根 2~3cm 处的头发,并用棉线将剪下的头发扎紧,以保证每根头发原来的排列,最后装入洁净的塑料袋或纸袋中,可长期保存。

四、尿、血和发中汞、硒、砷的测定

尿、血和发中总汞的测定方法有氯化亚锡还原 - 冷原子吸收光谱法、流动注射 - 冷原子吸收光谱法、氢化物发生 - 原子荧光光度法、二硫腙萃取 - 分光光度法等;甲基汞的测定方法有气相色谱法和酸提取巯基棉 - 冷原子吸收法等;有机汞和无机汞分别测定的方法有高效液相色谱 - 电感耦合等离子体质谱法(HPLC-ICP-MS)和选择性还原 - 冷原子吸收光谱法等。硒的测定方法有荧光分光光度法、氢化物发生 - 原子吸收光谱法、原子荧光光度法等。砷的测定方法有二乙基二硫代氨基甲酸银(DDC-Ag)光度法、氢化物发生 - 原子荧光光度法等。此外,中子活化法、X 射线荧光光谱法等、化学发光分析法、电感耦合等离子体质谱法(ICP-MS)和电感耦合等离子体原子发射光谱法(ICP-AES)等也有应用。

氢化物发生 - 原子荧光光度法具有灵敏度高、检出限低、准确度高、谱线简单、选择性好、

线性范围宽、可实现多元素同时分析以及自动化程度高等优点,在汞、硒和砷的检测中得到广泛应用。氯化亚锡还原-冷原子吸收光谱法是分析汞的专门方法,具有干扰较少、操作简便等优点,且控制不同条件可分别测定生物样品中的总汞、无机汞和有机汞;氢化物发生-原子吸收光谱法具有基体干扰和化学干扰较小、灵敏度较高的优点,仍然是目前测定生物材料中硒的较好方法。

(一)氢化物发生-原子荧光光度法测定尿、血、发中汞、硒和砷

1. 原理 尿、血或发样经酸加热消解处理后,各种形式的汞转化为二价汞,硒转变为四价硒,砷转变为三价砷,在酸性条件下,汞、硒和砷离子被硼氢化钠/钾分别还原成基态汞原子蒸气、硒化氢(H_2Se)和砷化氢(H_3As),由载气(氩气)带入电加热石英原子化器中分解为基态原子,在相应的高性能空心阴极灯发射谱线照射下,基态原子被激发至激发态,返回基态时发出原子荧光。在一定条件下,其荧光强度与溶液中汞、硒或砷的含量成正比,标准曲线法定量。

本法汞的检出限为 $0.01\mu g/L$;硒的检出限为 $0.03\mu g/L$;砷的检出限为 $0.04\mu g/L$。

2. 样品处理和测定

(1)湿法消化法:吸取 10.0ml 尿样或 5.00ml 血样于 50ml 锥形瓶中,加入 5ml 硝酸-高氯酸混合酸(4∶1,v/v),于电热板上低温消化(微沸)1 小时,然后升高温度继续消化,待出现大量高氯酸白色烟雾,至溶液呈无色透明约 0.5ml,否则再补加少许混合酸,继续消化。取下锥形瓶,冷至室温。如分析硒,此时加入 6mol/L 盐酸 5ml,于 125℃以下继续消化至剩余约 0.5ml,以将六价硒还原为四价硒。用 5% 盐酸洗涤、转移至 25ml 比色管并定容。如分析砷,需在比色管中分别加 5% 硫脲和 5% 抗坏血酸各 5ml,将五价砷转变为三价砷,摇匀后测定。

如分析发样,将收集保存的发样置于 5% 的中性洗涤剂水溶液中浸洗 30 分钟左右,再用自来水清洗至无泡沫,然后用高纯水再冲洗多次,晾干后置于 70℃干燥箱中干燥 30 分钟,取出剪成 0.5cm 左右的发段,准确称取 0.2~1g 发样于 50ml 锥形瓶中,后续步骤同上述尿(血)样处理和测定。

(2)微波消解法:吸取 5.00ml 尿样或 2.00ml 血样或 0.2~0.5g 清洗、干燥后的发样于聚四氟乙烯消解罐中,加入 4ml 硝酸混匀,静止 15 分钟,待反应缓和后,再加入 2ml H_2O_2,盖上内盖,放置 3~5 分钟,旋紧外套,置微波消解仪中按操作规程消解 15 分钟。消解完成后,室温下自然冷却,卸压,取出消解罐,置于控温电热预消解器中,于 125℃以下在通风橱中加热驱酸至近干(不可蒸干),冷却至室温。后续步骤同湿法消化法。

3. 仪器参考条件 汞空心阴极灯电流:30mA;硒、砷空心阴极灯电流:50mA;原子化器温度 200℃(冷原子化法分析汞时为 80℃);负高压:240V;载气流量:300~500ml/min;屏蔽气流量 500~1000ml/min;还原剂:1%~2% KBH_4 或 $NaBH_4$(内含 0.5%KOH 或 NaOH);载流:2%~5%HCl。

4. 注意事项

(1)样品消解过程中,起始阶段避免瞬间升温过高,以防炭化,因为碳可能会将待测元素还原为元素态而造成损失。

(2)硼氢化钠(硼氢化钾)溶液临用现配,保持一定的碱度(一般氢氧化钠浓度为 5g/L),以保证溶液的稳定性。

(3)载液(盐酸溶液)和硼氢化钾的浓度对氢化物生成反应影响较大,因此测不同元素时一定要严格控制其浓度。

（4）测定汞时，其标准溶液的最高浓度尽量控制在 10ng/ml 以下，否则会污染管路，造成背景值较大，灵敏度降低；测定砷时，必须在样品溶液中加入硫脲，保证待测砷为三价状态，否则会影响砷化氢的生成，降低准确度。

（5）干扰物质：Se 和 Te 严重干扰 Hg 的检测，Cu 和 Bi 会干扰 Se 的检测，Cu、Co 和 Ni 等会干扰 As 的测定；此外，Au、Ag 和 Pd 等元素也可对 Hg 和 Se 的测定产生一些干扰。这些元素的干扰可通过加入硫脲作为掩蔽剂而消除，降低硼氢化钠或硼氢化钾的浓度或加入铁盐也可减少上述元素的干扰。其他可形成氢化物的元素在其浓度不高于 10μg/ml 的情况下不会对 Hg、Se 及 As 的检测带来影响。

（二）氯化亚锡还原 - 冷原子吸收光谱法测定尿中汞

1. 原理　用硫酸、高锰酸钾于 50℃ 条件下消化尿样，使结合态汞转变为汞离子。用氯化亚锡将汞离子还原成元素态汞蒸气，用测汞仪测定其对 253.7nm 特征谱线的吸光度，标准曲线法定量。此为酸性氯化亚锡还原法。也可在强碱性（pH14）和有镉离子存在条件下，用高浓度氯化亚锡将尿中有机和无机汞还原成元素汞蒸气后测定尿中总汞。此法为碱性氯化亚锡还原法。在不加镉离子和低浓度氯化亚锡条件下，只有无机汞被还原为元素态汞，从而测定无机汞的含量。总汞与无机汞含量之差为有机汞含量。

酸性氯化亚锡还原法检出限为 0.8μg/L。碱性氯化亚锡还原法的检出限为：0.5μg/L（总汞）、0.3μg/L（无机汞）和 0.2μg/L（有机汞）。

2. 仪器参考条件　检查测汞仪与汞发生瓶衔接部位是否漏气，按说明书的要求调整好测汞仪。

3. 样品处理和测定

（1）酸性氯化亚锡还原法：取混匀的尿样 2.50ml 于汞蒸气发生瓶中，加入 2ml 高锰酸钾和 1ml 硫酸溶液，混匀后放置 5 分钟，置于 45~50℃ 水浴或恒温箱中保温 2 小时。取出，振摇下滴加盐酸羟胺至褪色，敞口放置 20 分钟。将各管依次连接到测汞仪上，于其中迅速加入 1ml 200g/L 酸性氯化亚锡溶液，立即盖紧发生瓶，连通载气，读取最大吸光度值。

（2）碱性氯化亚锡还原：取一定量混匀尿样于汞发生瓶中，加入适量氢氧化钠、水和 DL-半胱氨酸，混匀。然后加少量磷酸三丁酯，迅速加入适量氯化亚锡 - 硫酸镉试剂（总汞测定）或低浓度氯化亚锡溶液（无机汞的测定），立即盖紧发生瓶，连通载气，读取最大吸光度值。

4. 注意事项

（1）玻璃器皿对汞有较强的吸附作用，应提前用 15% 硝酸浸泡，现用现洗。

（2）苯、丙酮等有机溶剂对 253.7nm 紫外光有吸收，注意净化管路，消除干扰。

（3）温度对冷原子吸收测汞有显著影响，被测溶液的温度由 15℃ 升高至 40℃ 时，测定结果增加一倍，所以，标准和样品的测定温度必须一致。

（4）酸性氯化亚锡还原法中，收集尿样前 3 天，受检者不得服用维生素 C，否则对测定结果有负干扰；含糖尿样会迅速耗尽高锰酸钾，需补加以维持氧化状态，或取较少量尿样进行测定；处理样品时，先加高锰酸钾，后加硫酸，防汞挥发损失；碘化物对测定有严重影响，能使汞峰下降甚至消失，故在职业中毒检验中，如发现体检者有明显体征而尿汞又不高时，应了解是否服用过含碘药物，或食用过含碘高的食物如海带、紫菜等海产品。

（5）碱性氯化亚锡还原法中，尿样不经消化，直接用碱性氯化亚锡还原，且氯化亚锡与过量碱生成的亚锡酸钠是更强的还原剂；镉离子主要作为还原反应的催化剂。本法测定的结果准确与否，关键在于还原剂中氯化亚锡和镉离子的浓度；只有反应液中氯化亚锡达到

2.5%~5.0%,硫酸镉达到 0.4%~0.8% 时,有机汞的还原效率才能与无机汞基本相同;磷酸三丁酯为抗泡剂,半胱氨酸主要起稳定剂的作用,一是稳定无机汞不会因吸附或挥发而损失,二是稳定有机汞不会被分解;此外,尿中大量的有机物质在反应时易形成氢氧化物产生共沉淀,使反应液变稠,影响汞蒸气的析出速度。因此,必须用模拟尿液代替水来配制标准溶液。

(三)氢化物发生 - 原子吸收分光光度法测定尿、血和发中硒

1. 原理　尿、血或发样经硝酸 - 高氯酸(4:1,*v/v*)混合酸消解,再用盐酸将六价硒还原为四价硒后,在酸性条件下,被硼氢化钠(硼氢化钾)还原为气态硒化氢(H_2Se),由载气(氩气)带入电加热石英原子化器中,硒化氢分解为基态硒原子蒸气,基态硒原子吸收硒空心阴极灯发射的特征谱线(196.0nm),在一定条件下,其吸光度值与样液中硒浓度成正比,标准曲线法定量。本法测定血清硒的检出限为 1.55μg/L。

2. 样品处理与测定　同"原子荧光光谱法测定尿、血和发中汞、硒和砷"中的样品处理。

3. 仪器参考条件　硒空心阴极灯电流:5.0mA;测定波长:196.0nm;狭缝宽度:0.4nm;载气流量:180ml/min;电压:80~150V;还原剂:0.5%~2%KBH_4 或 $NaBH_4$(内含 0.5% KOH 或 NaOH);载流:2%~5%HCl。

4. 注意事项

(1)硒化氢的发生和硒原子化受外界条件影响较大,如溶液和石英管的温度、溶液的酸度、硼氢化钾(硼氢化钠)的浓度、载气流量等,为保证结果准确度,标准溶液、空白溶液和试样溶液应在相同条件下配制和测定。

(2)实验所用玻璃器皿和聚乙烯塑料瓶均用硝酸(1:3)浸泡至少 24 小时,使用前用去离子水冲洗干净。

(孟佩俊　李淑荣)

第五节　钒、铍、铟和铊

一、理化性质

钒(vanadium,V)为有延展性的银白色过渡金属。相对原子质量 50.94,氧化态有 +2、+3、+4 和 +5 价,其中 +5 价最稳定。熔点 1902℃,沸点 3409℃,密度 6.11g/cm³。常温下,在空气中不发生氧化,在 660℃以上可最终氧化为五氧化二钒(V_2O_5)。具有耐气、盐、水腐蚀的特性,不溶于盐酸、稀硫酸和碱液,可溶于浓硫酸、氢氟酸和硝酸。钒可与氮、碳、硫、硅、硼、磷或砷在高温下反应生成相应的化合物,钒与卤素能形成二价、三价和四价卤化物,五价钒的卤化物只有五氟化钒(VF_5)。

钒化合物主要有三氧化二钒(V_2O_3)、五氧化二钒(V_2O_5),三氯化钒(VCl_3)、偏钒酸钠($NaVO_3$)、焦钒酸钠($Na_4V_2O_7$)、正钒酸钠(Na_3VO_4)、偏钒酸铵(NH_4VO_3)等。生活和劳动环境中钒的主要污染物是 V_2O_5,其为橙黄色或砖红色结晶,密度为 3.35g/cm³,熔点 690℃,至 1750℃时分解,为强氧化剂,易被还原成各种低价氧化物。微溶于水形成稳定的胶体溶液,极易溶于碱生成钒酸盐(VO_3^-),溶于强酸生成同价态的氧基钒离子(VO_2^+)。

铍(beryllium,Be)为灰白色、质硬的最轻碱土金属。相对原子质量 9.01,氧化态为 +2 价。熔点 1278℃,沸点 2970℃,密度 1.85g/cm³。铍属于两性金属,在空气中能形成致密的保护性氧化层,即使红热时也很稳定。铍不溶于水,遇冷的浓硝酸发生钝化,能溶于盐酸、稀硫酸、稀硝酸、氢氧化钠和氢氧化钾溶液生成铍酸盐并释放出氢。铍在高温下化学性质活泼,在氧气中燃烧形成氧化铍,也能受热和卤素反应生成卤化物;铍与优质石墨粉高温反应生成离子型化合物碳化铍(Be_2C)。铍的氧化物、卤化物都具有明显的共价性,铍的化合物在水中易分解;铍还能形成许多稳定的螯合物,如碱式乙酸铍、草酸铍盐、萘酚配合物和乙酰丙酮配合物等,铍的化合物具有极高的毒性是由于它们有极高的溶解度和很容易形成配合物之故。

铟(indium,In)为银白色并略带淡蓝色的稀有金属,具有微弱的放射性。相对原子质量114.82,氧化态为 +1 和 +3 价,+3 价的铟更稳定,+1 价的铟是强还原剂且受热易歧化。熔点156.61℃,沸点 2080℃,密度 7.30g/cm³。铟比铅的硬度还低,可塑性强,有延展性,可压成极薄的金属片。液态铟能浸润玻璃形成"铟镜"。从常温到熔点之间,铟与空气中的氧作用缓慢,表面形成极薄的氧化膜,铟和氢气、氮气反应分别生成氢化物和氮化物(InN),加热时铟也能与氧、卤素、硫、磷、砷、硒、锑、碲反应,但不与硼、硅和碳反应;铟能与汞形成汞齐,铟与大多数金属能形成合金并伴随着明显的硬化效应。铟与冷的稀酸作用缓慢,易溶于热的浓无机酸如硫酸、硝酸、高氯酸、盐酸,块状金属铟不与沸水和碱反应,但分散的海绵状或粉末状的铟可与水作用生成氢氧化铟。

铟的主要的无机化合物有三氧化二铟、氢氧化铟、高氯酸铟、硫酸铟、硝酸铟、氯化铟、磷化铟、砷化铟、一卤化铟和三卤化铟等。有机化合物有三甲基铟、三乙基铟、三苯基铟等,其中三甲基铟和三乙基铟遇水可发生爆炸,且毒性大。茂基铟(C_5H_5In)是铟唯一的 +1 价氧化态有机衍生物,是一种对湿气稳定,对氧敏感的淡黄色晶体。

铊(thallium,Tl)为重而质软、有剧毒、带蓝光的银白色稀有金属。相对原子质量 204.38,氧化态为 +1 和 +3 价。铊共有 25 种同位素,²⁰⁴Tl 则是最稳定的放射性同位素,半减期为 3.78 年,熔点 303.5℃,沸点 1457℃,密度 11.85g/cm³。铊金属柔软,易成型,有延展性,能溶于硝酸和硫酸,微溶于盐酸和碱,不溶于水。

铊在空气中易被氧化,长期置于空气中会形成蓝灰色的氧化物表层,要保存它的光泽,可将其浸泡在水或油里;常温下可与卤素及乙醇发生反应。铊的卤化物在光敏性上与卤化银相似,见光易分解;高温时,铊能与硫、硒、碲、磷反应。

铊与铟相反,+1 价的亚铊化合物更稳定,均能被亚硝酸钴钠沉淀,沉淀为 $Tl_3[Co(NO_2)_6]$,主要亚铊化合物有碳酸铊、硫酸铊、硝酸铊、乙酸铊、甲酸铊、丙二酸铊、氯化铊、氧化铊、溴化铊和碘化铊,亚铊卤化物微溶于水,其余均易溶于水;+3 价的铊化合物比 +1 价的亚铊化合物更难形成,具有强氧化性,可以将单质银氧化。

二、代谢和生物监测指标

钒广泛应用于航空航天、国防、电子、电池、颜料、玻璃、光学、医药等领域。钒的职业接触主要来源于钒酸钾铀矿、钒铅矿、钒云母、绿硫钒矿和石煤矿等的开采、冶炼、包装及其应用。生活中可因误服钒化物而进入机体。

钒及其化合物主要以粉尘、烟雾的形式通过呼吸道侵入机体,其次为消化道,钒在胃肠吸收率仅 5%,其吸收部位主要在上消化道,此外环境中的可溶性钒可经皮肤和肺吸收入体中。进入机体的钒主要分布在骨骼、肝、肾和甲状腺等部位。

钒是人体必需的微量元素,与骨和牙齿的正常发育及钙化有关,能增强牙对龋牙的抵抗力;有刺激造血功能的作用;可抑制胆固醇的合成,增强脂蛋白脂酶活性,加快腺苷酸环化酶活化和氨基酸转化及促进红细胞生长等作用；具有促进脂代谢、减少动脉硬化作用；钒也有胰岛素样作用，刺激钒酸盐依赖性 NADPH 氧化反应，有利于正常的糖代谢。因此缺钒可引起贫血、冠心病、糖尿病、龋齿、骨骼和软骨发育受阻、肝内磷脂含量少、营养不良性水肿及甲状腺代谢异常等。成人每日需钒量约 10~20μg。

钒过量接触也会导致负面作用，职业性钒中毒多为急性，慢性钒中毒较少见。长期接触五氧化二钒可引起慢性支气管炎、肾损害、肺水肿、视力障碍和机体免疫力降低等，皮肤接触可致皮炎，引起剧烈瘙痒。

钒的吸收率较低，不足摄入量的 5%，大部分由粪便排出，吸收入体内的钒 80%~90% 由尿排出，少量通过胆汁排出。接触钒的生物监测指标主要有尿钒和血钒。一般正常人血钒 <10μg/L，尿钒参考值范围为 0.2~10μg/L，发钒参考值范围为 0.04~160μg/μg/L。我国尚未制定钒的生物接触限值。

铍和铍的合金具有优异的物理特性，被广泛应用于航天、核工业、导弹、火箭、卫星、电子、冶金等行业。随着现代工业的发展，生产和应用铍的企业越来越多，铍接触对人类健康的影响也越来越突出。

职业性接触金属铍以及氧化铍、硫酸铍、碳酸铍、氟化铍等的粉尘或烟雾，主要经呼吸道进入人体，也可经消化道、皮肤和黏膜进入机体。难溶的氧化铍主要蓄积在肺部、气管 - 支气管及其周围淋巴结；可溶性的铍化合物除分布在肺部外，可经血液分布骨骼、肝脏、脾脏和肾脏等处。

铍被国际癌症研究中心（IARC）列为第 1 类化学致癌物。铍的化合物如氧化铍、氟化铍、氯化铍、硫化铍和硝酸铍等毒性较大，而金属铍及其复盐因其吸收率较小，毒性也相对较小。铍的毒性主要表现为急、慢性铍病。急性铍病变表现为气管、支气管黏膜及肺组织的充血、水肿、出血和渗出；慢性铍病变主要是肺的肉芽肿及弥漫性纤维化。铍化合物蓄积在肺部可引起肺炎，可溶性铍化合物也可与血浆蛋白作用生成蛋白复合物，主要通过抑制碱性磷酸酶、磷酸葡萄糖变位酶、三羧酸循环中的脱氢酶活性，引起组织坏死和血管内血栓形成等病变，甚至致癌；皮肤接触到铍及其化合物可引起接触性皮炎、皮肤溃疡和皮下结节性病变等。

铍摄入后不久大部分随尿排出体外，也可从消化道排出，经组织排泄出去的速度极其缓慢。接触铍的生物监测指标主要是尿铍、血铍和组织中铍含量，我国尚未制定铍的生物接触限值。有研究表明，一般正常人尿铍 <5.55nmol/24h（0.05μg/24h），血铍 <0.01μg/L。

铟的职业性接触常见于锡石和闪锌矿开采、金属冶炼、电子、电信、光电、国防和通讯等领域。铟锭因其光渗透性好、导电性强和加工性能优良，作为生产铟锡氧化物（ITO）的靶材广泛用于各种新型液晶显示器（LCD）以及建筑用玻璃等方面；磷化铟（InP）用于微波通讯、光纤通讯中的激光光源和太阳能电池材料。铟在医学上作为放射性核素常用作脑、肺、胎盘、肝、脾和骨髓扫描。在生产和使用铟及其化合物的过程中均可有职业接触机会，工矿企业"三废"中排放的铟可污染水体、污染环境，通过生态循环可进入人体。

铟盐可经过胃肠道、呼吸道和皮肤吸收。氯化铟和硫酸铟主要通过胃肠道吸收，而通过皮肤吸收很少；其他铟盐经胃肠吸收很少，主要通过呼吸道和肺部吸收。铟及其化合物主要对肺泡和肺间质造成不可逆的改变和损伤，从而导致肺炎、肺纤维化、肺气肿和蛋白沉积症（PAP），甚至死亡。此外，有动物实验研究表明，磷化铟对大鼠和小鼠具有致癌作用，国际癌症研究机构已将磷化铟列为第二类 A 级致癌物；硫酸铟对大鼠肝脏、肾脏具有毒性作用。

吸入体内的铟主要蓄积于骨骼；皮下注射时，大部分蓄积在皮肤、肌肉组织中；腹腔注射时,肠系膜及肝有大量蓄积,然后转移至脾、肾和骨骼。有研究表明,大鼠及狗经胃肠道吸收三氧化二铟仅 0.2%~0.4%,大鼠气管内吸入或注入可溶性铟盐,约 50% 在两周内由肺吸收,其余存留在肺间隔、气管和支气管的淋巴结内长达两个月。吸收到体内的铟化合物主要由粪便排出体外,少量经尿排出。

尿和血中铟可作为职业接触铟的生物监测指标,我国尚未制定铟的生物接触限值,日本提出血清中铟的生物接触限值为 3μg/L。

铊在自然界主要以化合物形态低浓度分布在黄铁矿、硒铊银铜矿、硫砷铊铅矿和红铊矿等少数矿物中,少有独立铊矿。铊盐在 19 世纪曾被作为药物治疗梅毒、淋病、疟疾、头癣、结核和痛风等疾病,也被用作鼠药、杀虫剂和脱毛剂等。20 世纪 80 年代以来,铊被广泛应用于电子、国防、航天、化工、冶金、通讯、卫生和光学等领域,由于铊及其化合物的开发及在多个领域的广泛应用,产生了职业性铊中毒的病例,但生活中铊中毒绝大多数为非职业性中毒,国内外均有不少报道。另外,铊随着资源利用进入环境十分明显,由于环境恶化引起的生态效应和毒理具有明显的滞后作用,对人类构成极大的潜在危害和威胁。

铊及其化合物可经消化道吸收,也可经呼吸道及皮肤进入体内,具有蓄积性。黏膜对铊的吸收率可达 80%~100%,并且吸收速度非常快。吸收后经血液广泛分布到肾脏、骨、胃肠、脾脏、肝脏、小肠、肌肉及肺等组织,也可储存于皮肤与毛发中,并缓慢透过血 - 脑脊液屏障在脑中沉积,还可通过胎盘屏障进入胎儿体内,对胎儿造成损害。

铊中毒可分为急性、亚急性和慢性,急性铊中毒常伴有明显的胃肠道症状,而慢性中毒主要表现为神经系统症状,如进行性多发性周围神经病、视神经炎、中毒性脑病及神经精神症状等。胃肠炎、多发性周围神经病以及脱发是铊中毒典型临床表现。其他的症状包括心、肝、肾的退行性变化,出血及骨髓抑制等。

铊的主要毒性机制是其与体内 Na^+-K^+ ATP 酶的亲和力是 K^+ 的 10 倍,使钾离子平衡被破坏,也可与核黄素结合形成不溶性复合物,引起细胞内核黄素摄取减少,从而导致丙酮酸代谢和能量代谢发生障碍;铊可以与谷胱甘肽酶硫醇基反应,导致氧化损伤,使体内氧化物蓄积以及重金属代谢障碍,破坏多种至关重要的细胞代谢,造成细胞功能失衡,出现中毒症状;铊可与细胞膜磷脂结合,可改变膜流变学、脂质包装和极性基团的水化作用,从而影响膜相关酶的活性、细胞内运输及受体功能;铊可以氧化膜脂质,改变脂质流动性,最终破坏膜相关的代谢,使神经系统受到影响;铊干扰毛囊角蛋白的合成,导致毛发、指甲生长障碍,发生脱发现象;另外,有研究发现铊中毒动物的脑组织中存在脂质过氧化反应,导致儿茶酚胺代谢紊乱。

铊主要经肾脏和消化道如尿液、唾液或粪便等途径排泄,但速度较慢;也可经皮肤通过汗水排泄,或通过眼泪、乳汁代谢排泄,在头发和指甲中沉积也是铊代谢的重要途径。

尿铊和血铊是铊中毒的主要生物监测指标。急性铊中毒者在铊摄入后血中铊浓度即可增高,4 小时达到峰值,半减期为 1.9 天,24~48 小时后明显下降,一般用于早期监测;尿铊半减期平均为 10 天,最长可达 1 个月,在一定程度上可反映体内负荷,较血铊测定更为常用。此外,唾液中铊也可作为铊接触的生物监测指标,而头发中铊含量因其可能从外界吸收而不如前者准确。铊中毒患者其他生物检材中也可检出,对死亡者法医鉴定可以取脑、肝、肾等组织检测。正常人血铊 <2μg/L,尿铊 0.02~8.9μg/L,发铊 0.13~12μg/g;我国《职业性慢性铊中毒的诊断》标准中规定将尿铊高于 5μg/L 的接触者列为观察对象。WHO 发布的正常人群尿铊范围为 0.06~1.24μg/L,平均值为 0.3~0.4μg/L。

三、样品采集及保存

1. 尿样 收集晨尿或 24 小时尿于经酸浸泡过的洁净、干燥的聚乙烯塑料瓶中,及时测定相对密度(比重)或肌酐,然后加入硝酸使其终浓度保持 1%,混匀,于 4℃冰箱可保存 2 周。

2. 血样 采集静脉血于已加入乙二胺四乙酸(EDTA)抗凝剂的真空采血管中,摇匀,置于 4℃冰箱冷藏保存。

3. 发样 按常规方法采集和保存。

四、尿、血和发中钒、铍、铟、铊的测定

生物材料中钒、铍、铟和铊的测定方法主要有分光光度法、荧光分光光度法、电化学法、原子吸收分光光度法、原子发射光谱法、电感耦合等离子体质谱法(ICP-MS)等。其中 ICP-MS 法灵敏高、检出限低、动态线性范围宽、干扰少、分析周期短、能同时测定多种元素,越来越多地被用于生物样品中微量/痕量元素的检测。石墨炉原子吸收分光光度法具有灵敏度高,检出限低,化学干扰小和样品前处理方法简便等优点,在尿或血中铍和铊的测定中最为常用,也可分析钒和铟。

(一) ICP-MS 测定尿和血中钒、铍、铟和铊

1. 原理 处理后的试样溶液经雾化后由载气(高纯氩气)送入电感耦合等离子体(ICP)焰炬中,试样中各组分在高温热能的作用下,经过蒸发、解离、原子化和电离等过程,转化为绝大多数为一价的正电荷离子,经双锥接口系统高速进入质谱仪真空系统,在离子透镜的电场作用下聚焦成离子束进入分离系统,根据待测元素质荷比的不同依次分离,最后由离子检测器检测。对于一定质荷比的离子,在一定范围内,离子强度(质谱积分面积)与进入质谱仪的离子数成正比,即离子强度与试样中待测元素含量成正比,标准曲线法定量。本法钒、铍、铟和铊的检出限分别为 0.07μg/L、0.03μg/L、0.02μg/L 和 0.01μg/L。

2. 样品处理和测定 取 1.00ml 尿样或 0.50ml 血样于 5ml 具塞比色管中,摇匀,加入 100μl 0.1%(v/v)Triton-X-100,用 0.5%(v/v)NH₄OH 溶液定容,混匀后测定。发样处理参照本章第四节"氢化物发生-原子荧光光度法测定尿、血和发中汞、硒和砷"。使用调谐液(1ppb 的 Li、Y、Ce、Tl、Co 溶液)调谐仪器,使仪器各项指标达到测定要求后,引入内标溶液,即 1.0mg/L 的锂(^{6}Li)、钪(Sc)、铑(Rh)和铋(Bi)溶液,符合要求后即开始测定。

3. 仪器参考条件 高频发生器(RF)功率:1350W;冷却气流量:15.0L/min;辅助气流量:1.0L/min;雾化气流量:1.0L/min;雾化室温度:2℃;采样锥孔径:1.0mm;截取锥孔径:0.4mm;采样深度:7.5mm;样品提升量:0.4ml/min;碰撞池模式:氦气模式;氦气流量:5.0L/min;测量方式:质谱;采集时间:25 秒。

4. 注意事项

(1)非液体样品必须转移到水相才能进行分析,样品必须澄清且不含有机物、氢氟酸及颗粒物。

(2)注意观察氩气压力和流量,及时更换氩气钢瓶,否则会造成熄炬。

(3)开始分析前,一般要做仪器记忆效应检验,用 Milli-Q 纯水进样,一般 Pb<500cps,Hg<100cps,As<500cps。

(4)仪器长时间使用后,采样锥和截取锥会受到污染,用 1% 硝酸清洗后,再用丙酮或三氯甲烷清洗,最后用纯水冲洗干净。

（5）实验结束后，用2%的硝酸或去离子水冲洗进样系统，减小仪器的记忆效应，冲洗干净后，依次关闭等离子体，循环水、排风系统、氩气减压阀。

（二）石墨炉原子吸收分光光度法测尿中铍、铟和铊

1. 原理　尿样中加基体改进剂，稀释定容后直接注入石墨炉原子化器，高温下样品中待测元素裂解为气态基态原子，基态原子吸收空心阴极灯发射的待测元素特征谱线，其吸光度与试样中待测元素含量成正比，标准曲线法定量。本法测定铍、铟和铊的检出限分别为0.13pg、5.45pg和2.42pg。

2. 样品处理和测定　取2.50ml尿样，加入2.50ml基体改进剂（铍为1.0%硝酸镁+0.1%硝酸镧；铟为1.0%硝酸镁；铊为0.5%氯化钯+0.2%硝酸镁），用1%的硝酸定容至10.0ml，摇匀，取10μl进样分析。同时用模拟尿做样品空白。

3. 仪器参考条件　见表4-4。

表4-4　石墨炉原子吸收分光光度法测铍、铟、铊的仪器参考条件

被测元素	铍（Be）	铟（In）	铊（Tl）
测定波长（nm）	234.9	303.9	276.8
灯电流（mA）	6.0	5.0	3.0
光谱带宽（nm）	0.2	0.4	0.4
积分时间（s）	4	3	3
背景校正方式	塞曼或氘灯	氘灯	塞曼或氘灯
干燥	120℃,10s,10s	100℃,10s,10s	110℃,10s,10s
灰化1	500℃,10s,15s	200℃,5s,15s	600℃,10s,15s
灰化2	1300℃,10s,10s	无	无
原子化	2400℃,10s,10s	2000℃,0s,3s	1700℃,0s,3s
净化	2500℃,1s,3s	2300℃,0s,2s	1800℃,1s,3s

备注：1. 表中干燥、灰化、原子化和净化条件中数字依次表示温度、升温时间和保持时间；2. 原子化阶段关闭内气，其他阶段均开最大流量内气。

4. 注意事项　分析血样时，为使石墨管不积碳，提高稳定性，保证测量结果准确度和分析灵敏度，须在采集的血液中加一定量5%的硝酸，振荡混匀后，高速离心，尽量去除血液中蛋白质、脂肪等复杂的有机质，取上清液测定。

（孟佩俊　李淑荣）

本 章 重 点

本章重点介绍了人体宏量元素钙和镁、必需微量元素铜、铁、锌、锰、铬、镍、硒、钒和有毒元素铅、镉、汞、砷、铍、铟、铊和铝的理化性质、代谢和生物监测指标，特别是生物材料样品中这些元素的测定方法及其注意事项。通过这些元素的生物监测，可以为微量元素的合理补充，以及有毒元素相关职业病的诊断、治疗及其疗效评价提供参考依据。要求掌握生物材料

中必需微量元素和常见重金属元素测定的样品采集、处理及测定的基本原理和方法。

复习思考题

1. 用火焰原子吸收光谱法测定血清中的铜、铁、锌、钙和镁,可用哪些溶液稀释样品?

2. 铅对血红素代谢有什么影响? 有哪些效应标志物?

3. 用石墨炉原子吸收光谱法测定尿铅和血铅时可用哪些方法减少基体效应和背景吸收?

4. 血液中游离原卟啉的测定原理是什么? 对测定所用玻璃器皿应如何处理? 为什么?

5. 微量元素铬对机体的作用有哪些? 可以用何种方法来检测尿中铬含量?

6. 电感耦合等离子体原子发射光谱法测定原理? 常用的内标是哪种?

7. 原子荧光光度法测定尿、血和发中汞、硒和砷的原理是什么? 处理样品时有哪些注意事项?

8. ICP-MS测定尿和血中钒、铍、铟和铊的原理是什么? 分析过程中,为什么要引入内标溶液?

9. 简述硒、钒与人体健康的关系,以及汞、砷、铍、铟和铊的毒性作用机制。

第五章 非金属化合物及其代谢产物的测定

氟、碘、一氧化碳、二氧化硫、氰化物和二硫化碳等非金属及其化合物广泛存在于自然界中，许多非金属在冶炼、化工、农药、合成橡胶、电子等工业中也有广泛应用。这些非金属及其化合物可通过呼吸道、消化道、皮肤等途径进入机体，对人体健康产生危害。一氧化碳和氰化物的毒性强，接触一定量即可引起急性中毒甚至死亡；二硫化碳主要影响神经系统、心脏血管等系统，根据接触剂量的不同可引起急性或慢性中毒；氟、碘是人体必需元素，其生物效应与在机体内含量有关，超过一定量可产生毒副作用。因此，有必要对这些非金属及其化合物在机体内的含量进行监测。

第一节 一氧化碳

一、理化性质

一氧化碳（carbon monoxide，CO）为无色、无臭、无刺激性的气体。相对分子质量28.01，相对密度0.967（相对于空气，25℃）。熔点为–199℃，沸点–191.5℃，自燃点609℃。与空气混合爆炸极限为12.5%~74.2%。在水中的溶解度甚低，易溶于氨水。在大气中比较稳定。在高温下和硫反应生成羰基硫（COS），与过渡金属反应生成金属羰基化合物，对银盐、钯盐、钼酸盐、五氧化碘等显示还原性。

二、代谢和生物监测指标

生产和生活环境中含碳的物质燃烧不完全时，都可产生一氧化碳气体。人体接触一氧化碳有职业暴露和非职业暴露两种。职业暴露包括如冶金工业中炼焦、钢铁生产、锻造和热处理的生产；化学工业中石油精炼、合成氨、丙酮、光气、甲醇的生产；此外，煤矿瓦斯爆炸、内燃机试车等。非职业接触的主要来源是民用煤炉、汽车尾气和吸烟。急性一氧化碳中毒是我国发病和死亡人数较多的急慢性职业中毒，也是全球许多国家引起意外生活性中毒致死人数最多的毒物。

一氧化碳中毒机制主要是CO经呼吸道吸入后，经肺泡迅速弥散于血液，与红细胞内血红蛋白（hemoglobin，Hb）形成碳氧血红蛋白（carboxyhaemoglobin，HbCO），使血红蛋白失去携氧能力。也可与其他含铁蛋白如肌球蛋白、二价铁的细胞色素等发生紧密和可逆性结合，停止CO接触后，O_2又可以取代CO，重新形成HbO_2。即：

$$HbO_2 + CO \rightleftharpoons HbCO + O_2$$

血液中形成的HbCO和HbO_2的比例在很大程度上取决于CO和O_2的分压。空气中CO分压越高，接触时间越长，血中HbCO与HbO_2的比例也越高。HbCO增加，使血液的携氧能力下降,干扰组织氧的释放,氧气输送受损,可干扰细胞呼吸,导致组织缺氧而发生中毒。CO与 Hb 的亲和力比 O_2 与 Hb 的亲和力高 200~300 倍,而 HbCO 比 HbO_2 的解离速度慢 3600 倍。

一氧化碳对人体的危害主要取决于空气中 CO 的浓度和接触时间。急性 CO 中毒主要是以急性脑缺氧的症状与体征为主要表现。特点是发病急,潜伏期短。轻度和中度中毒表现为头痛、头昏、四肢乏力、恶心、呕吐、意识模糊甚至昏迷,但昏迷持续时间短,经脱离现场抢救,可较快苏醒,一般无明显并发症。重度中毒者可陷入深度昏迷,常合并脑水肿、肺水肿,并可出现呼吸衰竭、休克、严重心肌损害、上消化道出血等。环境空气中一氧化碳浓度达 11 700mg/m³ 时,数分钟内可使人致死,此时血中 HbCO 浓度可超过 70%。因此,我国规定职业接触一氧化碳 8小时的时间加权平均容许浓度为 20mg/m³。超过这个浓度会给作业人员健康造成一定危害。

一氧化碳中毒的临床表现与血中 HbCO 浓度密切相关,因此 HbCO 是 CO 中毒生物监测指标。一般人体吸入 CO 后绝大部分以原形由呼吸道排出,在常压下,CO 半减期平均为320分钟。接触一氧化碳 3 小时后血中 HbCO 浓度很快升高,停止接触,HbCO 浓度迅速下降。轻度 CO 中毒者血 HbCO 浓度可达 10%,中度中毒者可达 30%,重度中毒者 60% 以上可引起心肺功能障碍甚至死亡。脱离 CO 接触 8 小时后 HbCO 浓度一般可降至正常。调查发现,在一些职业暴露和通风不良的环境情况下,暴露 CO 的浓度在 110mg/m³,此时接触者血中HbCO 浓度可达 10% 或以上,在不吸烟的情况下,正常人血中 HbCO 的浓度在 0.3%~0.7%,吸烟者血中 HbCO 的浓度平均在 4%。因此,用 HbCO 浓度来评价 CO 职业接触水平时,一定注意吸烟、服用某些药物、贫血等导致的内源性 HbCO 增高。其次,可利用 CO 接触监测指标是呼出气中 CO 含量。在环境空气中 CO 浓度较稳定的情况下,4 小时左右肺泡中 CO浓度可达平衡状态,肺泡中 CO 浓度与血中 HbCO 浓度之间存在平衡关系。

WHO 推荐血中 HbCO 浓度小于 2.5% Hb 作为普通居民和劳动人群的生物接触限值。ACGIH 颁布的一氧化碳生物接触指标中,规定工作班末终末呼出气中 CO 浓度生物接触指数为 25.0mg/m³(20ppm),血中碳氧血红蛋白为 3.5%Hb;我国规定的一氧化碳生物接触限值为工作班末血中碳氧血红蛋白(HbCO)为 5%Hb。

三、样品采集及保存

1. 呼出气　采集终末呼出气应在接触一氧化碳 3 小时后临近工作班末进行。检测对象先深呼吸 2~3 次,平静呼出后,然后收集最后的 100ml 呼出气。如不能利用便携式直读式仪器立即检测,应将终末呼出气收集在采样管或复合膜采气袋中,立即密封带回实验室尽快测定。

2. 血液　HbCO 的生物半减期平均为 5 小时左右,因此,选择合适的采样时间至关重要,应在接触 3 小时后的工作班末采集静脉血或末梢血。采集的血样收集在加肝素的密闭容器中,4℃冰箱可保存 1 周。在贮存前可加入氟化钠作防腐剂。吸烟能使 HbCO 的本底值升高,采样前 8 小时不宜吸烟。

四、血中碳氧血红蛋白的测定

近年来国内外在检测碳氧血红蛋白方法有了较大进步,有气相色谱法、顶空气质联用法、分光光度法、血氧定量计法、毛细管电泳法等,在这些方法中由于受仪器设备和条件的限制,我国标准方法采用分光光度法。

(一)分光光度法

1. 原理　血液中含四种血红蛋白,即还原血红蛋白(Hb)、氧合血红蛋白(HbO_2)、碳氧血红蛋白（HbCO）及变性血红蛋白（MetHb）。利用连二亚硫酸钠将 HbO$_2$ 和 MetHb 还原成 Hb，此时血液中只含有 HbCO 和 Hb 两种成分。HbCO 在 420nm 波长下有最大吸收峰，Hb 在 430nm 波长下有最大吸收峰，测定受检样在这两个波长下的吸光度值，再根据 HbCO 和 Hb 在两个波长下的吸光系数，计算 HbCO 的百分浓度。

本法最低检测浓度为 2%HbCO（按取 10μl 血样计），测定范围为 2%~70%HbCO。

2. 样品的采集和保存　采集末梢血 10μl，注入小玻璃管中（事先加肝素），立即加帽，旋转混匀以防凝血。于保温瓶中加冰运输，置于冰盒（4℃以下）中可保存 1 周。

3. 测定方法

（1）摩尔吸光系数的测定：摩尔吸光系数测定比较困难，因此可用同一浓度的血样制得 Hb 液和 HbCO 液，测定其 430nm 和 420nm 不同波长下的吸光度值，代替摩尔吸光系数。方法：取不吸烟、不接触一氧化碳气体的健康人血液（肝素抗凝），用水稀释 5 倍。取 0.30ml 加 0.02mol/L Tris 溶液稀释至 90ml。通氧 30 分钟（30ml/min）。从中取 4 份，每份 15ml 加入试管中，其中 2 份通氮 10 分钟，以除去剩余氧，得到 HbO$_2$ 液。另 2 份通纯一氧化碳 10 分钟（30ml/min），得到 HbCO 液。立即将 HbO$_2$、HbCO 制备液分别转入盛有 60mg 连二亚硫酸钠的试管内，静置 10 分钟后在 430nm 和 420nm 波长下测其吸光度值作为计算常数。

（2）血样测定：取新鲜血样 10μl，用稀释液稀释后加入 60mg 连二亚硫酸钠。以试剂空白液为参比，记录样品测定液 420nm 和 430nm 波长下的吸光度值。

4. 注意事项

（1）所用氮气和氧气应为高纯氮气和高纯氧，不纯氮和氧气中含微量的一氧化碳，会干扰测定结果。

（2）连二亚硫酸钠遇水容易分解，在空气中易被氧化失效，应以小瓶分装使用，避免接触空气和水分。

（3）测定吸光系数必须采用新鲜血液，一次测定值在仪器波长稳定的情况下可以使用一段时间，但还应定期核检。

（4）测试液应尽量避免接触空气，及时测定，否则会造成结果偏低。

（二）氢氧化钠法

1. 原理　正常人血样在碱性条件下立即转变成草绿色，而碳氧血红蛋白会使颜色转变时间增长，颜色转变所需时间与碳氧血红蛋白浓度之间存在相关性，从变色时间长短大致可以估算出碳氧血红蛋白的浓度。

2. 测定方法　取耳血或指尖血 1~2 滴（0.02~0.04ml），加入装有 4ml 蒸馏水的试管中，混匀，呈粉红色。正常人血样作对照，在盛有二种血液的试管中分别加入 10% 氢氧化钠溶液 2 滴，迅速混合立刻记下时间，以便判断结果。若试管溶液呈现草绿色则为碳氧血红蛋白阴性，若颜色转变缓慢则碳氧血红蛋白阳性，转变时间随碳氧血红蛋白浓度增加而延长。含有 10% 以上碳氧血红蛋白的血液样品转色时间为 15 秒、30 秒、50 秒、80 秒，它们分别代表血样中碳氧血红蛋白的含量为 10%、25%、50%、75%。

本法操作简单、快速、价格便宜，但误差较大，作为辅助方法用于评价一氧化碳职业接触。

五、呼出气中一氧化碳的测定

在某些特殊紧急情况（如发生火灾）下，可通过测定呼出气中 CO 浓度来快速检测 CO 的接触量。用呼出气中 CO 浓度来评价接触量不如用血中 HbCO 值评价准确度高，但由于其操作简单、快速，能够较快地判定 CO 接触情况，因此，在特殊紧急情况常被采用。

（一）一氧化碳测定仪法

现场测定呼出气中一氧化碳浓度可用便携式一氧化碳测定仪，目前已有多种测定一氧化碳的专用直读式仪器。如傅立叶红外一氧化碳测定仪，利用一氧化碳对波长 4.62μm、4.65μm 的红外辐射具有选择性吸收的原理定量。还可使用扩散式一氧化碳检测仪，主要原理是 CO 分子在扩散式电极上氧化，然后用电化学传感器进行检测定量。大部分的一氧化碳测定仪的工作原理主要是通过传感器将空气中的一氧化碳气体转化为电信号，经电路转换处理后，在仪器仪表上显示一氧化碳气体浓度。

（二）检定管法

CO 检定管法是利用 CO 气样通过装有指示剂的玻璃管，由于被检气体通过指示剂使其变色，根据变色的深浅或变色长度来判定 CO 的浓度。有比色型检定管和比长型检定管两种。

例如比色型 CO 检定管的指示剂是将硫酸钯和钼酸铵溶液均匀混合后吸附于硅胶上干燥后制成的。这种淡黄色的指示剂与 CO 反应，颜色由黄绿色变成青色，确定 CO 的含量。

使用检定管检测 CO 时，须确认检定管和标准色管没有变色后方可使用；须在阴凉黑暗处保存；检定管须在 10~40℃ 环境下使用。

（金明华）

第二节　二硫化碳

一、理化性质

二硫化碳（carbon disulfide，CS_2）在常温常压下为无色透明、略带芳香味的液体，工业品呈微黄色。相对分子质量 76.14，相对密度 1.26（20℃），沸点 46.3℃，熔点 –110.8℃，蒸气压 48.210kPa（25℃），燃点 90℃。受热易分解成有毒的 SOx 烟雾。易挥发，在空气中易燃烧；与铝、锌、钾、氟、叠氮化合物等反应剧烈，有爆炸危险。难溶于水，溶于强碱，能与乙醚、乙醇、苯和三氯甲烷、四氯化碳、油脂等有机溶剂互溶。二硫化碳具挥发性、易燃性、爆炸性、腐蚀性。因其蒸气密度是空气密度的 2.63 倍，污染时贴地面扩散。

2- 硫代噻唑烷 -4- 羧酸（2-thio-thiazolidine-4-carboxylic acid，TTCA）是二硫化碳的主要体内代谢产物，分子式 $C_4H_5O_2NS_2$。相对分子质量 163.24，是二硫化碳与谷胱甘肽结合所生成的特异性代谢产物。

二、代谢和生物监测指标

二硫化碳是一种重要的工业有机溶剂，常用于粘胶纤维和玻璃纸的生产。职业接触作业包括以二硫化碳为原料生产四氯化碳、橡胶硫化剂、农药和药物等生产过程。此外还可以作为油脂、蜡、漆、橡胶、硫、碘等的溶剂及羊毛去脂剂。非职业接触二硫化碳的机会很少。

二硫化碳是麻醉剂，可损害血管和神经系统，对皮肤有刺激作用，皮肤接触有灼烧、麻木感。重度中毒可呈短时兴奋状态，继之出现谵妄、昏迷、意识丧失。接触二硫化碳蒸气浓度在 1560~3250mg/m³ 时可引起精神病学障碍，浓度达到 15 625mg/m³ 可引起中枢神经系统抑制、昏迷、呼吸麻痹甚至死亡。轻度中毒有头晕、疼痛、眼及鼻黏膜刺激症状。短时间内二硫化碳摄入剂量达到 18g 可引起神经行为改变,发绀,外周血管破裂,体温过低,呼吸麻痹而死亡。长期接触二硫化碳在 $10mg/m^3$ 以上者可产生慢性中毒,表现有神经系统障碍,神经衰弱综合征、神经官能症、慢性精神病、动脉粥样硬化性血管性脑病、肌病以及震颤麻痹。CS_2 主要是通过以下作用机制引起机体自由基和脂质过氧化:①降低血清中铜蓝蛋白(ceruloplasmin,CP)的活性;②降低细胞色素 C 氧化酶活性;③细胞色素 P450 酶系的活性/血中烟酸水平下降,使还原型谷胱甘肽降低;④导致儿茶酚胺代谢紊乱引起氧化应激;⑤ CS_2 作为配位剂可改变 Cu^{2+}、Zn^{2+} 代谢。

CS_2 主要通过呼吸道经肺吸收,也可通过皮肤吸收。经呼吸道吸收的 CS_2 中约 70%~90% 在体内经生物转化为代谢产物,从尿中排出,其中约 70% 为有机硫化合物,分别为 2-巯基 -2- 噻唑啉酮 -5(2-mercapto-2-thiazolidinone-5)、硫脲(thiocarbamide)和 2-硫代噻唑烷 -4- 羧酸(TTCA)。有研究表明,CS_2 在人体和动物体内的代谢是相似的,动物实验结果表明,8 小时 TWA 空气接触二硫化碳和尿中 TTCA 浓度相关。因此,暴露 CS_2 $31mg/m^3$ 的 8 小时 TWA 的工作周末尿液 TTCA 的浓度大约为 4mmol/mol 肌酐。自 1981 年 Van Doorm 等从二硫化碳作业工人尿中分离并鉴定出代谢产物 TTCA 后,TTCA 作为二硫化碳作业工人生物监测指标的研究日益增多。但是,二硫化碳作业工人体内 TTCA 的排泄规律并不十分清楚。二硫化碳在体内经过生物转化,二硫化碳原形在体内与含氨基、巯基和羟基的氨基酸、多肽、蛋白质等亲核物质结合生成有机硫化合物,在内质网混合功能氧化酶的催化作用下,少部分二硫化碳经中间代谢产物氧硫化碳(COS),最终代谢成二氧化碳和硫酸盐。其代谢产物主要是 TTCA、2- 氧代噻啉 -4- 羧酸(OTCA)、硫脲和 2- 巯基噻唑啉酮 -5 等。有文献报道 TTCA 浓度是 OTCA 的 4000 倍,并且 TTCA 比硫脲和 OTCA 敏感。因此,TTCA 作为二硫化碳接触生物监测指标。二硫化碳在体内代谢的生物转化如图 5-1。

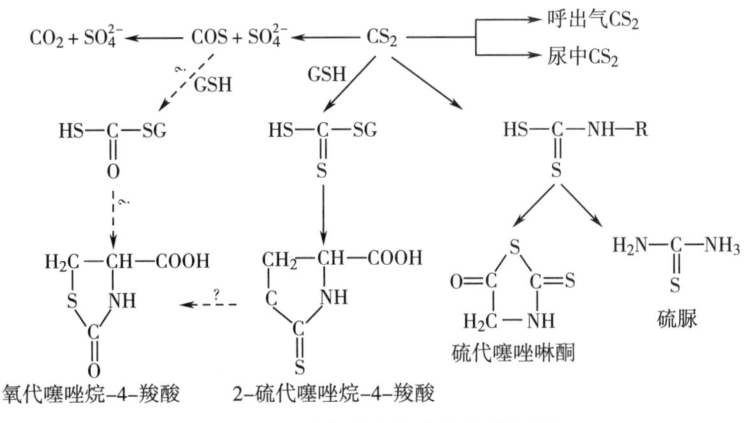

$$CO_2 + SO_4^{2-} \longleftarrow COS + SO_4^{2-} \longleftarrow CS_2 \longrightarrow 呼出气CS_2 \quad 尿中CS_2$$

图 5-1　二硫化碳在体内的代谢过程

二硫化碳除在体内以含硫的有机化合物从尿中排出外,进入人体的二硫化碳 10%~30% 经肺排出。因此,终末呼出气中二硫化碳也可作为生物监测指标,可与尿中 TTCA 联合使用。我国二硫化碳的生物接触限值为工作班末尿 TTCA 1.5mmol/mol 肌酐(2.2mg/g 肌酐),美国 ACGIH 的生物接触指数为班末尿 0.5mg/g 肌酐,德国为 4.99mg/L。

三、样品采集及保存

1. 尿样　监测 TTCA 时,尿样采集时间为常规接触二硫化碳的工作班末或周末,尿样采集后应尽快测定。采集体积约50ml,尽快测定比重后,于常温下运输,夏季运输需冷藏,置于-20℃冰箱中可保存1周。

2. 呼出气　用采气管采集终末呼出气,受试者脱离工作现场,正常呼吸1分钟后,平静呼出。将采气管两端活塞打开,采气管一端含入口中,向管内深吐气,吐气完毕关上两端活塞。运输时防震防碎,室温存放,采样后24小时内分析完毕。

四、高效液相色谱法测定尿中2-硫代噻唑烷-4-羧酸

1. 原理　尿样经盐酸酸化后,用乙醚萃取TTCA,经高效液相色谱反相C_{18}柱分离,在273nm波长下用紫外检测器检测。以保留时间定性,标准曲线法定量。本法最低检测浓度为8μg/L(1ml尿样)。

2. 样品处理与测定　取1.00ml班末尿样,离心后加入盐酸酸化,再加入乙醚,快速旋涡混合提取。5000r/min离心后,将乙醚溶液转移至另一试管,置40℃水浴吹氮至干,加入一定体积甲醇溶解残渣,供液相色谱测定。

3. 仪器参考条件　C_{18}色谱柱;流动相:甲醇:水:冰乙酸=14.5:84.5:1.0;流速1.5ml/min。紫外检测波长:273nm。

4. 注意事项

(1)离心过的尿样经乙醚提取后再次离心,使乙醚层便于分离,转移,从而保证分析的准确度。

(2)根据文献,样品依分离情况做适当调整,用两种流动相切换洗脱(A液:甲醇-冰乙酸-水=4.5:0.5:95;B液:甲醇-冰乙酸-水=95:0.5:4.5)。洗脱程序:0~3.5分钟,A液洗脱;3.5~6.5分钟,B液洗脱;6.5~10分钟,A液洗脱。切换洗脱可使尿中杂质较快流出,同时还适于单泵操作。

(3)TTCA制备方法:TTCA不易购买,需自行制备。取碳酸钾1.12g溶解在6ml水中,加入0.96g L-半胱氨酸,温热溶解。冷却至室温后,加1.2ml二硫化碳,强烈搅拌24小时,待反应完全后,用盐酸酸化至pH1.0。用乙醚提取,纯化后可得无色针状结晶TTCA。

五、气相色谱法测定呼出气中二硫化碳

1. 原理　采用玻璃采气管采集终末呼出气,直接进样,经适宜的色谱柱分离后,火焰光度检测器检测。如浓度过低,则需浓缩采样,热解吸后进样。以保留时间定性,标准曲线法定量。

本法的最低检测浓度为0.05mg/m³(进样体积1.00ml),测定范围0~400mg/m³。

2. 样品处理　当样品中二硫化碳的浓度低于检测限时,需将待测样品富集在TenaxGC管,热解吸后测定。

3. 仪器参考条件　色谱柱为不锈钢柱(1m×3mm),Chromosorb W-AW-DMCS:OV-17=100:5。柱温70℃、载气为高纯氮气(N_2),流速36ml/min。如为热解吸进样,热解吸温度140℃,解吸时间3分钟。

4. 注意事项

(1)采用富集管富集,冲洗用气体的体积应大于采气窗口体积的6倍,所用气体温度与室温相同,热解吸时间应大于3分钟,以保证样品的完全转移和完成样品的瞬间释放。

(2)由于二硫化碳沸点低,挥发性大及在水中溶解度小等特性,所以湿度与储存温度的

变化对呼出气中二硫化碳的分析无明显影响。

（金明华）

第三节　碘

一、理化性质

碘（iodine，I）是一种卤族元素，相对原子质量 126.9。熔点 113.5℃，沸点 184.35℃。具有金属光泽，易升华，有毒性和腐蚀性。碘以蒸气形态出现时是分子形式，分子式 I_2。易溶于乙醚、乙醇等有机溶剂，碘在水中的溶解度很小，易溶于碘化钾溶液，形成多碘化合物 KI_3、KI_5、KI_7 等，具有较强的氧化性，自然界中碘主要以碘化钾、碘化钠、碘酸盐等化合物形式存在。

二、代谢和生物监测指标

碘及其化合物在工业、医药和化学实验室等方面得到广泛应用。碘能够杀灭微生物，因此，临床上常用作消毒剂。此外还用于止血剂、染料和化学试剂。从事这些行业的工作者对碘有职业接触。

碘是人体必需的微量元素，人体内碘主要来源于食物。正常人体内含碘 20~50mg，其中 70%~80% 浓集在甲状腺内，其次为肌肉、皮肤、骨骼和其他内分泌腺及中枢神经系统中。人体内的碘以化合物的形式存在，其主要生理功能是维持正常能量代谢，促进生长发育，参与蛋白质、脂肪和碳水化合物代谢，维持神经系统的正常活动。

碘及其化合物主要在胃和小肠吸收，吸收的碘化物在血液中以游离的形式存在，很快被甲状腺上皮细胞摄取和浓集。在稳定条件下人体排出及摄入的碘是平衡的。碘是甲状腺激素的重要组成成分，其生理功能主要是通过参与合成甲状腺激素并通过甲状腺激素的多重生理调节机制来完成的。正常情况下，血液中碘大部分是以蛋白质结合的形式存在（其中绝大部分是 T_4 和 T_3 的碘），其次是血浆中无机碘。饮食中长期缺碘就会患碘缺乏病（IDD），缺碘可导致单纯性甲状腺肿大，还可影响人体的生长发育。严重缺碘还可造成小儿脑发育障碍、智力低下。当人体长期摄入过量的碘，也可引起甲状腺肿、碘性甲亢、和碘性甲状腺功能低下等问题。碘摄入过量还损害黏膜、皮肤，影响神经系统和内分泌系统功能，引起急、慢性中毒。碘主要经肾脏排泄，其次为肠。约有 80% 尿碘经肾排出，10% 经粪便排出，5% 的随汗液或呼吸排出。因此，尿碘的检验可作为甲状腺功能检验的辅助方法，是地方性甲状腺肿病区评价指标之一，也可作为碘及其化合物职业中毒诊断指标。血清中总碘含量也能较准确地反映机体的碘营养水平，用血清碘作为甲状腺功能指标也得到广泛的应用。正常人全血中碘含量为 57μg/L，血浆为 6.9μg/L，血清为 6μg/L。我国碘的最新推荐摄入量（RNI），成人为 150μg/d，与美国、加拿大、英国、日本等国相同，德国则为 200μg/d。

三、样品采集及保存

1. 尿样　尿样采集于聚乙烯试管或玻璃试管中，严密封口以防碘的挥发。室温运输，4℃可保存 2 个月；聚乙烯塑料管样品密封后 −20℃可保存 4 个月。

2. 血样　采集末梢血 1ml,迅速转移至聚氯乙烯塑料管(加 2% 肝素抗凝)中,密封后置 4℃冰箱保存,在采集血样时,避免用含碘的消毒剂来消毒皮肤。

四、血清和尿中碘的测定

生物材料样品中碘的检测方法很多,包括直接滴定法、催化分光光度法、顶空气相色谱法、离子色谱脉冲安培法、电感耦合等离子体质谱法(ICP-MS)。其中以碘的砷铈催化分光光度法和顶空气相色谱法较为常用。

(一)砷铈催化分光光度法

1. 原理　采用过硫酸铵溶液在 100℃条件下将尿样消化,利用碘对砷铈氧化还原反应的催化作用:

$$H_3AsO_3+2Ce^{4+}+H_2O \longrightarrow H_3AsO_4+2Ce^{3+}+2H^+$$

反应中黄色的 Ce^{4+} 被 H_3AsO_3 还原成无色的 Ce^{3+},碘含量越高,反应速度越快,剩余 Ce^{4+} 越少。控制反应温度和时间,测定 420nm 波长下体系中剩余 Ce^{4+} 的吸光度,即可求出碘含量。

本方法最低检测浓度为 $3\mu g/L$(尿样 0.25ml);线性范围 $0\sim300\mu g/L$。

2. 样品处理

(1)尿样:取一定量尿样于消化管中,加入过硫酸铵,混匀后控温 100℃消化 60 分钟,冷却至室温备用。

(2)血清:血清样与尿样相比,其基底成分复杂,无机离子多,蛋白质含量高。消化血清样品时宜采用混合酸湿消化方式进行消化,消化过程中一定控制温度不宜太高,以免样品中碘的挥发损失。

3. 测定方法　取一定量碘酸钾(KIO$_3$)配制碘标准系列溶液和待测样品溶液,加入过硫酸铵,混匀后控温 100℃消化 60 分钟,然后向各管加入亚砷酸(H$_3$AsO$_3$)溶液,25℃水浴 15 分钟。秒表计时,按照碘浓度由高至低顺序,每管间隔相同时间(30 秒),依次准确加入硫酸铈铵[Ce(NH$_4$)$_4$(SO$_4$)$_4$]溶液,混匀后放回水浴中,待第一管加入硫酸铈铵溶液准确反应 15 分钟时,依次每间隔 30 秒于 420nm 波长下,以水作参比,测定标准系列和待测样品的吸光度值,标准曲线法定量。

4. 注意事项

(1)实验过程中,由于无法判定消化终点,因此,每批样品消化时,必须同时设置空白对照和标准系列。

(2)实验环境、器皿及试剂应尽量避免碘污染。采集血液样品时,应避免用含碘的消毒剂进行皮肤消毒。

(3)在 1L 尿样中,NaCl 20g,NH$_4^+$ 1.3g,HPO$_4^{2-}$ 3.7g,KNO$_3$ 1g,Ca^{2+} 和 Mg^{2+} 各 500mg,SCN$^-$ 100mg,F$^-$ 10mg,Fe^{2+} 5mg,Mn^{2+}、Cr(VI)、Co^{2+} 各 1mg,Hg^{2+} 0.1mg,尿素 25g,肌酐 1.5g,均不干扰测定。

(二)顶空气相色谱法

1. 原理　碘离子与硫酸二甲酯在 55℃条件下发生甲基化反应,生成碘甲烷,经色谱柱分离,电子捕获检测器检测,标准曲线法定量。

2. 仪器参考条件　填充柱色谱柱(3mm×2m),固定相为 Porapak QS,100~120 目;载气(氮气)流速 35ml/min;色谱柱温度 130℃;检测器温度 170℃。

3. 测定方法　取适量样品于顶空瓶中,加水稀释至一定体积,加入少量锌粉,1mol/L 氢氧化钠溶液和硫酸二甲酯,置55℃恒温60分钟,用微量注射器抽取上部气体100μl,注入气相色谱仪测定,碘标准溶液(由KI配制)在同样条件下测定。

4. 注意事项

(1)实验表明,经多种固定相比较,结果以Porapak QS分离效果最好,保留时间短,无杂峰,且色谱柱制备较简单。

(2)随硫酸二甲酯用量的增加,响应值增大。但用量过大,响应值反而下降,最适宜用量为0.4ml。

(3)Cl^-<20mg/L无干扰。血清中微量F^-无干扰。Br^-可生成相应的溴甲烷,其保留时间与碘甲烷不同,色谱峰能分开,不干扰测定。NO_3^-对本法有正干扰,使测定结果偏高。加入锌粉和氢氧化钠后,可消除NO_3^-的干扰,主要基于如下反应:

$$NO_3^- + 4Zn + 7OH^- \longrightarrow NH_3 + 4ZnO_2^{2-} + 2H_2O$$

(三)电感耦合等离子体-质谱法

ICP-MS方法测碘的报道比较多,对于以I^-形式为主的水样品中,在酸性条件下测定记忆效应大,结果易偏高,在碱性条件下则测定记忆效应小。而对于不是以I^-形式为主的血清样品,溶剂影响不大,有报道以铟(In)作内标用ICP-MS测定了血清和尿中碘,检出限为0.09ng/ml,线性范围6~1200ng/ml。该方法采用2%硝酸稀释样品直接导入ICP-MS进行碘含量测定,利用内标物In消除干扰。与分光光度法比较而言,操作简单,干扰少且易消除、避免了前处理过程可能带来的污染和损失,缩短了分析时间,适合于血和尿中碘含量的测定。用ICP-MS测定生物样品中碘的不足之处是要求样品转化成待测液时,由于碘受热易挥发,尽量减少样品损失,离子强度不能太高,用于测定碘含量极低的生物样品,还需进一步研究。

(金明华)

第四节　氟

一、理化性质

氟(fluorine,F)是具有极强腐蚀性的淡黄色双原子气体,液态时呈黄绿色,固态时为乳白色或类似雪样的白色。相对原子质量为19,密度0.963g/cm³,熔点–223℃,沸点–188℃。在常温下,氟可以同大多数单质发生化合反应,与氢化合成氟化氢。常见的氟化物(fluoride)有氟化氢、氟化钠、氟化钙、氟化镁等,氟化氢的熔点为–92℃,沸点是19.5℃。氟化钠的沸点是1695℃,氟化钙的沸点约为2500℃,氟化镁的沸点为2239℃。因此,氟化物稳定,受热不易挥发。在生物体中,氟常以化合态形式存在,无机氟化合物大多数都能溶于水,而有机氟化合物则不溶于水。

二、代谢和生物监测指标

氟在自然界分布广泛,主要来自矿物、岩石的风化以及火山的喷发等,大多数以化合态存在。在工业中用硫酸处理萤石(CaF_2)制备氟化氢,用二氟二氯甲烷作制冷剂、生产含氟药物、含氟牙膏、采用氟化钠、氟乙酸钠、氟硅酸钠等作为杀虫剂等。而广泛用于日常生活、医药卫生和农业生产,故人体暴露氟化物的机会很多。

一般情况下,正常人体内的含氟量为 2.9g,可以通过饮水、食物和空气等多种途径摄入。饮水和食物中的氟可经口腔的黏膜,牙齿表面和胃肠消化道吸收,大气中的氟虽可经呼吸道及皮肤进入体内,但吸收的氟量较少。机体经各种途径吸收的氟进入血液循环,主要分布在骨骼、牙齿、指甲及毛发,血液中氟占 40%,其中 74% 以有机氟化物的形式与白蛋白结合,其余的氟呈游离状态。游离氟可以不断地从结合态的氟中释放出来,补充全身各组织的需要。人体的肝、肾、睾丸、脑等软组织也含有一定量的氟,正常人软组织的氟含量为 0.5~1.0mg/kg(湿重),其中以皮肤的含量最高。

目前认为,氟是机体活动中一种必需的微量元素,但其对人体的生物效应与剂量有关。氟在人体内的生物学作用主要表现在适量的氟能维持正常的钙、磷代谢,促进机体生长发育,预防龋齿,对生殖能力、神经传导和造血机能也有一定作用。过多的氟进入机体内,可影响体内氟、磷、钙的正常比例,形成大量氟化钙沉积于骨骼,使机体产生以氟斑牙和氟骨症为主要临床表现的毒性作用。人体每日需氟量约为 1.0~1.5mg,最大安全摄入量 3~4mg/d。若每日摄氟量超过 6mg,就可能引起氟中毒(fluorosis)。因此,测定人体样品中氟含量,对于了解机体对氟的暴露和负荷情况,具有一定的意义。

通过不同方式进入人体的氟 20~60 分钟左右血氟达峰值,清除半减期为 4 小时,50% 蓄积于机体各组织脏器中,其余被排出体外。氟主要由尿液排出,约占总排氟量的 75%,肾脏的排泄速度很快,3~4 小时内尿中可排出摄入氟量的 20%~30%,15% 的氟在肠道内随粪便排出,约 10% 经汗液、乳汁、唾液、头发、指甲和泪液等途径排出体外。

环境中的氟不管以何种途径进入机体,每日尿排氟量与总摄氟量呈正相关,其在体内蓄积量与总摄氟量也呈正相关。因此,测定血、尿、头发和指甲中氟含量,可作为监测机体氟暴露的检测指标。人体血液中的氟含量与饮水氟含量存在一定的关系,尿排出的氟约占总排量的 75%,因此血清氟和尿氟含量也常用来作为衡量人体氟负荷量的生物监测指标。ACGIH 推荐氟及其化合物的生物接触指数班前、班末尿氟分别为 2mg/L 和 3mg/L。我国规定的生物接触限值为工作班前尿氟 24mmol/mol 肌酐(4mg/g 肌酐),工作班后尿 42mmol/mol 肌酐(7mg/g 肌酐)。

三、样品采集及保存

1. 尿样　正常人采集晨尿,职业作业工人采集工作班前或工作班后尿样 50ml 于清洁干燥的聚乙烯瓶(经硝酸处理),尽快测定尿液比重。若不能及时进行测定,4℃冰箱可保存两周。

2. 血样　采集空腹静脉血 1.5~2ml 于具塞无氟的聚乙烯管中,如果测定血清中氟,将样品以 3000r/min 离心 10 分钟,取血清测定。若测定血浆氟或血细胞氟含量,应尽快对血样进行分离。若不能及时测定,需 4℃冷藏,一周内完成。-20℃冷冻,可保存 2 周。

3. 发样　通常采枕部发际以上 2cm 的全发 1~2g,或用不锈钢剪刀随机取全发样。

四、尿中氟的测定

尿氟是人群氟负荷的重要指标,过去常用扩散比色法和蒸馏比色法来测定,现已被氟离子选择电极法所代替。氟离子选择电极法灵敏、准确,选择性好,也是我国推荐的行业标准方法。血清氟的测定与尿中氟的测定方法相同,常采用标准加入法和标准曲线法。

1. 原理　以氟离子选择电极为指示电极,饱和甘汞电极(SCE)为参比电极,将电极插入待测溶液后组成化学原电池。在一定条件下,电池电动势与氟离子活度的对数呈线性关系,可通过测定标准溶液和试液的电池电动势,求出溶液中氟离子的浓度。

2. 样品处理和测定　尿氟测定可采用标准曲线法和标准加入法。量取一定体积(10ml)的尿样于25ml烧杯中,加入等体积的总离子调节缓冲液(TISAB)或含氟TISAB(当尿氟含量低于0.2mg/L),测定其电动势,标准曲线法定量;或量取一定体积(10ml)尿样于25ml烧杯中,加入等体积的TISAB,测定其电动势,再另加入小体积氟标准工作液,测定电动势差后,计算尿样中氟含量。

3. 注意事项

(1)为了使测试体系的总离子强度维持在一定范围之内,标准加入法所加入标准溶液的浓度,应比试液浓度高10~100倍,加入的体积为试液的1/100~1/50。

(2)氟离子选择电极由LaF_3单晶薄膜、内参比电极(Ag-AgCl电极)、填充液(氯化钠-氟化钠溶液)等构成。在使用前应用去离子水清洗电极至纯水电位值 –320mV 以下。

(3)能与阳离子形成配合物的如 Fe^{3+}、Al^{3+}、Ti^{4+} 等,会干扰其测定,影响的程度主要取决于配位离子的种类和浓度、氟化物的浓度及溶液的 pH 值等。用总离子强度缓冲液(TISAB)控制测定溶液的 pH 为 5.0~5.5,可消除干扰。

(4)电极电位受温度的影响,因此保持待测试样溶液与标准溶液温度一致。

五、其他生物材料中氟的测定

1. 血氟　血中氟离子的测定多采用氟离子选择电极法。由于血清中氟离子浓度较低和采集血样的量有限,测定时可用微溶池代替 2ml 烧杯。正常情况下,全血氟含量约为 500μg/L,血浆为 1200μg/L,血清为 27μg/L。

2. 硬组织中氟　将采集的硬组织先用小刀除去表面的结缔组织和肌肉,清洗干净烘干,称取一定重量,将其放在坩埚中,在通风橱电炉上炭化。于550~600℃马弗炉中灰化 5~6小时,冷却,在玛瑙研钵中研成粉末。加盐酸溶解,加溴酚蓝和 NaOH 中和至刚显蓝色后,再加入 TISAB,用水稀释至一定体积,用氟离子选择电极法进行测定。

3. 头发中氟　将发样清洗干净,浸入乙醇溶液(75%)中 0.5 小时,取出后用去离子水冲洗,然后放在80℃烘箱中烘烤 1 小时取出,将头发剪断。称取一定量的发样放入将瓷坩埚内,加入适量乙酸镁,先在电炉上小火加热至炭化,再移入马弗炉中 550℃灰化 2 小时,将白色灰分用 10ml 去离子水溶解,用氟离子选择电极法进行测定。

4. 软组织中氟　用吸水纸将组织表面水分吸干后,称取一定量的脏器组织,放入马弗炉内 600℃灰化 2 小时,以下操作步骤同硬组织中氟的测定。

(金明华)

第五节　氰　化　物

一、理化性质

氰化物(cyanides)是分子结构中含有氰离子(CN^-)或氰基(—CN)的一类化合物,根据其结构和化学性质分为无机氰化物和有机氰化物。无机氰化物有氰化氢(hydrogen cyanide)、氰化钠(sodium cyanide)、氰化钾(potassium cyanide)、氰化铜($Cu(CN)_2$)、氰化银(AgCN)、亚铁氰化钾等。有机氰化物如腈类、异腈类、氰酸酯、异氰酸酯、丙烯氰（acrylonitrile），大部分氰化物都是致命的化学毒剂。

氰化氢（HCN），为无色气体，有苦杏仁味。相对分子质量27.02。沸点25.7℃。熔点-14℃。在空气中极易扩散。易溶于水、乙醇和乙醚。其水溶液氢氰酸（prussic acid）为无色液体，相对密度0.69。在空气中可燃烧，环境空气中含量达5.6%~12.8%时易发生爆炸。氰化钠俗称山奈、山奈钠，为白色粒状或结晶性粉末，分子式NaCN，相对分子质量49.01，沸点149.7℃，熔点563.7℃，密度1.595。剧毒。易溶于水，微溶于乙醇，水溶液呈碱性，易水解。在湿空气中潮解并放出微量的氰化氢气体，与酸反应释放出氰化氢气体。氰化钾为无色或白色固体，剧毒。分子式KCN，相对分子质量65.12，熔点634℃，密度1.52。在空气中吸收水分和二氧化碳易发生分解。水溶液在常温下分解较慢，可溶解多种金属形成配合物。

氰化物在体内的代谢产物硫氰酸盐主要包括硫氰酸钾和硫氰酸钠。硫氰酸钾（potassium thiocyanate），分子式KSCN，相对分子质量97.18，无色晶体。相对密度1.89，熔点172.3℃。容易溶于水、乙醇和丙酮。硫氰酸钠（sodium thiocyanate），分子式NaSCN，相对分子质量81.07。无色晶体或白色粉末。相对密度1.74，熔点为287℃。在空气中易潮解，易溶于水、乙醇和丙酮。

二、代谢和生物监测指标

氰化物的接触机会常见于有机氰化物的生产过程如合成橡胶、纤维、塑料和粘胶生产和其他氰化物的生产过程，另外还有药物、塑料、有机玻璃、染料的生产，以及电镀、金属表面渗碳和摄影，从矿石中提炼贵金属（金、银）等过程。氰化物也是生产多种树脂单体如丙烯酸酯、甲基丙烯酯以丙烯腈等化合物的原料。

氰化氢主要通过呼吸进入人体。高浓度蒸气和氢氰酸液体可直接经皮肤吸收，进入机体的氰化氢部分以原形经肺排出。氰化物的毒性主要是在体内解离出 CN⁻ 引起。CN⁻ 可抑制多种酶的活性，能与氧化型细胞色素氧化酶迅速结合，阻止 Fe^{3+} 还原成 Fe^{2+}，使酶失去活性及传递氧的功能，组织不能摄取和利用氧，使人大脑缺氧窒息死亡。另外，CN⁻ 还可以夺取某些酶中的金属，或与酶的辅基和底物中的羰基结合，使二硫键断裂，从而抑制多种酶的活性，也要导致组织细胞缺氧窒息。当血清中氰化物浓度达到40μmol/L时，出现中毒症状，氰化物急性中毒轻者可出现头昏、呕吐、震颤、口唇及咽部麻木、呼吸加快。当血清中氰化物浓度达到100μmol/L时，重者可出现呼吸极度困难、意识丧失、惊厥、最后由于呼吸中枢麻痹和心跳停止而死亡。

CN⁻ 在体内通过多种代谢途径失去毒性，其中绝大部分 CN⁻ 在硫氰酸生成酶（rhodanese）的催化下与胱氨酸、半胱氨酸、β-巯基丙酮酸等供硫化合物作用下，在体内生成毒性很低的硫氰酸盐（thiocyanate）经尿液排出。在硫氰酸盐氧化酶的作用下，SCN⁻ 逆转为 CN⁻，以使机体内 CN⁻ 和 SCN⁻ 代谢平衡。CN⁻ 还分别与含钴的化合物、胱氨酸作用生成氰钴胺和 β-硫氰基-氨基丙酸，进一步转变为 2-氨基噻唑啉-4-羧酸。另外还有很少一部分与葡萄糖类化合物结合生成无毒的有机腈类化合物，通过尿、唾液、汗液排出体外。因此，尿中硫氰酸盐含量可以作为职业性氰化物接触者的生物监测指标。氰化物在体内代谢途径如图5-2。

三、样品采集及保存

用玻璃瓶或聚乙烯塑料瓶采集班后尿，摇匀，尽快测量相对密度（比重）。尿样应在4小时内完成测定。夏季运输时需冷藏。

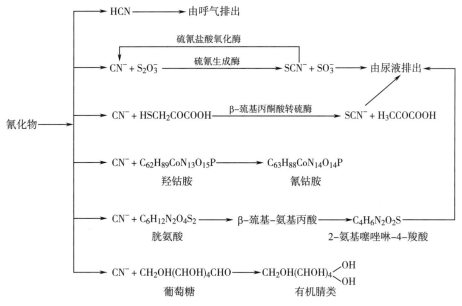

图 5-2　氰化物体内代谢途径

四、吡啶 - 吡唑酮分光光度法测定血清中氰化物

正常人血液中的氰化物含量通常是纳摩尔水平。能造成人体中毒的血液中氰化物含量为 40μmol/L。目前,关于血液中氰化物的测定方法主要有分光光度法、离子色谱法、气相色谱法、离子选择电极法等,但应用最广泛的主要是分光光度法、离子色谱法和离子选择电极法。

吡啶 - 吡唑酮分光光度法的原理是氰化物经蒸馏后吸收于碱性溶液,中和后与氯胺 T 反应生成氯化氰,然后与吡啶 - 吡唑酮反应生成蓝色化合物,在 630nm 测定吸光度值,标准曲线法定量。方法测定下限 0.08μmol/L。

五、尿中硫氰酸盐的测定

硫氰酸盐的测定主要有气相色谱法、离子色谱法和分光光度法。

(一) 吡啶 - 巴比妥酸分光光度法

1. 原理　在微酸性条件下,尿中硫氰酸盐和氯胺 T 反应生成氯化氰。氯化氰使吡啶环裂开,产生戊烯二醛。戊烯二醛与巴比妥酸反应,生成紫红色染料,在 580nm 测定吸光度值,标准曲线法定量。本法最低检出浓度为 1mg/L(0.10ml 尿样);测定范围 0.1~2.0μg。

2. 测定方法　向具塞比色管中加入硫氰酸钾标准溶液,然后加入 0.1ml 正常人混合尿,各加入 2ml pH7.0 磷酸盐缓冲液,混匀,再加入 0.2ml 氯胺 T 溶液,立即盖紧,混匀,放置 5 分钟后加入 2ml 吡啶 - 巴比妥酸溶液,置于 25℃恒温箱中放置 20 分钟,以试剂空白为参比,测定吸光度值,以吸光度值对相应硫氰酸钾含量绘制标准曲线。取一定体积新鲜尿样,在与测定标准系列相同条件下测定样品溶液,标准曲线法定量。

3. 注意事项

(1) 测定的尿样必须新鲜的,采集班后尿,4 小时内完成分析测定。夏季运输需冷藏。

(2) 显色温度应保持在 25℃以上,吡啶 - 巴比妥酸溶液应临用前配制,放置时间长会影响吸光度值。

（3）氰化物进入体内后，大部分以硫氰酸盐形式从尿排出，一小部分仍以 CN^- 形式排出。CN^- 同样会显色，测出的结果是 CN^- 和 CSN^- 的总量。

（二）顶空气相色谱法

1. 原理　在酸性条件下，将样品中氰化物酸化变为 HCN，与氨胺 T 在顶空瓶中反应生成氯化氰（CNCl），置于 40℃水浴中 30 分钟待气液达到平衡后，抽取顶空瓶上层气体进样，色谱柱分离后，电子捕获检测器检测，标准曲线法定量。

2. 色谱条件　色谱柱为填充玻璃柱（1.2m×3.2mm），Porapak QS，80~100 目；气化室温度 150℃；柱温：95℃；ECD 检测器温度 250℃；载气：高纯氮气，流量 35ml/min。

3. 测定方法　取顶空瓶分别加入不同浓度的硫氰酸钾标准溶液，另取一顶空瓶加入尿样，加入硫酸使 pH 为 2.0，再加入 1% 氯胺 T 溶液，迅速盖紧瓶塞，混匀，置 65℃水浴平衡 90 分钟，取 30μl 顶空气进样。

（金明华）

本 章 重 点

本章重点介绍一氧化碳、二硫化碳、氰化物等有毒有害气体和化合物在机体内的代谢和生物转化，通过检测这些化合物的原形或其代谢产物来监测其在机体内代谢和负荷情况，以评价其对机体产生的危害。碘、氟是人体的必需元素，但是如果超过一定的剂量对机体也会产生毒副作用。因此，监测机体碘和氟在机体的分布和代谢情况，对于预防地方病和营养元素缺乏病的诊断提供科学依据。本章主要掌握一氧化碳、二硫化碳、碘和氟等非金属化合物及其代谢产物的代谢途径和生物监测指标；非金属化合物及其代谢产物的测定原理、方法及在测定过程中注意事项；熟悉非金属化合物及代谢产物的人体暴露途径和危害；了解非金属化合物及其代谢的产物理化性质及其监测的意义。

复习思考题

1. 简述检测血中碳氧血红蛋白的生物学意义，及其主要测定方法。

2. 一氧化碳的生物接触指标有哪些？为什么？

3. 简述分光光度法检测碳氧血红蛋白原理。

4. 二硫化碳在体内如何代谢？有哪些代谢产物？

5. 简述检测尿中 2- 硫代噻唑烷 -4- 羧酸的测定的原理和方法、生物学意义。

6. 简述碘的生物学意义。检测生物材料中碘有何意义？

7. 常用于检测碘的生物材料有哪些？碘的测定方法有哪些？简述其原理和方法。

8. 简述检测尿氟的离子选择电极法的原理和方法。

9. 判断机体氟含量的卫生学意义？主要生物监测指标有哪些？

10. 氰化物在体内的代谢途径如何？主要生物监测指标有哪些？

11. 简述吡啶 - 巴比妥酸分光光度法检测硫氰酸盐的原理和方法。

第六章 维生素的测定

维生素(vitamin)是生物体维持正常生命活动必需且无法通过自身合成足够量,需要通过膳食摄取的一类有机化合物的统称。对于不同的生物体,维生素的种类并不一致,对人类而言,目前已知的重要维生素至少有 13 种,其中包括 4 种脂溶性维生素(维生素 A、维生素 D、维生素 E、维生素 K)和至少 9 种水溶性维生素,即 B 族维生素和 C 族维生素。B 族维生素包括维生素 B_1(硫胺素)、维生素 B_2(核黄素)、维生素 B_3(烟酸,又称尼克酸或维生素 PP)、维生素 B_5(泛酸)、维生素 B_7(生物素)、维生素 B_9(叶酸)等。各种维生素的化学结构及理化性质各异,但具有一些共同特点:①均以维生素原的形式存在于食物中;②不是构成机体组织和细胞的成分,主要参与机体代谢的调节;③大多数维生素机体不能合成或合成量不足,必须通过食物获得;④机体对维生素的需要量很小,而一旦缺乏就会引发相应的疾病。

维持体内维生素正常含量是保障人体健康的必要条件。可通过检测生物材料中的维生素或其代谢产物含量以及效应指标评价人体维生素营养状况,为合理膳食提供科学依据,为了解人体生理或病理状况提供参考。

脂溶性维生素一般以脂蛋白结合形式在血液中运输,在肝内代谢,目前维生素 A、E 多用血浆或血清中的原形作为其生物监测指标;维生素 D 以血清中的 25(OH)D 作为生物监测指标;正常成人血清中维生素 K 含量低,作为生物监测指标并不普及,目前临床普遍采用血清凝血酶原前蛋白和骨钙蛋白未羧化率作为评价维生素 K 营养状况的指标。水溶性维生素由于在体内贮存阈值低,可采用负荷实验评价体内含量水平。另外血液样品中维生素 B_1、维生素 C 的含量也可分别作为反映其体内含量水平的指标。

第一节 维生素 A 和 β- 胡萝卜素

一、理化性质

维生素 A 是人体最重要的脂溶性维生素之一,主要有维生素 A_1(视黄醇,retinol)和维生素 A_2(3- 脱氢视黄醇)两种形式。另外,视黄醛、视黄酸也属于维生素 A 范畴。体内的主要活性形式是视黄醇,有全反式视黄醇和 11- 顺式视黄醇两种异构体。维生素 A 在空气中易被氧化,加热和光照使氧化过程更为迅速。其对酸不稳定,在碱性环境中较为稳定。不溶于水,易溶于脂肪及多种有机溶剂,如乙醇、丙酮、正己烷等。具有荧光性质,其无水乙醇、环己烷、正丁醇等溶液在紫外光照射下发出绿色荧光。

β- 胡萝卜素(β-carotene)是一种植物天然色素,是视黄醇的二聚物和最具活性的维生素 A 前体,与 α-、γ- 胡萝卜素和叶黄素等总称为类胡萝卜素(carotenoids)。对热、酸、碱稳定,易在紫外线和空气中氧的作用下被氧化而失去生理活性。易溶于丙酮、石油醚等有机溶剂。

二、代谢和生物监测指标

人体维生素 A 的膳食来源为肝脏、乳制品、肉类、鱼肝油等动物性食品。食物中的视黄醇主要以脂肪酸酯的形式存在,进入人体后在小肠水解为视黄醇,与视黄醇结合蛋白(retinol binding protein,RBP)1∶1 结合储存于肝。营养良好的人肝内维生素 A 的贮量约为体内维生素 A 总量的 90%。在专一酶的作用下储存于肝内的蛋白结合视黄醇可被释放入血,与前白蛋白(proalbumin,PA)1∶1 结合形成三位复合物向靶细胞的转运。

因此,血液中维生素 A 的含量在一般情况下不能反映人体内维生素 A 总量,也不能准确反映维生素 A 营养状况。仅当机体营养状况极差,肝贮存维生素 A 严重耗空时血液维生素 A 含量才能反映体内含量。多数情况下,肝贮存维生素 A 含量在较宽范围波动,而血液维生素 A 水平维持稳定。

我国人体营养评价生化检测指标将血清中视黄醇浓度作为评价维生素 A 营养水平的指标,其正常参考值为儿童大于 $300\mu g/L$,成人大于 $400\mu g/L$。世界粮农组织(FAO)采用三个指标共同评价个体肝维生素 A 贮存水平是否满足 "贮备需要量",包括肝视黄醇含量、血浆视黄醇浓度以及相对剂量反应(受试者经口服含 $450\mu g$ 视黄醇棕榈酸酯的油剂 5 小时后的血浆视黄醇浓度相对于初始浓度的增加值与 5 小时后浓度的比率)。贮备需要量指机体持续摄入的足以维持正常生长和其他与维生素 A 有关的功能,并保持体内总贮存量适宜的维生素 A 的量。

维生素 A 的生理作用主要表现为形成感光物质以及参与糖蛋白的合成。11- 顺式视黄醇在视网膜氧化为 11- 顺式视黄醛与视蛋白结合构成视觉细胞内感光物质视紫红质。感光过程中 11- 顺式视黄醛被还原为全反式视黄醛与视蛋白分离,再还原为全反式视黄醇后经血回到肝脏转变为 11- 顺式视黄醇返回视网膜。当体内维生素 A 缺乏时视紫红质合成减少,对弱光敏感性减弱,严重时发生 "夜盲症"。维生素 A 促进糖蛋白的合成,有助于维持上皮组织结构完整,促进骨的生长发育。当维生素 A 缺乏时引起皮肤及各器官上皮组织干燥、增生和角化,如发生 "干眼症"、"角膜软化症"。另外,维生素 A 还有抗癌和抗衰老的作用。大量摄入维生素 A 可引起中毒表现,包括肝损伤、骨异常、脱皮、脱发、复视、呕吐及头痛,孕妇摄入过多易引起胎儿畸形。

β- 胡萝卜素是人体维生素 A 的重要来源。β- 胡萝卜素转化为维生素 A 的机制目前认为存在中心裂解和偏心裂解两种途径。中心裂解(图 6-1)是主要途径,主要发生在小肠。一分子 β- 胡萝卜素通过小肠上皮细胞或肝脏细胞中的 15,15′- 双加氧酶作用产生两分子视黄醛,在脱氢酶作用下还原为视黄醇或被氧化成视黄酸。β- 胡萝卜素转化为维生素 A 的效率受到多因素调节,包括体内维生素 A 储备水平、β- 胡萝卜素及维生素 A 通过膳食的摄入量、雌激素水平、蛋白质摄入情况以及维生素 E 摄入水平等。

2001 年,美国修订膳食营养素参考摄入量(DRI)将 β- 胡萝卜素折算维生素 A 的比值由原来的 6μg β- 胡萝卜素相当于 1μg 维生素 A,修订为 12μg 膳食 β- 胡萝卜素相当于 1μg 维生素 A。国内报道了成年个体随膳食摄入溶于植物油剂的 6.0mg β- 胡萝卜素的转化系数比值(质量单位比值)为 13.1∶1(24 小时内)和 9.1∶1(52 天)。

在营养学评价及研究中,可通过血清 β- 胡萝卜素含量间接评价个体维生素 A 营养状况,其正常参考值为 $>800\mu g/L$。

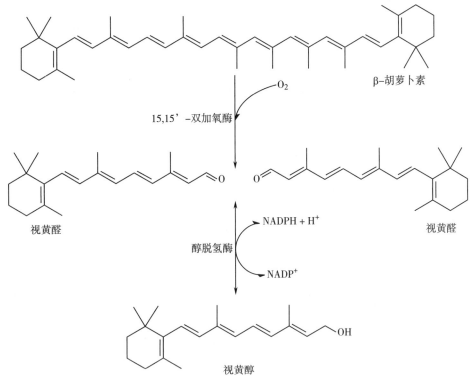

图 6-1 β-胡萝卜素转化为维生素 A 的中心裂解途径

三、样品采集及保存

静脉血,采集的时间可根据检测目的调整,如作营养素补充效果的评价,短期补充效果可在补充后数小时内多次采血,长期效果评价可在补充后一段时间内某些天的早晨采集空腹静脉血。血样采集后,尽快低温离心分离血清,若不能立即分析血清样品需保存于 −70℃冰箱。检测前在室温下解冻,涡旋混匀后用于取样测定。样品预处理及保存中均应注意避光。

四、血清中维生素 A 及 β-胡萝卜素的测定

目前,血清中的维生素 A 及 β-胡萝卜素的测定一般采用高效液相色谱分离,紫外检测器检测,方法性能可满足日常检测工作的需求。微量荧光测定法适用于大规模人群调查。

(一)高效液相色谱法测定血清中的视黄醇及 β-胡萝卜素

1. 原理　血清经无水乙醇沉淀蛋白后,正己烷萃取视黄醇及 β-胡萝卜素,C_{18} 色谱柱分离,紫外检测器检测,保留时间定性,内标法标准曲线法定量。

2. 样品处理　于 100μl 血清中加入 100μl 内标乙醇溶液,混匀后加入 1ml 正己烷,混匀、离心,取上清挥去溶剂后以无水乙醇复溶后测定。

3. 仪器参考条件　C_{18} 色谱柱(150mm×4.6mm,5μm),流动相:甲醇-水 =98：2;流速1.0ml/min,紫外检测波长:视黄醇 325nm,β-胡萝卜素 450nm。

4. 注意事项

(1)本法采用内标法定量,以维生素 A 乙酸酯为内标。

（2）视黄醇及 β- 胡萝卜素标准溶液临用前需用紫外分光光度法标定其准确浓度。标定方法为：分别于 325nm、450nm 处测定视黄醇、β- 胡萝卜素无水乙醇标准溶液吸光度值，根据朗伯比尔定律用比吸光系数（视黄醇为 1835，β- 胡萝卜素为 2620）计算两种标准溶液浓度。

（3）血清中的视黄醇及 β- 胡萝卜素由脂蛋白亲水蛋白鞘包裹，以脂蛋白结合物的形式稳定存在。正己烷透过亲水蛋白的动力学很缓慢，直接提取效率低，需预先经蛋白质变性剂作用释放视黄醇及 β- 胡萝卜素。该方法采用无水乙醇作为蛋白质变性剂，实验证明与丙酮、乙腈、甲醇及高氯酸相比，无水乙醇更适合作血清蛋白质变性剂。

（4）视黄醇和 β- 胡萝卜素极性较弱，在反相固定相上保留强，需要高比例有机溶剂做流动相以缩短保留时间，提高检测效率。流动相还可用乙醇 - 乙腈 - 乙二胺 =50∶50∶0.01，保留时间延长。

（5）前处理方法可用分散液相微萃取。其具体操作为：于 20μl 血清中加入 50μl 甲醇混匀后加入 50μl 三氯甲烷，超声提取后离心后取下层溶液测定。

（二）微量荧光法测定血清中的视黄醇

1. 原理　用环己烷提取血清样品中的维生素 A，荧光光度计测定环己烷层的荧光强度，标准曲线法定量。

2. 样品处理　取血清样品 25μl，加入等量无水乙醇振荡混匀，再加入环己烷适量，充分混合后离心，取环己烷层在激发光波长 330nm，发射光波长 480nm 处测定荧光强度。

3. 注意事项

（1）该法维生素 A（视黄醇）标准溶液浓度标定方法同本节（一）法。本法维生素 A 标准储备液用脱醛无水乙醇配制，应用液以环己烷稀释。

（2）由于本法不区分维生素 A 及维生素 A 酯，因此其检测结果略高于高效液相色谱法。但由于其不需使用高效液相色谱仪，操作简单，在大规模普查时具有适用性。

第二节　维生素 D、E、K

一、理化性质

维生素 D、E、K 均属于脂溶性维生素，难溶于水，易溶于脂肪及乙醇、丙酮、乙醚、三氯甲烷、苯等多种有机溶剂。

维生素 D 是类固醇衍生物，对人体具有重要生理功能的主要是维生素 D_2（麦角钙化醇，ergocalciferol）和维生素 D_3（胆钙化醇，cholecalciferol）。维生素 D 对热、氧、碱均稳定。在光照和酸性环境中会发生缓慢的异构作用，过量的辐射生成有毒化合物。

维生素 E 有生育酚及生育三烯酚两大类，各有 α、β、γ 和 δ 4 种异构体。α- 生育酚（α-tocopherol）活性最强。在无氧条件下对热稳定，对碱、紫外线、铁盐等均不稳定。极易被氧化，因此具有保护其他物质不被氧化的抗氧化作用。

维生素 K 是 2- 甲基 -1,4- 萘醌的衍生物，自然存在的有 VK_1（叶绿醌，phylloquinone）和 VK_2（甲萘醌，menaquinone）两种形式。VK_1 是黄色油状液体，沸点 140~145℃，VK_2 是黄色晶体，熔点 52~54℃，熔化后呈油状液体。维生素 K 不溶于水，难溶于甲醇，溶于油脂和醚类等有机溶剂。对热稳定，对光、碱敏感。

二、代谢和生物监测指标

维生素 D 主要来源于膳食摄入和体内合成两种途径。膳食来源主要是动物性食品,如含油脂丰富的鱼类、肝、牛奶、蛋黄等。体内合成途径包括将胆固醇转变为 7- 脱氢胆固醇,在皮下经紫外线照射转变为维生素 D_3;将存在于植物中的麦角固醇,在皮下经紫外线作用转变为维生素 D_2。经过上述途径进入人体的维生素 D 并无生理活性。经小肠吸收,与维生素 D 结合蛋白(DBP)结合后在血液中运输,其中一部分很快分布并蓄积到脂肪、肌肉组织,另一部分在肝、肾中代谢形成有活性形式。首先在肝脏中羟基化,形成 25(OH)D_3 与 25(OH)D_2 两种形式的 25(OH)D,其后在肾进一步羟基化生成有生理活性的 1,25(OH)$_2D_2$ 和 1,25(OH)$_2D_3$ 或无生理活性的 24R,25(OH)$_2$D。上述代谢产物,包括 25(OH)D,1,25(OH)$_2$D 及 24R,25(OH)$_2$D,均可进一步生成相应的差向异构体:3-epi-25(OH)D,3-epi-1,25(OH)$_2$D 及 3-epi-24R,25(OH)$_2$D(图 6-2)。由于血清中 25(OH)D 的生物半减期约为 15~20 天,而 1,25(OH)$_2$D 的生物半减期仅为 4~8 小时,血清中 25(OH)D 含量明显高于 1,25(OH)$_2$D,且后者的含量受到其他代谢过程的调控,已经确证维生素 D 缺乏的个体血清 1,25(OH)$_2$D 含量水平可表现为正常甚至偏高。因此,血清中 25(OH)D 的含量更适合作为评价人体维生素 D 是否缺乏的指标。我国人体营养评价生化指标规定 25(OH)D_2 和 25(OH)D_3 作为维生素 D 营养状况的评价指标,其正常参考值分别为 36~150nmol/L 和 50~100nmol/L。国际上通常认为血清 25(OH)D 含量低于 20ng/ml 为维生素 D 缺乏,20~29ng/ml 为维生素 D 不足,高于 30ng/ml 可保证维生素 D 充分满足各项生理功能需要,超过 80ng/ml 则可能产生毒性。

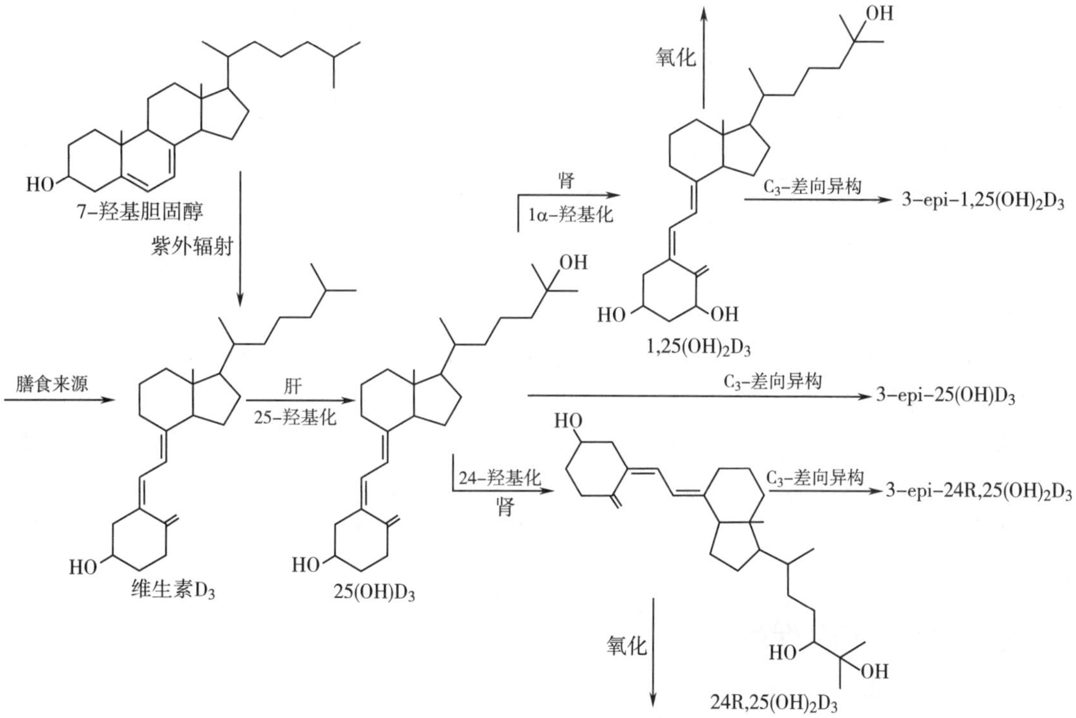

图 6-2 维生素 D_3 的体内代谢过程

1,25(OH)$_2$D 主要作用于小肠黏膜、肾和骨组织,其主要生理功能为增加小肠对钙、磷的吸收以及肾小管对钙、磷的重吸收，促进骨细胞形成和骨的钙化，维持儿童及成人的骨骼健康，减小自体免疫疾病、肿瘤及心血管疾病等慢性病风险。维生素 D 缺乏易发生在营养不良、接受阳光照射有限的人群，患有某些消化系统疾病、严重肝病、肾病的人群。维生素 D 缺乏可导致佝偻病、软骨病，长期摄入过量可引起高钙血症、高钙尿症及高血压。

维生素 E 主要由膳食提供，主要的食物来源为植物油和绿叶蔬菜。通过膳食进入人体的维生素 E 结合脂类物质后通过被动弥散和蛋白转运两种方式被小肠上皮细胞吸收，进一步结合脂蛋白经淋巴循环进入血液循环，或与高密度脂蛋白结合经转运载体进入血液循环。经血液循环分布到组织被利用，在肝脏中储存及代谢。维生素 E 通过与过氧化自由基反应，阻断过氧化自由基与细胞膜和脂蛋白中的多不饱和脂肪酸的链式反应，发挥抗衰老、抗肿瘤、保护肝脏，促进受损细胞恢复等多方面的生理作用。维生素 E（主要指 α- 生育酚）在上述过氧化反应中生成 α- 生育酚醌、5,6- 环氧 -α- 生育酚醌、2,3- 环氧 -α- 生育酚醌等氧化产物，α- 生育酚醌随尿排出。维生素 E 也可在肝脏中细胞色素 P450 作用下被非氧化代谢，生成 2-(2′- 羧乙基)- 羟基苯并二氢吡喃和 α-2-(4′- 羧基 -4′- 甲丁基)羟基苯并二氢吡喃，以硫酸酯或葡萄糖苷酸结合形式随尿排出，尿液中前者含量远高于后者。目前认为尿中 2-(2′- 羧乙基)- 羟基苯并二氢吡喃的含量与肝脏将维生素 E 转运到各组织的水平有关。

虽然维生素 E 随尿排出的代谢产物种类已基本确定，但尚未明确尿中各种代谢产物含量与维生素 E 营养状况的关系，目前一般采用血清或全血中维生素 E 的含量作为评价体内维生素 E 水平的指标，文献报道血清和全血中维生素 E 的含量分别为（5.64 ± 0.65）μg/ml 和（4.58 ± 0.16）μg/ml。值得注意的是，目前对维生素 E 含量的测定未区分异构体，测定结果为维生素 E 多种异构体的总量，以 α- 生育酚作为标准物质定量。

人体内维生素 K 可来源于膳食，也可由肠道细菌合成。维生素 K_1 和维生素 K_2 以与乳糜微粒结合形式被吸收，由淋巴系统运输入血，与 β 脂蛋白结合由血液运输至肝，在肝内与极低密度脂蛋白结合，并通过低密度脂蛋白转运至各组织。维生素 K 作为多种凝血因子的辅助因子，具有促进凝血的生理功能，缺乏维生素 K 的主要表现是凝血时间延长或出血。维生素 K 对凝血功能的影响是由于维生素 K 作为谷氨酸 γ- 羧化酶的辅酶，能将不具有凝血活性的凝血酶原前体蛋白转变为有凝血活性的凝血酶原。此外维生素 K 可影响骨钙蛋白结合钙离子的性能，骨钙蛋白有未羧化和 γ- 羧化两种形式，只有后者具有结合钙离子的特性，而骨钙蛋白完成未羧化到 γ- 羧化的转化必须有维生素 K 的参与。

当体内维生素 K 足够时，肝内合成的凝血酶原前体蛋白可全部转化为凝血酶原，仅当维生素 K 缺乏时凝血酶原前体蛋白才会出现在外周血，因此，外周血中凝血酶原前体蛋白被认为是维生素 K 缺乏的敏感指标。骨钙蛋白的未羧化率也是反映维生素 K 体内含量水平的可用指标。另外，人体血中维生素 K 含量极低（文献报道值为 100~4000pg/ml），作为常规的维生素 K 营养状况评价指标尚有困难，而且血中维生素 K 含量水平与人体维生素 K 营养状况的关系需进一步研究加以证实。

三、样品采集及保存

血液样品，同维生素 A。

四、血清中维生素 D 的检测

早期检测维生素 D 的方法为使用维生素 D 结合蛋白作为结合物的"蛋白竞争结

合"法（competitive protein binding，CBP），以及放射免疫法（RIA）。两种方法均可同时检测 25(OH)D$_2$ 和 25(OH)D$_3$，但二者的检测结果均易受维生素 D 其他代谢产物的影响，如 24R,25(OH)$_2$D 等。因此 CBP 及 RIA 两种方法检测的维生素 D 水平偏高 10%~20%。高效液相色谱 - 紫外检测器法（HPLC-UV）和高效液相色谱 - 二级串联质谱法（LC-MS/MS）可分离并同时检测维生素 D 多种代谢产物，特别是 LC-MS/MS 方法已成为检测 25(OH)D 的主要方法。

（一）高效液相色谱 - 二级质谱法测定血清中的 25(OH)D$_2$ 和 25(OH)D$_3$

1. 原理　血清经甲醇沉淀蛋白，正己烷萃取 25(OH)D$_2$ 和 25(OH)D$_3$，高效液相色谱分离，四极杆串联二级质谱检测，保留时间及特征离子对定性，氘代内标法定量。本法检出限为 3.0ng/ml（25(OH)D$_3$）和 4.0ng/ml（25(OH)D$_2$）。

2. 样品处理　取 750μl 血清样品，加入溶于甲醇 - 异丙醇混合溶剂的内标 d$_6$-25(OH)D$_3$，混匀后加入 750μl 正己烷萃取，离心分离取正己烷层，挥干溶剂，加甲醇 - 水溶液复溶后测定。

3. 仪器参考条件　C$_8$ 色谱柱（2.1mm × 50mm，2.5μm），流动相：甲醇（B%）- 水（A%），两相流动相中均加入 2mmol/L 乙酸铵及 0.1% 甲酸，梯度程序设置为：0~4.5 分钟 A% 为 27%，4.5~6.2 分钟为 2%，6.2 分钟后回到初始比例保持至程序结束。质谱采用多反应监测（MRM）模式，检测离子对（母离子 / 子离子）：25(OH)D$_3$ 为（401.35/159.10），d6-25(OH)D$_3$ 为（407.35/159.10），25(OH)D$_2$ 为（413.35/83.10）。

4. 注意事项

（1）该方法 3-epi-25(OH)D 与 25(OH)D 共洗脱，质谱检测无法区分，使检测结果略微偏高，但由于 3-epi 差向异构体含量低，对结果影响小。若要分离 3-epi 差向异构体可采用高效二维色谱。

（2）标准溶液临用前用紫外分光光度法标定其准确浓度。

（二）放射免疫法测定血清中的 25(OH)D

1. 原理　用乙腈提取血清样品中的中的 25(OH)D，放射性核素标记抗原 25(OH)D* 和样品中被测抗原 25(OH)D 竞争结合特异性抗体 Anti-25(OH)D 分别形成标记抗原 - 抗体复合物及被测抗原抗体复合物。反应后将抗原 - 抗体复合物沉淀分离，沉淀的放射性活度与标记抗原 - 抗体复合物的量呈正相关，与样品中被测抗原量呈负相关，标准曲线法定量。

2. 样品处理和测定　取血清样品 50μl 缓慢加入 500μl 乙腈中，振摇混匀后离心，吸取上清 25μl 加入 50μl 25(OH)D* 和 1ml Anti-25(OH)D。同时做标准管、测定管、缓冲溶液对照管、质控管。各管孵育后加入抗体沉淀复合物及缓冲液孵育，离心分离各管沉淀分别测定放射性计数，标准曲线法定量。

3. 注意事项

（1）应按样品 5% 比例设置双样。

（2）加入缓冲液的目的是减少非特异性结合。

（3）本方法不区分 25(OH)D$_2$ 和 25(OH)D$_3$，测定的是 25(OH)D 的总量。

五、高效液相色谱法测定全血中的维生素 E

血清或全血中维生素 E 的测定有多种方法，包括紫外 - 可见分光光度法、荧光光度法、气相色谱法和高效液相色谱 - 紫外光谱法（HPLC-UV）。目前普遍采用的是 HPLC-UV 法。

1. 原理 经肝素抗凝的全血样品，乙醇沉淀蛋白后正己烷提取维生素 E，高效液相色谱分离，紫外光谱检测器检测。保留时间定性，外标标准曲线法定量。本法检出限为 0.08μg/ml。

2. 样品处理 经肝素抗凝的全血样品 50μl 中加入 200μl 无水乙醇，混匀后加入 1.0ml 正己烷漩涡混匀，离心取正己烷层 800μl，将溶剂挥干再以甲醇复溶作为样品溶液。

3. 色谱参考条件 C_8 色谱柱（4.6mm×15cm，5μm），柱温 50℃，流动相：甲醇 - 水 = 98：2，流速 1.0ml/min，紫外检测波长 292nm。

4. 注意事项

（1）正己烷易挥发，环境温度较高时可在冰浴中萃取。

（2）也可用 C_{18} 柱代替 C_8 柱，另外流动相可采用甲醇 - 乙醇 =20：80，但保留时间延长。

（3）本法可采用 α- 生育酚标准品配制标准溶液，标准溶液的准确浓度需用紫外分光光度法标定。

（4）本法也适用于同时检测维生素 A。

六、血清中维生素 K 的检测

由于血清中维生素 K 含量低（有文献报道为 100pg/ml~4ng/ml），一般高效液相色谱 - 紫外检测法难以达到要求。目前已报道的血清中维生素 K 的检测方法主要为高效液相色谱 - 荧光光度法和毛细管管电泳 - 紫外光度法。高效液相色谱 - 质谱法可用于维生素 K 口服药物效果评价。由于血清中维生素 K 含量与人体维生素 K 营养水平的相关关系待进一步研究确证，现在维生素 K 营养状况评价指标常用血中凝血酶原前蛋白用酶的含量，采用酶联免疫法（ELISA）测定。

（一）毛细管电泳 - 紫外光度法测定血清中的维生素 K_1、K_2

1. 原理 血清经沉淀蛋白后，有机溶剂提取维生素 K_1、K_2，固相萃取净化，毛细管电泳分离 K_1、K_2，紫外检测器检测，峰面积内标法定量。

2. 样品处理 取 500μl 血清加入内标苯甲酸胆甾酯，异丙醇沉淀蛋白。正己烷萃取血清中的维生素 K_1、K_2 及内标物，离心分离正己烷层，重复萃取一次，合并正己烷层。固相萃取净化，乙醚 - 正己烷混合溶剂作洗脱液，收集洗脱液，氮气挥去溶剂后 50μl 正己烷溶解定容后测定。

3. 仪器参考条件 毛细管（30cm×75μm，I.D.），电泳缓冲液：甲醇 - 水 - 乙腈 =80：10：10，其中硼砂浓度为 20mmol/L，十二烷基磺酸钠（SDS）浓度为 10mmol/L，电压 24kV，进样时间 3 秒，检测波长 254nm。

4. 注意事项 该方法采用非水毛细管电泳，有机溶剂作为电泳缓冲液可增加维生素 K 在缓冲液中的溶解，加入十二烷基磺酸钠（SDS）可与弱电解质产生静电作用使其荷电从而提高分离效率。

（二）高效液相色谱 - 荧光光度法测定血清中的维生素 K_1

1. 原理 有机溶剂萃取血清样品中的维生素 K_1，经固相萃取净化，高效液相色谱分离后，再将分离出的无荧光的醌型 K_1 在线还原为有荧光的氢醌型 K_1，242nm 波长光激发检测 430nm 处的荧光强度，保留时间定性，标准曲线法定量。本法的检出限为 20pg/ml。

2. 样品处理 500μl 血清样品中加入 2ml 正己烷漩涡混匀，离心后取正己烷层，再重复该提取过程 2 次,合并正己烷层待固相萃取。固相萃取采用硅胶固相萃取小柱,正己烷活化后上样,正己烷淋洗,乙醚 - 正己烷混合溶剂洗脱。收集到的洗脱液挥去溶剂,乙醇溶解定容后测定。

3. 仪器参考条件 C_{18} 色谱柱(4.6mm×15cm,5μm),柱温 50℃,流动相:甲醇 - 乙醇 = 60:40,流速 1.0ml/min,10% Pt-Al 催化还原柱(50mm×2mm),荧光检测器激发波长 242nm,发射波长 430nm。

4. 注意事项

(1) 该法采用在线柱后还原,将催化还原柱连接于色谱分析柱后,作用是催化流动相中的乙醇还原维生素 K_1 生成具有荧光的氢醌结构。也可采取样品"离线"还原方式,即完成固相萃取净化后直接加入还原剂(如硼氢化钠)还原维生素 K_1,再以高效液相色谱分离检测。在线柱后还原相比"离线"还原方法准确度、重复性更好。

(2) 维生素 K 催化还原的高效液相 - 荧光检测系统各结构及其连接顺序为:流动相储液瓶 - 除氧小柱 - 进样器 - 液相分离柱 - 催化还原柱 - 荧光检测器。

第三节   维 生 素 B

一、理化性质

维生素 B 是一族与体内物质能量代谢相关的辅酶或辅酶前体,没有共同结构。

维生素 B_1,又称硫胺素(thiamine),或抗神经炎维生素、抗脚气病维生素。白色结晶,溶于水,微溶于乙醇、三氯甲烷,在酸性溶液中稳定,在碱性溶液(pH>5)中不稳定。光和热可促使其氧化,易被氧化为脱氢硫胺素,即硫色素。应在遮光、低温处保存,不宜久贮。

维生素 B_2,又称核黄素(riboflavin),化学名称 6,7- 二甲基 -9-(1′-D- 核糖醇基)- 异咯嗪,是多种氧化还原酶辅酶的前体。纯品为橙黄色晶体,对热、酸稳定,对碱、光不稳定,溶于水,水溶液在光照下可发出黄绿色荧光。

B 族维生素还包括:维生素 B_3,又称烟酸或尼克酸,无色针状结晶,能升华,易溶于沸水和沸醇,不溶于三氯甲烷和碱。烟酸主要参与体内脂质代谢,呼吸氧化过程和糖类无氧分解过程;维生素 B_7,又称生物素,为无色长针状结晶。微溶于水和乙醇,在热水和稀碱溶液中易溶。对酸稳定,在碱性溶液中易氧化,高温和氧化剂可使其失活。生物素参与体内羧化反应,与糖及脂肪代谢密切相关;维生素 B_9,也称叶酸,橙黄色结晶,溶于水,对光、热、碱均不稳定,常因食物烹煮造成食物中叶酸严重损失。叶酸作为碳载体在嘌呤、胆碱和某些甘氨酸、蛋氨酸、丝氨酸等氨基酸合成中起重要作用,缺乏叶酸可引起核酸合成障碍,影响细胞分裂,导致巨红细胞贫血。

本节简单介绍维生素 B_1 和 B_2 的代谢和生物监测指标,以及生物材料中这些维生素的测定方法。

二、代谢和生物监测指标

维生素 B_1 的膳食来源主要包括粮谷、豆类、干果、绿叶菜、动物内脏及蛋类。人体通过膳食摄入维生素 B_1,主要在小肠内通过载体转运吸收。其后在肝脏经 ATP 磷酸化生成三种磷酸酯衍生物,以游离硫胺素、单磷酸硫胺素、焦磷酸硫胺素、三磷酸硫胺素四种形式存在于体内。其中焦磷酸硫胺素占总量80%以上，它作为三种能量代谢关键酶（α-酮戊二脱氢酶、丙酮酸脱氢酶和转酮醇酶）的辅酶对能量代谢和氧化反应起到重要调节作用。缺乏硫胺素可导致能量代谢障碍和神经系统损害，认知功能下降，韦尼克脑病等。若大量摄入硫胺素，超出机体贮存阈值的部分以与蛋白结合或游离形式随尿排出。

外周血中的焦磷酸硫胺素主要存在于红细胞内，游离硫胺素和单磷酸硫胺素主要存在于血浆中，三磷酸硫胺素主要存在于中枢神经系统而在外周血中含量极低。因此，外周血中游离硫胺素、单磷酸硫胺素及焦磷酸硫胺素的含量之和接近人体总硫胺素含量。目前硫胺素体内含量评价常以血液中上述三种形式含量之和作为指标。

食品中的核黄素多以与蛋白质结合的黄素单核苷酸和黄素腺嘌呤二核苷酸形式存在，机体摄入后通过胃酸作用与蛋白质分离，转化为游离核黄素被小肠吸收。机体对核黄素的贮存能力有限，超过阈值则通过泌尿系统以游离形式随尿排出，因此核黄素需要每天补充。富含核黄素的食品种类较多，包括动物性食品如奶制品及动物肝，以及多种蔬菜水果，人体易于从膳食中获取足够的核黄素。核黄素广泛分布于各种组织细胞中，参与多种氧化还原反应，并可使由膳食摄入的维生素 B_6 与叶酸转变为辅酶衍生物。缺乏核黄素时糖代谢、脂肪代谢均受影响，可能发生口角炎、脂溢性皮炎、角膜炎等病症。

由于超出存储阈值的硫胺素及核黄素以原形或结合形式经尿排出，可以通过负荷实验反映这两种维生素的营养状况。负荷实验是营养学中评价水溶性维生素营养状况的常规方法，其程序为：受试者清晨空腹排尿后口服 5mg 硫胺素/核黄素片并禁食，饮水 200ml 以上，分别收集此后 4 小时内各受试者排出的所有尿液，测定其中硫胺素/核黄素的含量。其结果评价标准为：硫胺素总量小于 100μg 为硫胺素缺乏，100~200μg 为不足，大于 200μg 为正常；核黄素总量小于 400μg 为核黄素缺乏，400~799μg 为不足，800~1300μg 为正常。

三、样品采集及保存

1. 血样　采集静脉血，肝素抗凝，−70℃冷冻保存。冷冻保存可促使红细胞膜破碎完全，有利于焦磷酸硫胺素的释放。此外，冷冻可灭活红细胞内 α-酮戊二酸脱氢酶和丙酮酸脱氢酶，减少焦磷酸硫胺素的消耗，还可灭活硫胺素磷酸激酶减少游离硫胺素和单磷酸硫胺素向焦磷酸硫胺素的转化，使检测的各组分含量与采样时一致。

2. 尿样　收集口服维生素片后 4 小时内排出的全部尿液，加草酸调节 pH 3,4℃避光保存，若不能及时测定需 −20℃冷冻保存。

四、硫胺素的检测

目前硫胺素体内含量评价常以血液中游离硫胺素、单磷酸硫胺素、焦磷酸硫胺素三种形式含量之和作为指标。一般有两种途径测定，一是将血液中硫胺素磷酸酯水解后测定游离硫胺素总量；二是分别测定外周血样本中游离硫胺素、单磷酸硫胺素及焦磷酸硫胺素的含量，再计其总和。

（一）高效液相色谱法测定血样中的硫胺素

1. 原理　血液样品沉淀蛋白后，不具有荧光性质硫胺素及其磷酸酯经碱性铁氰化钾氧化为稳定的荧光物质硫色素，经 C_{18} 色谱柱分离，荧光检测器检测，保留时间定性，标准曲线法定量。本方法可分别测定血中的游离硫胺素、焦磷酸硫胺素、单磷酸硫胺素的含量。

2. 样品处理　经冻存的血样室温下解冻混匀后取 300μl，加等体积的三氯乙酸沉淀蛋白,离心后取上清液,加入甲醇20μl、0.7mg/ml碱性铁氰化钾50μl振摇氧化后进样。标准品的预处理过程同血液样品。

3. 仪器参考条件 C_{18}色谱柱(4.6mm×15mm,5μm),柱温为室温,流动相:甲醇(A),0.025mmol/L磷酸氢二钠(pH 7.0)(B),梯度设置为:初始A%为10%,0~4分钟,A%线性增加至25%,4~7分钟,A%线性增加至40%保持至程序结束,流速1.0ml/min,荧光检测器激发波长375nm,发射波长435nm。

4. 注意事项

(1)碱性铁氰化钾氧化硫胺素及其磷酸酯的反应速度快,混匀后可立即上机分析。

(2)三氯乙酸作蛋白沉淀剂比乙腈更为有效,并且不造成硫胺素及其磷酸酯的损失。

(3)由于铁氰化钾氧化反应需在碱性环境中进行,因此样品溶液中含有强碱,应在满足检测灵敏度的前提下尽量减少进样量以减轻对色谱柱的损害,或以有机溶剂(如正丁醇)萃取生成的荧光物质后进样分析。

(4)若先将血样中的硫胺素磷酸酯酸水解转化为游离硫胺素,再以碱性铁氰化钾氧化为硫色素,最后以上述高效液相色谱条件分离检测,亦能得到血样中硫胺素总量。但硫胺素磷酸酯酸水解为游离硫胺素需要24小时,方法用时长。

(二)荧光光度法测定尿中的硫胺素

1. 原理 尿液经酸水解和酶解后,尿中游离硫胺素被碱性铁氰化钾氧化为具有荧光的硫色素,有机溶剂萃取后测定其荧光,标准曲线法定量。

2. 样品处理与测定 取尿样25ml,盐酸酸化(确保pH为3),120℃酸解30分钟。乙酸钠调节酸解后尿液pH4.5,加入蛋白酶45~50℃恒温过夜,水定容混匀过滤。取5ml滤液加入0.7mg/ml碱性铁氰化钾3ml,振荡混匀,再加入正丁醇,涡旋混匀1分钟。静置分层后取上层有机相测定其荧光强度。荧光测定激发波长为365nm,发射波长为435nm。

3. 注意事项

(1)尿液中硫胺素大部分以游离形式存在,有小部分与蛋白质结合形式存在,实验发现酶解尿样的回收率比非酶解尿样提高20%左右。通过酶解样品可将结合蛋白硫胺素转变为游离硫胺素,使测定结果更接近尿中硫胺素总量。酸水解的作用是排除干扰成分的影响,实验发现pH为3时进行酸水解回收率最高。

(2)测定样品管同时做标准管和空白管。空白管以氢氧化钠溶液代替碱性铁氰化钾,其他操作与样品管一致。

五、高效液相色谱法测定尿中核黄素

1. 原理 尿样经固相萃取小柱净化并富集核黄素后,经C_{18}色谱柱分离,荧光检测器检测,保留时间定性,标准曲线法定量。

2. 样品处理 3ml尿样过C_{18}固相萃取小柱,水淋洗,甲醇洗脱,收集洗脱液,挥去溶剂后0.1mol/L盐酸复溶后测定。

3. 仪器参考条件 C_{18}色谱柱(4.6mm×25mm,5μm),流动相:甲醇-水-乙酸=35:65:0.1,流速1.0ml/min,荧光检测器激发波长365nm,发射波长425nm。

4. 注意事项

(1)核黄素见光易分解。标准储备液中加入乙酸,0℃以下避光、密闭保存,可使用2个月。

(2)还可采用紫外检测器,检测波长为267nm,但相比荧光检测器灵敏度低,且易受基体干扰。

第四节 维 生 素 C

一、理化性质

维生素 C(vitamin C),即抗坏血酸(ascorbic acid),具有 L、D 两种旋光异构体,分子式 $C_6H_8O_6$,无色无味的片状晶体,易溶于水,微溶于乙醇。有酸性,对酸稳定,光、热、碱、氧化剂均可使其氧化失去活性。氧化产物为脱氢抗坏血酸和二酮古洛糖酸,其中脱氢抗坏血酸具有维生素 C 的生理活性。

二、代谢和生物监测指标

人体不能合成维生素 C,体内维生素 C 来源于膳食。进入人体的维生素 C 经小肠吸收后进入循环系统,分布于各组织,在肾上腺、垂体、脑、眼、中性粒细胞和淋巴细胞有较高浓度。参与组织代谢后生成氧化产物 2,3- 二酮古洛糖酸,再进一步生成草酸、木质素等代谢产物随尿排出。长期大量服用维生素 C 可能引起草酸盐尿或尿道草酸盐结石。与其他水溶性维生素一样,超出组织贮存阈值的维生素 C 以原形或以脱氢形式随尿排出,因此可通过负荷实验评价人体维生素 C 营养状况。具体方法是:受试者口服维生素 C 5mg,收集服维生素 C 后 4 小时内全部尿样,测定其中维生素 C 含量。评价标准为排出维生素 C 小于 5mg 为维生素 C 缺乏,5~13mg 为合格,大于 13mg 为充裕。

也可用血清中的维生素 C 含量评价人体维生素 C 水平,有研究报道血清维生素 C 正常范围为 23~85μmol/L,11~23μmol/L 为不足,低于 11μmol/L 为缺乏。但值得注意的是血清中的维生素 C 水平受多因素的影响,如年龄、性别、昼夜节律等。研究证实,血清维生素 C 含量与组织维生素 C 水平相关度弱,即使在组织维生素 C 严重耗竭的情况下血清维生素 C 含量仍可能维持正常水平,因此血清维生素 C 含量是体内维生素 C 水平特异性指标,但在反映缺乏状态方面并不灵敏。另外,有研究认为血中的脱氢抗坏血酸与还原型抗坏血酸的比值与糖尿病等疾病有相关关系,将各形式维生素 C 分型测定具有临床意义。

相比血清维生素 C 含量,白细胞和淋巴细胞中的维生素 C 含量不受昼夜节律及膳食变化的影响,能更准确的反映组织维生素 C 的水平。相对而言,淋巴细胞中维生素 C 分布更均匀,而白细胞中维生素 C 含量可能因感染、肿瘤、糖尿病、吸烟等原因而降低。因此淋巴细胞中维生素 C 水平是评价组织维生素 C 含量水平更理想的指标。

维生素 C 广泛存在于蔬菜、水果中。连续 2~4 个月维生素 C 摄入不足则可引起坏血病。虽然近年来严重的坏血病已不常见,但由维生素 C 缺乏造成其他的生理功能异常普遍存在。

三、样品采集及保存

1. 血样 采集静脉血至装有肝素的试管,3 小时内低温离心分离血浆和血细胞。血浆立即 –70℃冷冻,存放不超过 9 天。若需测定淋巴细胞中的维生素 C,则在采血后 2 小时内离心并制备淋巴细胞悬液。

2. 尿液 取随机尿,或负荷实验后 4 小时尿,稀释尿液并加入草酸或磷酸,4℃保存,3 小时内测定。

四、血清（浆）中维生素 C 的测定

血清（浆）维生素 C 的测定方法有分光光度法、荧光光度法和高效液相色谱法等。分光光度法一般利用抗坏血酸的还原性，如 2,4- 二硝基苯肼分光光度法。常用的荧光光度法是邻苯二胺荧光法，其原理是还原型抗坏血酸经活性炭氧化为脱氢抗坏血酸，与邻苯二胺反应生成荧光物质，荧光强度与维生素 C 浓度成正比。邻苯二胺荧光法，2,4- 二硝基苯肼光度法可测定脱氢抗坏血酸及总抗坏血酸含量。光度法样品前处理相对复杂，结果易受样品基体干扰。高效液相色谱法更为准确，但未实现分型测定。

（一）2,4- 二硝基苯肼分光光度法

1. 原理　血浆沉淀蛋白后，还原型抗坏血酸被 Cu^{2+} 氧化为脱氢抗坏血酸，与 2,4- 二硝基苯肼作用生成红色的脎，经 85% 硫酸脱水生成橘红色无水化合物，520nm 比色，外标法定量。

若用还原剂硫脲阻止还原型抗坏血酸氧化，使原有的脱氢抗坏血酸与 2,4- 二硝基苯肼反应，并经 85% 硫酸脱水后于 520nm 处比色，吸光度与样品中脱氢抗坏血酸的含量成正比。

2. 样品处理和测定　总抗坏血酸测定时，2.0ml 血浆中加入 2.0ml 硫脲和偏磷酸混合溶液沉淀蛋白并防止氧化。离心后于上清液中加入硫脲、2,4- 二硝基苯肼、硫酸铜混合显色溶液，混匀后 37℃保温 3.5 小时，将还原抗坏血酸氧化为脱氢型抗坏血酸并反应生成脎，取出后在冰浴中滴加 85% 硫酸 1.5ml，混匀后放置 15 分钟，生成橘红色化合物，测定 520nm 处吸光度。同时做抗坏血酸标准管及空白对照管。

测定脱氢抗坏血酸时，步骤与测定总抗坏血酸相同，加入混合显色液成分中的硫酸铜用硫脲代替。

3. 注意事项　显色剂中硫脲的浓度影响显色剂的抗氧化能力，同时影响脱氢抗坏血酸与二硝基苯肼的显色反应，因此其用量控制很重要。

（二）高效液相色谱法

1. 原理　血浆样品经稀释后，偏磷酸沉淀蛋白离心后取上清液，C_{18} 色谱柱分离，紫外检测器 245nm 检测，保留时间定性，峰面积外标法定量。本法检出限为 1.0μmol/L，线性范围 1.0~200μmol/L。

2. 样品处理和测定　30μl 血浆，加入 30μl 水及 60μl 偏磷酸，漩涡混匀后 4℃低温离心，取上清液 4℃保存，待进样。

3. 色谱参考条件　C_{18} 色谱柱（250mm × 4.6mm，5μm）；流动相：0.2mol/L KH_2PO_4 缓冲液，用 H_3PO_4 调节 pH 3.0，流动相中加入 2mmol/L EDTA；流速 1.0ml/min；柱温：22℃；紫外检测波长 245nm。

4. 注意事项

（1）抗坏血酸易在贮存和检测过程中被氧化，-70℃冻存方式抗氧化能力较强，可贮存 9 天；流动相中加入一定浓度的 EDTA 也是为掩蔽 Fe^{3+}，防止其氧化抗坏血酸。

（2）样品处理及放置过程应避光并尽量在冰浴中操作，避免维生素 C 氧化。

（3）本法抗坏血酸的保留时间短（小于 5 分钟），但在该条件下尿酸也会有色谱峰（保留时间约 10 分钟），为避免尿酸的干扰每一样品的分析总时间应大于 10 分钟。

五、高效液相色谱法测定淋巴细胞中总抗坏血酸

1. 原理　分离血中的淋巴细胞，提取其中维生素 C 制得淋巴细胞维生素 C 提取溶液，

C_{18} 色谱柱分离，紫外检测器 245nm 检测，保留时间定性，工作曲线法定量。本方法的检出限为 $1.25\mu g/10^8$ 淋巴细胞，线性范围 $1.25\sim100\mu g/10^8$ 淋巴细胞。

2. 样品处理和测定　分离出的淋巴细胞用 pH7.4 磷酸盐缓冲液洗涤三次，用含有 1% 抗生素（100U 青霉素和 $100\mu g/ml$ 链霉素）的磷酸盐缓冲盐溶液制成淋巴细胞浓度为 $1\times10^8/ml$ 的悬液。细胞悬液的浓度及纯度以流式细胞仪计数、确证，细胞悬液的纯度应高于 95%。再将细胞悬液分散于含有 10% 亚磷酸（pH1.8）和 2mmol/L 的 EDTA 磷酸盐缓冲溶液中，抑制维生素 C 氧化。将细胞悬液置于超声水浴中 5min，其后在冰浴中放置 10min，制好的淋巴细胞维生素 C 提取液通过离心将淋巴细胞沉淀，立即干冰冷冻，贮存于 –80℃冰箱，待高效液相色谱分析。色谱条件与测定血清中的维生素 C 相同。

3. 注意事项　本法采用工作曲线法定量。工作曲线的绘制方法是：用久存的血样（高效液相色谱法检测血清中已无维生素 C）按上述程序分离淋巴细胞，并提取维生素 C 耗尽淋巴细胞提取液，–80℃贮存备用。用 10% 亚磷酸配制浓度为 $1000\mu g/ml$ 的维生素 C 标准储备液，临用新配。向维生素 C 耗尽淋巴细胞提取液中加入一定体积的标准储备液，使其中维生素 C 终浓度分别为 $0\sim100\mu g/ml$。

六、尿中抗坏血酸的测定

尿中抗坏血酸的含量测定所用方法与血清中抗坏血酸测定方法相同，可用二硝基苯肼分光光度法，邻苯二胺荧光光度法以及高效液相色谱法。尿样的稀释后用三氯乙酸或偏磷酸沉淀蛋白离心取上清液即可进行后续测定。

（李阳）

本章重点

本章重点介绍脂溶性维生素 A、D、E、K 和水溶性维生素 B_1、B_2、C 的重要理化性质、膳食来源及体内代谢过程，着重阐述了这些维生素的生物监测指标及其测定方法。维生素是人体必需的营养物质，通过测定其生物监测指标含量评价体内维生素水平，为了解个体和人群的维生素营养状况，指导合理膳食提供参考依据。本章要求掌握维生素 A、D、E、K、B_1、B_2、C 的生物监测指标及其测定方法原理、主要步骤和注意事项，以及生物监测指标的意义；熟悉维生素重要理化性质及代谢途径；了解其食物来源、缺乏及过量症状。

复习思考题

1. 维生素不稳定，如何确定所配制维生素标准储备液的准确含量？

2. 维生素 D 生物监测指标是什么？为什么选择该指标？

3. 血清中维生素 K 含量尚未作为维生素 K 生物监测指标的原因是什么？正常人血清中维生素 K 含量检测的主要困难是什么？可以从哪些方面解决？

4. 什么是负荷实验？其作用是什么？

5. 简述高效液相色谱法测定血中的硫胺素的原理以及样品保存应注意的事项。

6. 简述 2,4- 二硝基苯肼光度法测定血中的总抗坏血酸和脱氢抗坏血酸的原理。

第七章 芳香烃及其代谢产物的测定

分子中含有苯环的烃类化合物统称为芳香烃,结构上都具有一个或多个苯环。按苯环的数目和连接方式,芳香烃可分为单环芳香烃和多环芳香烃,单环芳香烃又分为苯及其同系物,如苯、甲苯、二甲苯及乙苯等,苯基取代的不饱和脂烃,如苯乙烯、苯乙炔等。多环芳香烃包括联苯及联多苯(联苯、联三苯等)和稠环芳香烃,如苯并[a]芘。

第一节 苯

一、理化性质

苯(benzene),化学式 C_6H_6,是煤焦油分馏或经石油裂解的产物,在常温下为芬芳气味的无色透明液体,相对分子质量 78.11,密度 $0.8765g/cm^3$(20℃)。沸点 80.1℃,极易挥发,蒸气密度 $2.77g/cm^3$。室温下饱和蒸气压 10.7kPa(20℃)。爆炸极限 1.2%~8.0%。微溶于水(0.0829g/100ml,22℃),与乙醇、三氯甲烷、乙醚、二硫化碳、四氯化碳、冰乙酸、丙酮、汽油等有机溶剂互溶,易溶于油和脂肪。体温下血 - 气分配系数为 7.8;脂肪 - 气分配系数为 425。遇热、明火易燃烧、爆炸。能与氧化剂,如五氟化溴、氯气、三氧化铬、高氯酸盐、过氧化钾(钠)发生剧烈反应。不能与乙硼烷共存。

苯的体内代谢产物有反,反 - 黏糠酸、苯巯基尿酸和酚等。反,反 - 黏糠酸(trans,trans-muconic acid,t,t-MA),化学名己二烯二酸,分子式 $C_6H_6O_4$,相对分子质量 142.11,白色棱柱形结晶。沸点 320℃,熔点 290℃。溶于热乙醇,冰乙酸,微溶于水。苯巯基尿酸(S-phenylmercapturic acid,S-PMA),分子式 $C_{11}H_{13}NO_3S$,相对分子质量 239.29,熔点 155℃。

苯酚(phenol),又名石炭酸、羟基苯,化学式 C_6H_6O,为白色、半透明的针状结晶,具特殊气味,有毒及腐蚀性,暴露在空气中和光照下易变红色,碱性条件下更易促进这种变化。相对分子质量 94.11,密度 $1.072g/cm^3$,熔点 41℃,沸点 182℃,蒸气压 46Pa(25℃),易溶于乙醇、三氯甲烷、乙醚、甘油和二硫化碳,能溶于水,水溶液 pH 约为 6.0。苯酚能腐蚀橡胶和合金,与碱作用生成盐,遇热、明火、氧化剂、静电可燃。与三氯化铝、硝基苯、丁二烯、过二硫酸、过一硫酸发生剧烈反应,引起燃烧爆炸。

二、代谢和生物监测指标

苯在工农业生产中被广泛使用,是蜡、树脂、油的溶剂;可作为合成化学制品和制药的中间体。苯大部分用于制造苯乙烯、苯酚、环己烷和其他有机物,剩余部分主要用于制造洗涤剂、杀虫剂和油漆清除剂。

苯属中等毒性有机化合物,为强致癌物,急性毒性作用主要抑制中枢神经系统。慢性毒性作用主要抑制造血机能及神经系统,造成患者出现再生障碍性贫血和白血病,高浓度蒸气对黏膜和皮肤有一定的刺激作用。

苯在生产环境中主要以蒸气形式由呼吸道进入人体,经皮肤吸收量很少,液体经消化道吸收完全,苯进入体内后,主要分布在含类脂质较多的组织和器官中。一次大量吸入高浓度的苯,大脑、肾上腺与血液中的含量最高;中等量或少量长期吸入时,骨髓、脂肪和脑组织中含量较高。

进入体内的苯,约 50% 以原形由呼吸道排出,约 10% 以原形贮存于体内各组织,40% 左右在肝脏代谢。在肝微粒体上的细胞色素 P450(cyp 450,CYP)的作用下,苯被氧化成环氧化苯,是苯代谢过程中产生的有毒中间体。接下来有三种代谢途径:①与谷胱甘肽结合生成苯巯基尿酸;②继续代谢为苯酚、邻苯二酚、1,2,4- 三羟基苯、邻苯醌、对苯醌等,以葡萄糖苷酸或硫酸盐结合物形式排出;③被氧化为反,反 - 黏糠酸(图 7-1)。

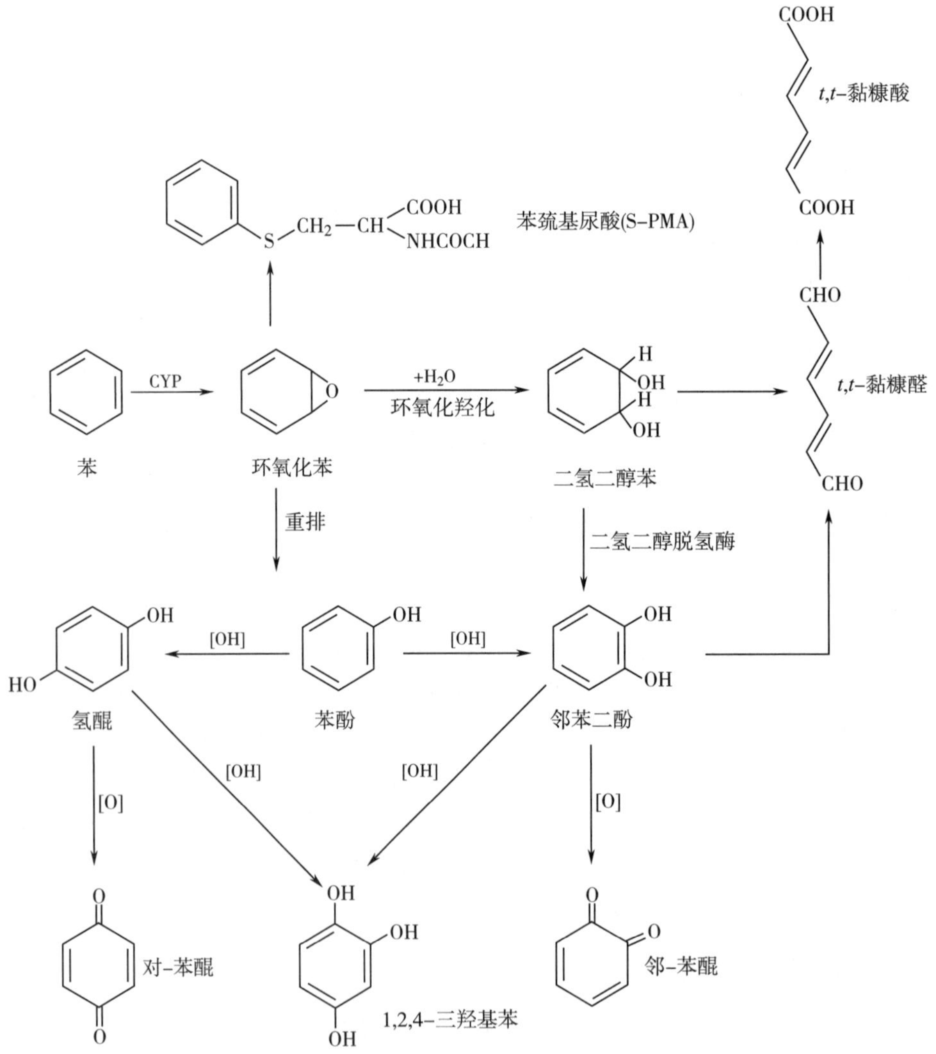

图 7-1　苯在体内的生物转化

研究表明,反,反 - 黏糠酸(t,t-MA)和苯巯基尿酸(S-PMA)是苯在机体内具有较强特异性和较高敏感性的代谢产物,与低水平苯暴露具有良好的正相关关系,是较理想的职业苯接触生物标志物。美国 ACGIH 推荐 t,t-MA 和 S-PMA 的生物接触指数(BEI)分别为班末尿 500μg/g 肌酐和 25μg/g 肌酐。有学者研究建议,我国职业接触苯生物限值为:班后尿,t,t-MA 为 3.0mg/g 肌酐(2.4μmol/mol 肌酐),S-PMA 为 100μg/g 肌酐(47μmol/mol 肌酐)。

苯酚是苯以蒸气状态进入人体后的主要代谢产物,随尿排出。尿中苯酚的排出量可较全面地反映苯的接触程度,故可作为苯接触的生物监测指标。国内对尿酚作为接触苯的生物监测指标进行了一系列的研究,得出了尿酚的排出量与空气中苯浓度有密切相关的结论,并认为当尿酚浓度高于 10mg/L 时,提示有苯的接触。正常人尿酚水平为 2~18mg/L,平均 5~8mg/L。

呼出气中苯的含量是接触苯的另一个生物监测指标。由于个体差异较大,尿酚仅适合作为群体苯接触程度的生物监测指标。且因接触苯酚时,尿酚浓度也会升高,所以测定呼出气中苯可作为职业接触苯的确证实验。

三、样品采集及保存

苯接触者呼气中苯含量显著增高,尿液中苯酚含量也明显增高,所以,呼气和尿样常用作接触苯的生物监测样品。

1. 呼出气　终末呼出气中苯为其接触的特异性指标。呼出气中苯的浓度低于车间空气浓度,故气样在分析前需要浓缩。常用的吸附剂有 Tenax-GC、活性炭等。呼出气样品,应采集接触苯后次日班前的终末呼出气(肺泡气)。采气时让受试者正常呼吸 1 分钟后,将采气管两端活塞打开,采气管一端含入口中,向管内深呼气,呼气完毕关上两端活塞。室温运输和保存,在室温保存能稳定 6 小时,24 小时后损失率明显上升。

2. 尿样　对正常人,一般取晨尿分析;对接触苯者,检测尿中反,反-黏糠酸(t,t-MA)和苯巯基尿酸(S-PMA),宜取班后尿;若检测苯酚,因开始接触后尿酚浓度迅速上升,脱离接触后又很快下降,故以取班末尿为宜。用具塞聚乙烯塑料瓶收集尿样约 50ml,尽快测定密度或肌酐。若用分光光度法测定,每 100ml 加入 1ml 冰乙酸。于室温下运输,置于 4℃冰箱中存放,可保存 2 周。

四、气相色谱法测定呼出气中苯

1. 原理　终末呼出气样品(肺泡气)收集在 50ml 呼出气采集管内,然后用氮气将样品吹入活性炭管内,使样品中的苯吸附在活性炭上。于 280℃热解吸,氮气将释出的苯带入 FFAP 柱中,火焰离子化检测器检测,以保留时间定性,峰高或峰面积定量。

2. 样品处理　将采过样的玻璃采气管置于 37℃恒温箱中,放置 2 小时,取出,尽快与活性炭管连接,用 100ml 注射器,用氮气将呼出气吹过活性炭管,使苯吸附在活性炭上,供测定。

3. 仪器参考条件　色谱柱:FFAP 柱(20m × 0.32mm,0.5μm);柱温:80℃;汽化室温度:150℃;检测室温度:150℃;载气(氮气)流速:1ml/min;分流比:20∶1。

4. 注意事项

(1)采样应在无污染的室内进行。

(2)当回收率低于 75% 时,应检查是否需要更换活性炭。活性炭在分析前应按热解吸的条件活化一定时间,以除去活性炭所吸附的有机物。

（3）正己烷、乙醚、丙酮、乙酸乙酯、二甲苯、环己酮等均不干扰苯的测定。

五、高效液相色谱法测定尿中黏糠酸和苯巯基尿酸

尿中黏糠酸和苯巯基尿酸的测定方法主要有气相色谱法，高效液相色谱法，气相色谱-质谱联用法和高效液相色谱-质谱联用法等。应用最多的是高效液相色谱法，具有灵敏度高、重现性好等特点。

1. 原理　尿样中苯巯基尿酸和反，反-黏糠酸经强阴离子固相萃取小柱萃取，10% 乙酸-水溶液洗脱，洗脱液再用 4ml 乙酸乙酯萃取，氮气吹干流动相后重溶残留物，用于色谱进样，经 C_{18} 色谱柱分离，紫外检测器检测，以保留时间定性，内标法标准曲线法定量。

2. 样品处理　取 1.00ml 室温解冻尿样于离心管中，加入香草酸内标溶液（含香草酸 6.67μg），混匀后加到预先分别用 3ml 甲醇、6ml 水活化过的强阴离子固相萃取小柱上，以 0.50ml/min 的速度通过小柱后，分别以 3ml 水、3ml 磷酸水溶液（5mmol/L）、3ml 乙酸水溶液（0.50%，m/v）淋洗小柱，再以 4ml 乙酸水溶液（10%，v/v）洗脱苯巯基尿酸和反，反-黏糠酸。

上述洗脱液中加 1.0g 氯化钠和 4.00ml 乙酸乙酯，涡旋混匀 5 分钟，以 5000g 离心 2 分钟。移取上层乙酸乙酯 3.00ml 于离心管中，置 50℃ 水浴中氮气吹干。加 0.50ml 色谱流动相，涡旋振荡 30 秒溶解残留物，溶液用于上机测定。

3. 仪器参考条件　色谱柱：C_{18} 柱（150mm×3.0mm，5.0μm）或其他等效色谱柱；柱温：30℃；流动相：甲醇-1.0% 乙酸水溶液（70∶30，v/v）；流速：0.50ml/min；检测波长：250nm。

4. 注意事项　尿样可以直接以盐酸酸化，乙酸乙酯萃取，有机相氮气吹干，色谱流动相溶解剩余物，用于进样。同时做尿样加标质控样。

六、尿中苯酚的测定

尿中苯酚的测定方法有分光光度法、气相色谱法和高效液相色谱法。

分光光度法主要是 4-氨基安替比林法，线性范围宽，浓度上限可达 150mg/L，操作和试剂均较简单。气相色谱法灵敏度高，特异性好，可解决尿中苯酚与大量共存的对甲酚分离的问题。

近年国内学者选用甲醇与磷酸盐缓冲液作为流动相的反相高效液相色谱法，直接测定尿中酚，其苯酚与尿中共存物分离良好，且样品处理方面较分光光度法及气相色谱法简单，测定快速、准确、灵敏。

（一）气相色谱法测定尿中酚

1. 原理　尿样经加热酸解，使结合态的酚水解，乙醚萃取，经色谱柱将尿中酚与人体正常代谢物对甲酚分离，火焰离子化检测器检测，以保留时间定性，标准曲线法定量。

2. 样品处理　取 5.00ml 尿样于具塞试管中，加入 1ml 盐酸，摇匀，加塞。于 90℃ 水浴恒温 1 小时后，取出放冷至室温，加水稀释至 10ml。加 3ml 乙醚，加塞振摇 1 分钟，静置分层，将乙醚补足体积至 3.00ml，必要时离心，乙醚层供测定。

3. 仪器参考条件　色谱柱：FFAP 柱（30m×0.32mm，0.25μm）；柱温：程序升温，开始 60℃，保持 2 分钟，然后以每分钟 20℃ 的速率，升至 120℃，然后以每分钟 50℃ 的速率，升至 220℃，保持 1 分钟。进样口温度：220℃；检测器温度：240℃；载气：高纯氮（N_2）；流速：3ml/min；分流比：10∶1。

4. 注意事项

（1）样品酸解后加入乙醚提取，乙醚在水中有一定的溶解度，且易挥发，所以提取后须将乙醚层补足至一定体积。在实验过程中，为避免乙醚的挥发，应特别注意冷操作，萃取后的样品及接触乙醚的器皿要放在冰瓶中冷藏待用。乙醚的色谱峰有时很宽，影响酚峰形的对称，进样时仔细操作可使乙醚峰变窄。异丙醚也可作为萃取剂，其不与水互溶，沸点高，色谱峰窄，但价格较贵。

（2）气相色谱操作条件对测定的影响较大。柱温、载气流速均影响峰高，操作时应注意保持恒定。可采用内标法定量，以硝基苯作内标物，以乙醚配成 500μg/ml 硝基苯溶液，于样品液中加入 0.20ml，其优点是可以校正乙醚挥发的损失。

（3）对甲酚是人尿中的正常成分，可与苯酚共存。在本法条件下 FFAP 柱可将苯酚与对甲酚分离。

（二）4- 氨基安替比林分光光度法

1. 原理　尿样在酸性条件下水解，游离的酚随水蒸气蒸出，碱性条件下，在氧化剂铁氰化钾存在下，与 4- 氨基安替比林反应，生成红色化合物，比色定量。本法的最低检测浓度为 2mg/L（取尿样 5ml）。

2. 样品处理和测定　取 5.00ml 尿样置于蒸馏瓶中，加入 1.50ml 硫酸，摇匀后进行水蒸气蒸馏，收集 50ml 馏出液，取其中的 10ml 于试管中，然后依次加入氨水、4- 氨基安替比林和铁氰化钾溶液各 1ml。每加入一种试剂后应充分摇匀。于 510nm 下测定吸光度，标准曲线法定量。

3. 注意事项

（1）尿样要在接触结束时收集，因为接触期间和接触后尿酚浓度变化很大，取样时应该严格控制。外源性酚的污染，可用测定游离酚的办法（不水解直接测定）来检查。

（2）4- 氨基安替比林与间甲酚、邻甲酚有与苯酚类似的显色反应，但此二者在尿中一般不存在。对甲酚虽生理性排泄量较大，但其对显色基本无干扰。

（3）尿样的预处理如果用直接蒸馏法，则尿酚回收率较低（约 70%）。

（黄丽玫　阮小林）

第二节　甲苯和二甲苯

一、理化性质

甲苯（toluene）和二甲苯（xylene）均为无色透明、具有芳香气味的易挥发性液体。甲苯分子式 $C_6H_5CH_3$，相对分子质量 92.1，密度 0.86g/mL（25℃），熔点 -95℃，沸点 111℃，饱和蒸气压 2.86kPa（20℃），蒸气密度 3.14g/L，爆炸极限 1.2%~7.0%，水中溶解度 0.52g/L（20℃）。二甲苯分子式 $C_6H_4(CH_3)_2$，相对分子质量 106.2，密度 0.86~0.88g/mL，熔点 -48~13℃，沸点 138~144℃，蒸气压 1.4~2.2kPa（20℃），蒸气密度 3.7g/L，爆炸极限 1.1%~7.0%。二甲苯有邻、间、对三种异构体，理化性质相似。甲苯主要由煤焦油分馏或经石油裂解而成。二甲苯一般从煤焦油轻油部分分馏或催化重整轻汽油分馏而得。工业用二甲苯中，间 - 二甲苯占 45%~70%，对 - 二甲苯占 15%~25%、邻 - 二甲苯占 10%~15%。甲苯、二甲苯均难溶于水，而易溶于乙醇、乙醚、丙酮、苯、汽油等有机溶剂。

甲苯体内代谢产物马尿酸（hippuric acid），化学名苯甲酰氨基乙酸，分子式 $C_9H_9NO_3$，相对分子质量 179.2，无色结晶，密度 1.371g/mL，熔点 187~188℃；沸点 240℃，微溶于水、乙醚和三氯甲烷，易溶于热水、热醇和碱液。二甲苯体内代谢产物甲基马尿酸（methyl hippuric acid），化学名甲基苯甲酰氨基乙酸，分子式 $C_{10}H_{11}NO_3$，相对分子质量 193.2，熔点 138~140℃，邻、间、对 - 二甲苯分别代谢为 2-、3- 和 4- 甲基马尿酸，化学性质与马尿酸相似。

二、代谢和生物监测指标

甲苯和二甲苯常用于制造染料、塑料、人造香精和合成纤维等。也用作溶剂或稀释剂，在油漆、橡胶和皮革等工业生产中使用广泛。在常温常压下，甲苯和二甲苯以蒸气态存在于空气中，主要经呼吸道吸收进入人体，液态可经消化道和皮肤吸收。蒸气态甲苯、二甲苯通过肺泡进入血液，主要吸附于红细胞膜及血浆脂蛋白上，因其对富含脂肪和类脂质的组织的亲和力很强，所以，进入机体后的甲苯主要分布在脂肪组织、肝脏、肾、脑和血清中；二甲苯则主要分布在脂肪组织、肾上腺、骨髓、脑、血液和肝脏组织中。

甲苯和二甲苯均属低毒类有机化合物，毒性作用主要表现在大剂量时对中枢神经系统有抑制作用和对皮肤黏膜的刺激作用。进入体内的甲苯约有 15%~20% 以原形经呼吸道排出，这是甲苯生物监测的特异性指标。另有约 1% 的甲苯以原形经尿液排出，其余的甲苯主要在体内代谢。代谢过程中，约有 80% 的甲苯在辅酶 II 的存在下，被肝脏微粒体单胺氧化酶氧化成苯甲醇，再在辅酶 I 的作用下进一步氧化成苯甲醛，后者最终被氧化成苯甲酸。苯甲酸在辅酶 A 及三磷酸腺苷的存在下，与甘氨酸结合生成马尿酸后随尿排出，少量苯甲酸与硫酸或葡萄糖醛酸结合随尿排出；还有少量甲苯被氧化成甲酚，并与硫酸及葡萄糖醛酸结合后随尿排出。接触甲苯 2 小时后，尿中马尿酸浓度迅速升高，停止接触前在尿中含量达最高水平；在停止接触后又急剧下降，一般在停止接触 16~18 小时后，尿中马尿酸含量恢复至正常水平。所以，马尿酸可以作为甲苯的生物监测指标。图 7-2 是甲苯的体内代谢过程。

值得注意的是，正常人尿中也含有马尿酸，但其含量水平因个体差异波动较大，主要影响因素有膳食及某些药物的摄入，其中水杨酸类药物的影响最大。另外，接触乙苯、苯乙烯、苯甲醛、苯甲醇和苯甲酸等有机化合物也可使人尿中马尿酸含量增高。所以，尿中马尿酸作为甲苯接触的生物监测指标是非特异性的。但因其测定方法简便，易于操作，在接触人群的调查中，利用其测定结果来评价人体的甲苯接触量，还是有一定的参考价值。静脉血中甲苯是特异的监测指标，因其代谢很快和缺乏灵敏的检测方法，目前我国还没有广泛应用于生物监测中。随着气相色谱 - 质谱联用仪等灵敏准确的分析方法的普及，今后将会更多地采用静脉血中甲苯作为甲苯接触的特异性生物监测指标。

进入人体的二甲苯约有 5% 经肺部呼出气排出，60%~80% 在肝脏中被氧化成甲基苯甲酸和少量的二甲酚及羟基苯甲酸。大部分甲基苯甲酸与甘氨酸结合生成甲基马尿酸。约有 15%~20% 的甲基苯甲酸与葡萄糖醛酸或硫酸结合后随尿排出。游离态的甲基苯甲酸很少。一般情况下，正常人尿中甲基马尿酸含量很低，当接触二甲苯后，尿中甲基马尿酸含量明显增高，而且排出量与二甲苯接触量呈明显相关关系，所以甲基马尿酸是一个较特异的、并且应用广泛的二甲苯生物监测指标。图 7-3 是二甲苯的体内代谢过程。

我国推荐的终末呼出气中甲苯的生物接触限值为 20mg/m³（工作班末，停止接触 15~30 分钟后）和 5mg/m³（工作班前）。尿中马尿酸为 1mol/mol 肌酐（1.5g/g 肌酐）或 11mmol/L（2.0g/L）

（工作班末,停止接触后）。美国 ACGIH 推荐的生物接触指数为血中甲苯为 0.02mg/L（工作周末班前），尿中甲苯为 0.03mg/L（班末），尿中邻 - 甲酚为 0.3mg/g 肌酐（班末）。我国暂未规定二甲苯职业接触生物限值。美国 ACGIH 推荐的二甲苯生物接触指数为尿中甲基马尿酸为 1.5g/g 肌酐（班末）。

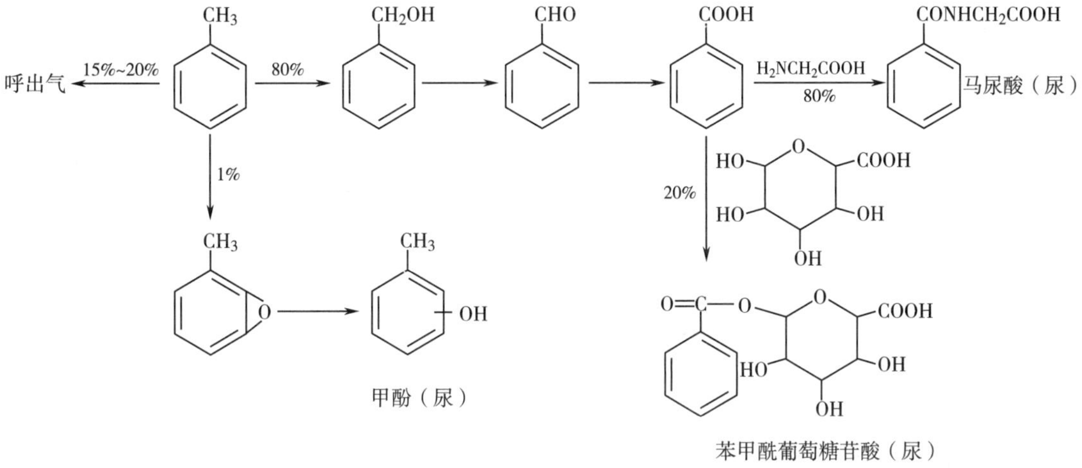

图 7-2 甲苯的体内代谢过程

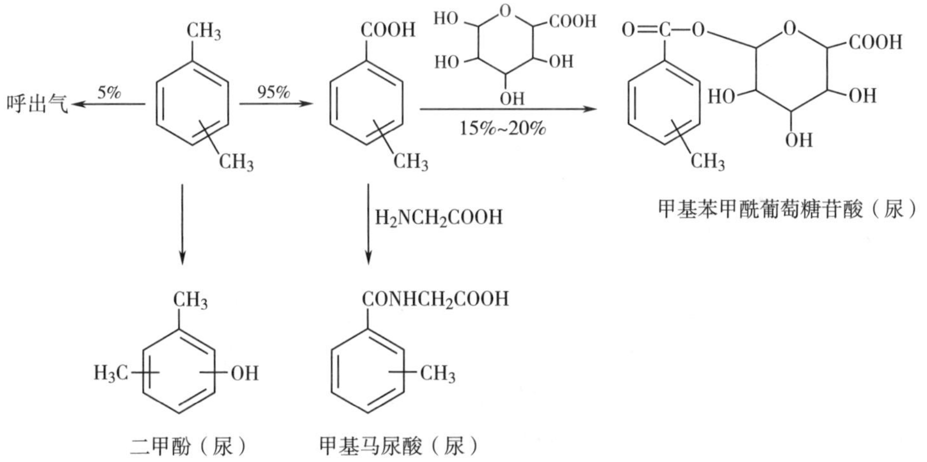

图 7-3 二甲苯的体内代谢过程

三、样品采集及保存

1. 呼气 终末呼出气中甲苯和二甲苯均为特异性生物监测指标。呼出气样品应采集终末呼出气（肺泡气），可选择班前或班后采样。采气时以一玻璃管连接在三通阀的一端,三通阀另外两端则分别连接一密封塑料袋（约 800ml）和一洁净的 100ml 注射器。让被检者在正常吸气后,先向塑料袋内吹气,当达到约 500ml 时,转动三通阀活塞,使呼气进入注射器,并抽取 100ml,然后在常温下以 3~5ml/s 速度将注射器中的气体注入 Tenax GC 吸附管中,盖上密封帽。将其置于洁净的干燥器中送实验室。样品应在 4 小时内分析,若用吸附管采样可存放 24 小时。

2. 尿样 由于马尿酸的半减期较短,采样时间要严格控制。一般采集接触者班后尿样,用塑料瓶或玻璃瓶采集 100ml,尽快测定比重后加入防腐剂保存。如采用光度法测定,则按 100+1 的体积比加入三氯甲烷,充分振摇混合,密塞瓶口,置 4℃ 冰箱可保存两周,–20℃ 时可保存 1 月以上。如采用液相色谱法测定,则按 0.1% 的比例加入浓盐酸,混匀后于 4℃ 冰箱中可保存两周。采样时应注意饮酒、服药及可影响马尿酸含量的其他毒物的接触情况。尿中甲基马尿酸可采班末或结束工作前 4 小时尿样,有时也用 24 小时尿样。贮存方式同马尿酸尿样。

四、呼出气中甲苯和二甲苯的测定

呼出气中甲苯和二甲苯的测定常用气相色谱法或气相色谱 – 质谱联用法,这两种方法都可同时分别测定苯、甲苯和二甲苯,方法简便快速,灵敏度和准确度高,而气相色谱 – 质谱联用法的定性更为准确可靠。

气相色谱法测定呼出气中甲苯和二甲苯

1. 原理 用 Tenax GC 吸附管浓缩采样,分析时将 Tenax GC 吸附管放入热解吸仪中,在 250℃ 下解吸后,由氮气直接载入色谱柱分离、火焰离子化检测器检测,保留时间定性、标准曲线法定量。

如试样浓度较低,则需增加致冷浓缩程序,即在 250℃ 下解吸,然后经 –30℃ 冷凝浓缩,再在 300℃ 下挥发后,由氮气带入色谱柱分析。

2. 仪器参考条件 色谱柱:100% 二甲基聚硅氧烷(非极性)毛细管柱(30m×0.32mm×0.25μm);载气:高纯氮(N$_2$);流速 20ml/min;不分流进样;进样口温度:250℃;检测器温度:250℃;程序升温:初始温度 40℃,以 10℃/min 速度升至 120℃。

本条件下,可同时测定呼气中苯、甲苯、乙苯和二甲苯异构体。注意事项参考呼气中苯的测定。

如需对静脉血中甲苯进行测定,可采用顶空分离-气相色谱法,色谱分析条件同呼气中苯或甲苯、二甲苯的测定。

有条件的实验室,可采用气相色谱-质谱联用技术分析,色谱柱仍采用非极性毛细管柱;柱温程序升温:初始温度 35℃;保持 4 分钟,然后以 10℃/min 升至 60℃,保持 2 分钟。进样口温度 220℃;载气为高纯氦气,流量 0.80ml/min。质谱条件:离子源能量 70eV,离子源温度 230℃;接口温度 150℃;扫描范围 45~350amu,分流或不分流进样。在此条件下,除可分别测定苯、甲苯外,还可测定二甲苯三种异构体和苯乙烯等。样品处理方法及注意事项同气相色谱法。

五、尿中马尿酸和甲基马尿酸的测定

尿中马尿酸的测定方法主要有分光光度法、气相色谱法和高效液相色谱法。分光光度法又可分为吡啶 - 苯磺酰氯光度法和次溴酸盐光度法,也可用荧光光度法测定。吡啶 - 苯磺酰氯光度法需样量少,尿样不需预处理,操作简单,适宜大批样品分析。但甲基马尿酸和肌酐对测定产生正干扰,本法所用吡啶有恶臭,可用喹啉代替。次溴酸盐光度法的缺点是尿素有严重干扰。荧光光度法需样量少,样品无需处理,操作简便,灵敏度高,但苯甲酰类衍生物对测定产生严重干扰。

尿中马尿酸和甲基马尿酸可在衍生成酯后用气相色谱法进行测定。该法可将马尿酸、甲基马尿酸与尿中其他干扰成分分离,但操作烦琐。现最常用的分析方法是高效液相色谱法,该法可将马尿酸、甲基马尿酸与尿中其他共存成分分离,方法灵敏度高,简便快速,是目前测定尿中马尿酸和甲基马尿酸的理想方法。

高效液相色谱测定法测定尿中马尿酸和甲基马尿酸

1. 原理 尿样经盐酸酸化后,马尿酸和甲基马尿酸用乙酸乙酯萃取,取适量挥干,残渣用水溶解后进样,经反相 C_{18} 色谱柱分离,紫外检测器检测,以保留时间定性,标准曲线法定量。本法对马尿酸和甲基马尿酸的最低检出浓度分别为 0.015mg/L 和 0.03mg/L(1 ml 尿样)。

2. 样品处理 取 1.0ml 尿样于 10ml 离心管中,加 0.10ml 盐酸溶液(1∶1)、0.3g 氯化钠和 4ml 乙酸乙酯,旋涡混匀 1 分钟,1000r/min 离心 5 分钟。取 0.40ml 乙酸乙酯于具塞试管中,置 70℃ 水浴或氮气流挥干后,加水溶解残留物,作为测试液。

3. 仪器参考条件 色谱柱:C_{18} 柱(15cm×4.6mm,5μm);柱温:35℃;流动相:甲醇∶水∶冰乙酸 =20∶80∶0.01;流速:1ml/min;紫外检测波长:254nm。

4. 注意事项

(1) 样品处理时,也可采用以下方法:取 5.00ml 尿液置于 10ml 容量瓶中,用 6mol/L HCl 调 pH 为 2.0,再用纯水定容,以 12 000r/min 离心 10 分钟,或经 0.45μm 滤膜过滤后进样,其回收率比乙酸乙酯提取法高。

(2) 按 0.1% 比例于尿样中加入盐酸,也可以按 0.1% 的比例加入百里酚,于 4℃ 保存,至少可以稳定 15 天。也可将尿样酸化后,用乙酸乙酯提取,提取液水浴蒸干,4℃ 冰箱保存,至少可以稳定半年。

(3) 尿中肌酐、苯甲酸、苯酚、对硝基酚等共存物对马尿酸和甲基马尿酸的测定不产生明显干扰。

(4) 流动相也可采用:①甲醇 –0.01mol/L KH_2PO_4(用乙酸调 pH 为 3.0)=30∶70;②甲醇 –0.02mol/L 乙酸铵 =15∶85。

(孙成均)

第三节 乙苯和苯乙烯

一、理化性质

乙苯(ethylbenzene)为无色透明、具有甜味和汽油芳香气味的易挥发性液体,分子式 $C_2H_5C_6H_5$,相对分子质量 106.2,密度 0.867g/mL(20℃),沸点 136.2℃,熔点 –95℃,饱和蒸气压 1.24kPa(20℃),闪点 12.8℃。乙苯水溶性差,在水中溶解度 169mg/L(25℃),醇水分配系数 3.13~3.15,易溶于乙醇、乙醚、丙酮、苯和汽油等有机溶剂。

乙苯的主要代谢产物苯乙醇酸,又名扁桃酸(mandelic acid,MA)、苦杏仁酸、苯羟乙酸、α- 羟基苯乙酸,为白色结晶或结晶性粉末。分子式 $C_6H_5CH(OH)COOH$,相对分子质量 152.15,相对密度 1.30,熔点 118℃。见光易变色,有腐蚀性,微溶于苯和冷水,可溶于热水,易溶于乙醇、乙醚、丙酮中。

苯乙烯(phenylethylene;styrene),别名乙烯基苯,俗称苏合香烯,为无色至淡黄色、折射率很高的油状液体,具有芳香气味。分子式 C_8H_8。相对分子质量 104.16。相对密度 0.9074g/cm³。

熔点 –30.6℃，沸点 145.2℃。蒸气与空气混合物爆炸限 1.1%~6.1%。极微溶于水；与乙醇、乙醚混溶。遇热、明火、氧化剂易燃。苯乙烯体内代谢产物有苯乙醇酸和苯乙醛酸。

苯乙醛酸（phenylglyoxylic acid，PGA），又称苯酰甲酸、苯乙酮酸，分子式 $C_8H_6O_3$，相对分子质量 150.1，微黄色晶体粉末。熔点 66℃，沸点 147.5℃（1.6kPa），密度 1.381g/cm³（20℃），在常压下蒸馏分解，能溶于水、酸、醚和热的四氯化碳。

二、代谢和生物监测指标

乙苯作为主要工业原材料，99% 以上由苯与乙烯合成。由于原油中含有一定量乙苯，致使汽油中含有乙苯；乙苯在二甲苯中含量常高达 15%~30%，而二甲苯为广泛使用的溶剂和稀释剂；因此，通常情况下乙苯随着机动车尾气排放和二甲苯溶剂使用释放进入到大气中，随后被人体吸收。

乙苯属于低毒类有机化合物，对眼睛和皮肤有轻微的刺激作用，当暴露在高浓度时立刻出现黏膜刺激，随后引起中枢神经系统反应。在常温常压下，乙苯以蒸气态存在于空气中，主要经呼吸道吸收进入人体，液态乙苯也可快速被皮肤吸收。进入机体后的乙苯主要分布在脂肪组织以及全身各脏器组织中。

通过呼吸道吸收的乙苯，有一小部分以原形由呼出气排出，70% 以上经代谢后通过尿液排出体外。乙苯在人体内主要代谢过程为，乙苯侧链 α 位和 ω 位，被各种细胞色素 P450 同工酶氧化，生成 1- 苯基乙醇和 2- 苯基乙醇，α 位氧化占主导地位，产物为 1- 苯基乙醇（且多位 R 对映体）、中间体为乙酰苯、ω- 羟基苯乙酮，最后生成 MA 和 PGA；部分乙酰苯在苯环上发生羟基化反应；ω 位氧化为 2- 苯基乙醇，进而生成苯基乙酸，再与氨基乙酸结合生成苯乙酰甘氨酸；乙苯的苯环羟基化反应只占很小一部分。人吸收后的乙苯随尿液排出的代谢产物有 64% 为扁桃酸（苯乙醇酸）、25% 为苯酰甲酸（苯乙醛酸）（图 7-4）。

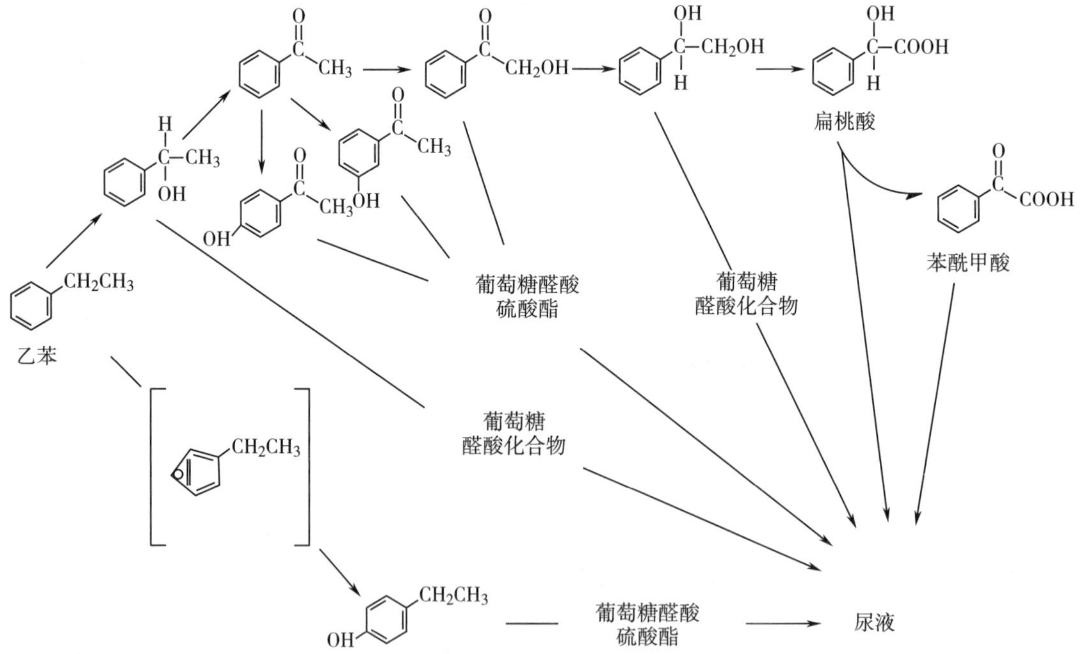

图 7-4　乙苯的体内代谢过程

美国 ACGIH 推荐的乙苯生物接触指数是,尿中扁桃酸和苯乙醛酸的总和 0.15g/g 肌酐(工作周末的班末)。

苯乙烯是制造聚苯乙烯塑料的单体;与丁二烯可制成丁苯橡胶;与二乙烯苯制备离子交换树脂;也作为造漆、制药、塑料等的原料或中间体以及溶剂。在苯乙烯的合成与聚合过程中,特别是当清洗聚合釜时或管道设备发生跑、冒、滴、漏,以及人工装桶、检修设备时,可接触到较大量的苯乙烯蒸气。当聚苯乙烯热加工或机械研磨时,也会有苯乙烯蒸气逸出。蒸气主要经呼吸道吸入,液体苯乙烯也可经皮肤和消化道吸收。苯乙烯的刺激作用比苯强,急性中毒主要表现为中枢神经系统抑制症状,并以眼、喉的刺激症状最为突出。同时可出现头痛、头晕、疲乏、恶心、呕吐等症状;慢性中毒可对血液和肝脏有轻度损害作用,同时出现神经衰弱症状。

经呼吸道吸入的苯乙烯蒸气,仅一小部分以原形从呼出气中及尿中排出,大部分(60%)在肝混合功能氧化酶作用下,氧化为氧化苯乙烯,然后水解为苯乙二醇,进一步代谢为苯乙醇酸(扁桃酸 MA,85%)和苯甲酸。两者再分别代谢成为苯乙醛酸(PGA,10%)和马尿酸(HA)。MA、PGA 从尿中排出。当接触浓度低于 650mg/m³ 时,苯乙烯代谢产物在尿中浓度与接触量呈线性关系。当接触浓度高于 150mg/m³ 时,体内的 MA 有少量转化为马尿酸从尿中排出。苯乙烯在体内代谢转化很快,接触 1 小时,在尿中即可检出 MA 和 PGA。人接触 100mg/m³ 苯乙烯蒸气 8 小时后,呼出气中的苯乙烯占总摄入量的 26%,尿中苯乙烯的代谢物 MA 占 56.9%,PGA 占 33%,HA 占 7.5%。所以,尿中 MA 及 PGA 为体内苯乙烯的主要代谢物,可作为生物监测的指标。注意,接触其他化学物质也能在尿中检测出 MA 及 PGA。与其他苯系物不同的是,接触苯乙烯工人尿中的马尿酸的变化不明显。苯乙烯在人体和动物体内均无蓄积。苯乙烯在大鼠体内的可能代谢途径如图 7-5 所示。

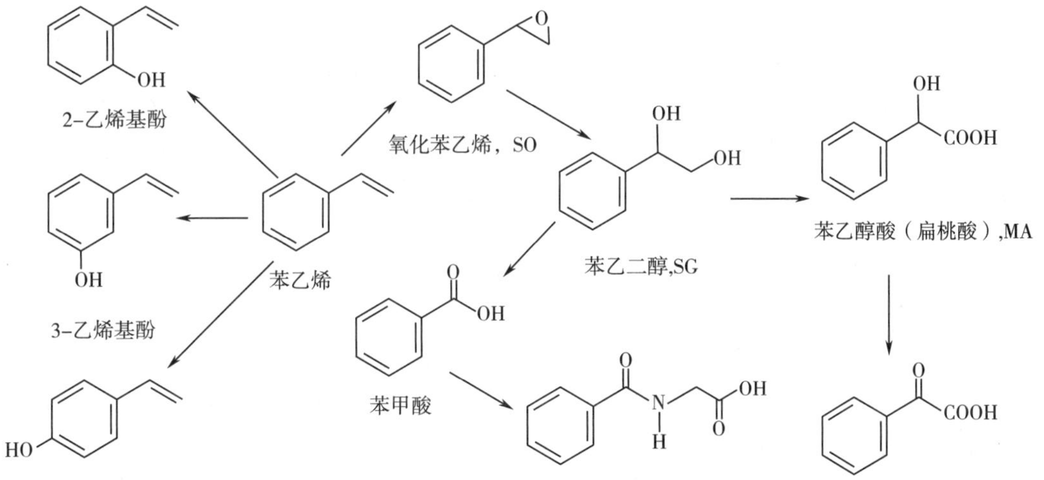

图 7-5　苯乙烯在大鼠体内的可能代谢途径

职业接触苯乙烯后,呼出气或肺泡中及血中苯乙烯的量甚少,但可作为接触苯乙烯确证试验。而血中苯乙烯浓度在开始接触半小时内急剧上升,脱离接触 1 小时后又快速下降,所以,需要在一个合适的时间内取样。我国规定的生物接触限值是:尿中苯乙醇酸加苯乙醛酸,班末 295mmol/mol 肌酐(400mg/g 肌酐);或下一班前 120mmol/mol 肌酐(160mg/g 肌酐)。美国 ACGIH 推荐的苯乙烯生物接触指数为尿中扁桃酸加苯乙醛酸为 400mg/g 肌酐（班末）或尿中苯乙烯 40μg/L（班末）。

三、样品采集及保存

（一）呼出气

呼出气的采集可参照前述呼气中苯、甲苯、二甲苯的采样方法，也可按照图 7-6 进行，但在采样时需注意被检测者的吸烟情况。研究表明，正常情况下，吸烟者呼气中乙苯的含量为不吸烟者的 2~3 倍。

按照图 7-6 采样时，将呼吸面罩罩住面部和鼻子；阀门系统控制气流流向，吸气时阀门 2a 打开，被采样者从 Tedlar 袋中吸入纯净空气，呼气时，2b 阀门打开，被采样者呼出气体，由于这时的气体湿度接近 100%，在经过装有高氯酸镁的干燥管时被部分干燥。前三次呼吸的气体从三通阀排掉，之后的呼出气体收集在装样品的 Tedlar 袋中。当收集气体达到一定体积时，转动三通阀活塞，使呼气样品进入注射器，并抽取一定体积，然后在常温下以 1~5ml/s 的速度将注射器中的气体注入活性炭吸附管或 Tenax 吸附管中，盖上密封帽。将其置于洁净的干燥器中送实验室分析。样品应在 4 小时内分析，若用 Tenax 吸附管采样可存放 24 小时。

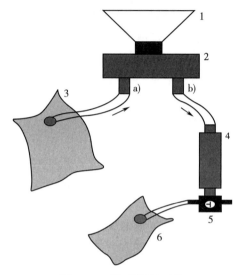

图 7-6　呼气样品的采集

1. 呼吸面罩；2. 阀门系统（a. 吸气、b. 呼气）；3. 装有纯净空气的 Tedlar 袋；4. 装有 Mg(ClO$_4$)$_2$ 的干燥管；5. 三通阀；6. 装样品的 Tedlar 袋

1. 活性炭吸附法　活性炭管用长 150mm，内径 3.5~4.0mm，外径 6mm 的玻璃管装入 100mg GH-1 型或 20~40 目椰子壳活性炭，两端用少量玻璃棉固定，装管前应先将活性炭于 300~350℃通氮气处理 3~4 小时。也可装管前不处理，装管后放入 300~350℃热解吸装置中，用氮气以 1ml/s 的速度吹 5 分钟，然后将两端用硅橡胶帽盖严，以备采样，此活性炭管可供短时间应用，若发现活性炭采样管中的活性炭有松动现象，可再填充些玻璃棉，用以固定活性炭层，保证采样流量的稳定。在装活性炭时玻璃管的两端空间应留一长一短，以短端为采集呼气样品的进气端及热解吸出气端。活性炭管采集乙苯样品后，用塑料帽套紧管的两端。用气相色谱法测定前需放入热解吸装置中解吸。

2. Tenax 管吸附法　将吸附样品的 Tenax 管放入热解吸仪中，在 250℃下定量解吸。如试样浓度较低，则需增加致冷浓缩程序，即在 250℃下解吸，然后经 -30℃冷凝浓缩，再在 300℃下挥发后，由氮气带入色谱柱分析。样品除热解吸外，也可采用二硫化碳洗脱法，只是该方法在洗脱过程中需要毫升级洗脱液，而气相色谱测定时仅仅需要微升级的进样量，因此延长了采样时间，降低了该方法的应用价值。

（二）尿样

接触乙苯者，一般采集其班后尿 80~100ml，用具塞塑料瓶采样后，尽快测量比重或肌酐后，用盐酸酸化至 pH=3，如果酸化后的尿样不能在 24 小时内测定，需密塞瓶口，在 -20℃下保存，此样品最长可保存 1 个月。采样时应注意饮酒、吸烟、服药及可影响苯乙醇酸含量的其他毒物的接触情况。

接触苯乙烯者,用具塞聚乙烯塑料瓶收集接触苯乙烯工人的班后尿或下一班前尿 80~100ml,尽快测量比重或肌酐后,在低于 10℃下运输。置于 4℃冰箱可保存 1 周,置于 −20℃冰箱可保存 2 周。

四、气相色谱法测定呼出气中乙苯

1. 原理　用 Tenax 吸附管或活性炭管采集的呼气中乙苯,热解吸后进样。经 FFAP 柱分离后,用火焰离子化检测器检测。以保留时间定性,峰高或峰面积定量。本法的检测限为 $2 \times 10^{-3}\mu g$(进样 1.00ml 解吸样品)。

2. 样品处理　采样前打开活性炭管与 100ml 注射器接口,以 0.1L/min 的速度抽取 1L 呼气样品,迅速用硅橡胶帽将两端封好,同时将两支空白管带至采样现场后,又带回实验室一同分析。

用动态配气法配制 0.15,0.30,0.60μg/ml 的乙苯标准气体,分别取 1.00ml 进样。每个浓度重复 3 次,取峰高或峰面积的平均值,以保留时间定性,标准曲线法定量。

把活性炭样品管放在 350℃的热解吸装置上,以 1ml/s 的速度解吸至 100ml 注射器中,取 1.00ml 进样。

3. 仪器参考条件　色谱柱:FFAP 柱(30m × 0.32mm,0.5μm);柱温:80℃;气化室温度:150℃;检测室温度:150℃;载气(氮气)流量:1ml/min;分流比:20∶1。

4. 注意事项

(1)对新购入的 Tenax,应该首先分别用甲醇和正戊烷索氏提取 4 小时,再在 150℃下真空干燥 2 小时,然后装管备用。新装的采样管和用过的采样管,在使用前一周内应彻底清除本底,在 250℃的氮气流中加热 12 小时,之后在 300℃的氢气流中加热 1 小时,用以洗净 Tenax 微孔内残留的苯系物,并且不能用空气代替氮气,以防止 Tenax 氧化而形成新的本底。

(2)处理好的采样管,应置硅胶干燥器保存,使用时从干燥器中取出,应立即戴上聚四氟乙烯管帽,以防止吸附而形成本底。采样后的采样管,也应戴上管帽,以防止样品组分损失。

(3)样品解吸后应当天尽快测定。

五、气相色谱法测定呼出气中苯乙烯

1. 原理　用 Tenax 吸附管或活性炭管采集的呼气中苯乙烯,热解吸后进样。经 FFAP 柱分离后,用火焰离子化检测器检测。以保留时间定性,标准曲线法定量。本法的检测限为 $5 \times 10^{-3}\mu g$(进样 1.00ml 解吸样品)。

2. 样品处理　参考前述的"气相色谱法测定呼气中乙苯"。

3. 仪器参考条件　参考前述的"气相色谱法测定呼气中乙苯"。

4. 注意事项

(1)注射器配制的苯乙烯标准气,要在短时间内应用;保存时,可将注射器口套上小橡皮帽垂直放置,使气体处于受微压状态,防止外界空气流入。

(2)苯乙烯适宜的热解吸温度为 300~350℃,由于解吸效率偏低,故计算结果时应用解吸效率进行校正。

(3)苯乙烯易吸附在注射器壁上,并易聚合,样品解吸后应尽快测定。

六、高效液相色谱法测定尿中苯乙醇酸和苯乙醛酸

尿中苯乙醇酸（MA）及苯乙醛酸（PGA）的测定方法主要有气相色谱法和高效液相色谱法。气相色谱法因不能直接测定 PGA（需还原成 MA），需进行酯化等衍生前处理，操作比较烦琐。高效液相色谱法只需将尿样在一定条件下萃取，即可直接测定 PGA 和 MA。

1. 原理　尿样用盐酸酸化后，以乙酸乙酯萃取 MA 和 PGA，离心后移取上层有机相氮气吹干，色谱流动相重溶残留物，C_{18} 色谱柱分离，紫外检测器检测，保留时间定性，内标法峰面积比定量。

本法取尿样 1.00ml 时，苯乙醇酸和苯乙醛酸的最低检测浓度分别为 1.20mg/L 和 2.50mg/L。

2. 样品处理　取 1.00ml 室温解冻后尿样于离心管中，加入香草酸内标溶液（含香草酸 6.67μg），加入 0.10ml 盐酸溶液（6mol/L）混匀，加入 4ml 乙酸乙酯，2000r/min 涡旋振荡 5 分钟，以 5000g 离心 2 分钟，移取上层乙酸乙酯 3.00ml 于离心管中，置 50℃水浴中氮气吹干，0.50ml 色谱流动相溶解，涡旋振荡 30 秒，溶液用于上机测定。

同时取 1.00ml 非接触者混合尿与样品处理和测定，作为空白对照。

3. 仪器参考条件　色谱柱：C_{18} 柱（150mm × 3.0mm，5.0μm）；柱温：30℃；流动相 A：0.10% 磷酸 –0.10% 乙酸混合酸水溶液，流动相 B：乙腈，A∶B=85∶15（v/v）；流速：0.50ml/min；检测波长：225nm。

4. 注意事项

（1）采集尿样时，工人需脱离工作场所。尿量不少于 50ml。

（2）流动相中的磷酸能有效地抑制 MA 和 PGA 的解离，改善峰形，有利于色谱分离，且比磷酸盐更容易冲洗色谱柱和管道。

（黄丽玫　阮小林）

第四节　多 环 芳 烃

一、理化性质

多环芳烃（polycyclic aromatic hydrocarbons，PAHs）是指分子中含有两个及两个以上苯环的碳氢化合物，包括萘、蒽、菲、芘等 200 余种化合物，是一类典型的持久性有机污染物。PAHs 是煤、石油、木材、烟草、有机高分子化合物等有机物不完全燃烧时产生的，其中有相当部分具有致癌性，常见的具有致癌作用的多环芳烃多为四到六环的稠环化合物。如苯并[a]芘，苯并[a]蒽等。PAHs 广泛分布于环境中，是重要的环境和食品污染物。

苯并[a]芘（benzo[a]pyrene，BaP），又名 3,4- 苯并芘（3,4-Benzypyrene），为浅黄色针状结晶，可分为单斜晶或斜方晶，它是一种由 5 个苯环构成的多环芳烃，分子式 $C_{20}H_{12}$，相对分子质量 252。性质稳定，沸点 495℃，熔点 179℃，饱和蒸气压 6.65×10^{-20} kPa/25℃；相对密度 1.35；在水中溶解度 0.004~0.012mg/L，易溶于环己烷、正己烷、苯、甲苯、二甲苯、丙酮等有机溶剂，微溶于乙醇、甲醇。在常温下不与浓硫酸作用，但能溶于浓硫酸，能与硝酸、过氯酸、氯磺酸起化学反应，可利用这一性质来消除苯并[a]芘。其在碱性条件下较稳定，苯并[a]芘在有机溶剂中，用 360nm 紫外线照射时，可产生典型的紫色荧光。

1- 羟基芘[1-hydroxypyrene,(1-OH-Py)],是芘的一个主要代谢产物,外观为米色(淡黄色)粉末;分子式 $C_{16}H_{10}O$,相对分子质量 218.25,熔点 177~180℃,沸点 437.4℃,密度 1.36g/cm³。

3- 羟基苯并[a]芘(3-hydroxy benzopyrene,3-OH-BaP),是苯并[a]芘的代谢产物之一,外观为深黄色至绿色固体;分子式 $C_{20}H_{12}O$,相对分子质量 268.31,熔点 186~188℃,溶于甲醇。

二、代谢和生物监测指标

苯并[a]芘在工业上无生产和使用价值,仅作为生产过程中形成的副产物随废气排放。大气中苯并[a]芘主要来源于石油、煤、天然气、木材等燃料的不完全燃烧产物、含苯并[a]芘较多的材料(如沥青)以及汽车尾气。苯并[a]芘释放到大气以后,总是与大气中各种类型微粒所形成的气溶胶结合在一起。炉灶和卷烟的烟雾以及过热烹调的油雾造成家庭室内污染。苯并[a]芘常以细微晶状态吸附于烟尘颗粒上,可通过对水和土壤的污染而进入食物链。

苯并[a]芘是已发现的 200 多种多环芳烃中最主要的环境和食品污染物,是多环芳烃中毒性最大的一种强致癌物,对眼睛、皮肤有刺激作用;是致畸原及诱变剂;长期生活在含苯并[a]芘的空气环境中,可造成慢性中毒,空气中 BaP 是导致肺癌的最重要因素之一。

BaP 可经消化道、呼吸道和皮肤进入人体,其分子内基本上没有极性基团和可解离基团,因此能较易地穿透哺乳动物细胞的脂蛋白膜。吸附在其他碳氢化合物颗粒上的 BaP,在肺内的滞留时间较纯品气溶胶长 20 倍。BaP 吸收进入或直接注入血循环,即分布全身器官,血中半减期不超过 1 分钟,一般在 10 分钟左右基本消除。多数脏器在摄入后数分钟至数小时就可检测出 BaP 及其代谢物。乳腺和脂肪组织中可蓄积。BaP 进入机体后,少部分以原形随粪便排出体外,大部分经肝、肺细胞微粒体中混合功能氧化酶激活而转化为数十种代谢产物,其中转化为羟基化合物如 3- 羟基苯并[a]芘或醌类化合物,是一种解毒反应;转化为环氧化物后,特别是转化成 7,8- 环氧化物,则是一种活化反应。7,8- 环氧化物可经双羟基化水解和再次被 P450 组酶代谢产生二氢二羟基环氧苯并芘(BPDE),BPDE 共 4 种异构体,可与 DNA 生成加合物,具有很强的致癌性。

苯并[a]芘的体内生物转化见图 7-7。

国内外学者在一些动物实验以及用人肝微粒体和芘的体外实验中,证实了 1- 羟基芘是芘的代谢产物,尿中 1- 羟基芘的浓度可以反映人体接触环境中多环芳烃的水平,它不仅与环境空气中芘的浓度有良好的正相关,而且与 BaP 有很好的正相关,因此人尿中 1- 羟基芘是多环芳烃一个灵敏有效的生物监测指标。

但是,1- 羟基芘不是 BaP 的直接代谢产物,用 1- 羟基芘只能间接地监测 BaP 的生物暴露水平。而 3-OH-BaP 是 BaP 的主要代谢产物,通过检测尿液中的 3-OH-BaP,可以更直接反映 BaP 的暴露情况和致癌风险。因此,目前更多是以 3-OH-BaP 作为 BaP 的接触生物标志物,用于评价 BaP 的接触水平。

三、样品采集及保存

聚乙烯材质冻存管收集班后尿,避光 –4℃运输,最好当日处理分析。否则 –20℃保存,1个月以内完成测定。

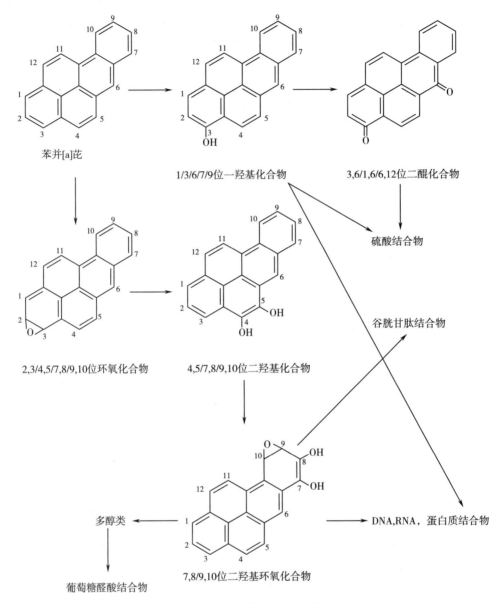

图 7-7 苯并[a]芘的体内代谢过程

四、尿中 1-羟基芘的测定

尿中1-羟基芘的测定方法有高效液相色谱法、同步荧光测定法、三维荧光法、气相色谱-质谱法和高效液相色谱-质谱法等。广泛应用的方法是高效液相色谱法。

(一) 高效液相色谱法

1. 原理 尿样用 β-葡萄糖苷酸酶将尿样中结合态的 1-羟基芘水解为游离态后,以 C_{18} 固相萃取小柱萃取,甲醇洗脱,反相色谱柱分离,荧光检测器检测,保留时间定性,内标标准曲线法定量。

取尿样 2.00ml 时,本法最低检测浓度为 0.020μg/L。

2. 样品处理 尿样室温解冻后,取 2.00ml 尿样于玻璃瓶中,加入 1ml 缓冲液(100mmol/L

的乙酸-乙酸钠），加入 2000 单位的 β-葡萄糖苷酸酶（临用前配制），37℃水解 1 小时后，加入内标物咔唑 2.0μg 混匀后，加入到预先分别用 3ml 甲醇，5ml 水活化好的 C$_{18}$ 固相萃取小柱上，低速通过小柱后，分别用 5ml 水、3ml 20% 甲醇-水（体积比）淋洗小柱，5ml 甲醇洗脱 1-羟基芘。洗脱液在 50℃水浴中氮气吹干，0.50ml 色谱流动相溶解，涡旋混匀溶解后供 HPLC分析。

3. 仪器参考条件　色谱柱：C$_{18}$ 柱（150mm×3.0mm，5μm）；柱温：30℃；流动相 A：水，流动相 B：甲醇，梯度洗脱条件为 0~5 分钟，A：B=70：30，5~10 分钟时，B 相线性上升为 90%（v/v），11 分钟时回到初始状态并保持 10 分钟；流速：0.50ml/min；荧光检测，λ_{ex}345nm，λ_{em}388nm。

4. 注意事项　温度对尿样和尿液提取液的稳定性有很大影响，尿样在 –20℃下可保存1 个月；尿液提取液在 –20℃或更低温度保存为宜，而且，保存时间最好不要超过 1 个月。

（二）同步荧光测定法

1. 原理　尿样经含 β-葡萄糖苷酯酶的乙酸-乙酸钠缓冲液水解，正己烷萃取，NaOH 反萃取，水相萃取液进行同步荧光光谱扫描，λ_{ex}315nm，λ_{ex}405nm，起始扫描，峰值在 440nm，用窄基线法进行定量测定。外标法计算样品中 1-羟基芘含量。

2. 样品处理与测定　每 20ml 尿样中，加入 0.1mol/L 乙酸-乙酸钠缓冲液 10ml，此缓冲液中含有 2000 单位的 β-葡萄糖苷酯酶，37℃保温 1 小时后，用盐酸调节 pH=2~3。经酶水解后的尿样，加入 10ml 正己烷振荡萃取 5 分钟，分离后的水相，用正己烷萃取两次，每次5ml，合并正己烷相，用 1mol/L NaOH 水溶液 10ml 分两次萃取，合并水相萃取液用同步荧光光谱进行测定。本法检测限为 0.05ng/ml，线性范围 0.5~500ng/ml。

3. 注意事项　用正己烷、环己烷和二氯甲烷有机溶剂萃取尿样，以正己烷的效果最好，后二者的加标回收率测定结果不理想，二氯甲烷分层不好。在 0.3ng/ml 浓度以下的尿样，有不明原因的干扰而影响测定。

五、尿中 3-羟基苯并[a]芘的测定

尿中 3-羟基苯并[a]芘的测定方法有高效液相色谱法、气相色谱-质谱法、高效液相色谱-质谱法和超高效液相色谱-质谱法等。高效液相色谱法最为常用。无论是对于单一的羟基多环芳烃如 3-羟基苯并[a]芘，还是多种羟基多环芳烃的同时检测，高效液相色谱法都是目前最常用的一种方法。

（一）高效液相色谱法

1. 原理　尿样经酶水解后，用 C$_{18}$ SPE 柱进行富集与分离，甲醇淋洗，减压浓缩，使用C$_{18}$ 色谱柱分离，荧光检测器检测。保留时间定性，标准曲线法定量。

2. 样品处理　取 10ml 尿样加入浓度为 1mol/L 的盐酸调节 pH 为 5，再加入 20ml pH 为5 的乙酸-乙酸钠缓冲溶液和 20μl β-葡糖苷酸-芳基硫酸酯酶，37℃下水解 4 小时以上。水解后的尿样过滤后，用装填有 C$_{18}$ 的 SEP-PAK Cartridge 进行 3-羟基苯并[a]芘富集与分离。SEP-PAK 小柱先加入 5ml 甲醇使其活化 30 分钟，再通过 10ml 蒸馏水，待蒸馏水未完全通过前加入滤好的尿液样品，以约 1ml/min 的速度缓慢通过柱子。最后，用 10ml 甲醇反洗 C$_{18}$ 小柱，并将洗脱液接取至带有 1ml 刻度的 K-D 浓缩瓶中。用 N$_2$ 吹或 60℃下减压旋转蒸发至1ml，装入 HPLC 自动进样瓶中，放入冰箱于 –20℃保存待测。

3. 仪器参考条件　色谱柱：C$_{18}$ 柱（15cm×0.46mm，5μm）；柱温：25℃；洗脱条件：流动相

A 为纯甲醇,B 为甲醇 - 水(55∶45)。程序开始时 0~2 分钟时 B 为 100%,2~23 分钟时,逐渐由 100% 的 B 变为 100% 的 A,23~28 分钟保持 A 为 100%,整个过程的流速均为 1ml/min。荧光检测,λ_{ex}275nm,λ_{em}430nm。

4. 注意事项

(1) 本条件下,可同时测定尿中多环芳烃羟基代谢产物 1- 羟基芘、9- 羟基苯并[a]芘和 3- 羟基苯并[a]芘。

(2) –20℃保存的尿样及尿液提取液中 3 种化合物在 1 个月内降解了 10%~36%,提取液比尿液的稳定性稍好,保存温度越高稳定性越差。所以,尿样应该尽快测定。

(二) 液相色谱 - 串联质谱法

1. 原理　尿液经过酶解,C_{18} 固相萃取柱纯化、富集,0.05% 氨水 - 乙腈溶液洗脱,35℃浓缩仪中浓缩,液相色谱分离,质谱检测,离子对定性,内标法定量分析。定量离子为 m/z= 267.0,265.3,237.5。

2. 样品处理　准确移取 10.00ml 尿样(经离心后取上清液)于 25ml 具塞试管中,分别加入 50μg/ml 3- 羟基苯并[a]芘的 ^{13}C 内标溶液 100μl 和 10.0ml 的水解酶溶液,充分混匀后置于 37℃隔水培养箱中水解 12 小时。用 5.00ml 的 0.05% 氨水 - 乙腈溶液和 10ml 纯水活化 C_{18}(3ml/500mg)固相萃取柱,将水解液通过 C_{18} 固相萃取柱富集,分别用 3ml 的纯水进行淋洗,氮气吹干固相萃取柱。最后用 5ml 的 0.05% 氨水 - 乙腈溶液洗脱待测物于 5ml 的刻度试管中。将洗脱液置于 35℃浓缩仪中浓缩,用甲醇定容至 0.50ml 于进样瓶中,供 LC-MS-MS 分析。

3. 仪器 - 质谱参考条件　色谱柱:C_{18} 柱(250mm × 4.6mm,5μm);柱温 25℃;流速 600μl/min;流动相:甲醇和水,采用梯度洗脱的方式,开始时甲醇比例为 55%,5 分钟时变为 80%,至 32 分钟时,又变为 95%,35~36 分钟,甲醇比例回到初始状态。

质谱离子化方式为 ESI,负离子多反应监测(MRM)扫描;碰撞气(CAD)8.0psi,气帘气(CUR)20psi,雾化气(GS1)25psi,加热气(GS2)35psi;喷雾电压(IS)–4500V,去溶剂温度(TEM)500℃,扫描时间 100ms。离子碰撞电压 –40.0eV,去簇电压 –70.0eV。

4. 注意事项　本条件下,可同时检测尿中 12 种多环芳烃代谢物(2- 羟基萘、1- 羟基萘、3- 羟基芴、2- 羟基芴、2- 羟基菲、1- 羟基菲、1- 羟基芘、3- 羟基䓛、6- 羟基䓛、1- 羟基苯并[a]蒽、9- 羟基苯并[a]芘和 3- 羟基苯并[a]芘)。

(黄丽玫　阮小林)

本 章 重 点

本章重点介绍苯、甲苯、二甲苯、乙苯、苯乙烯和苯并[a]芘等芳香烃理化性质、毒性、代谢转化,特别是这些芳香烃及其代谢产物的样品采集、样品处理和测定方法。通过检测这些芳香烃的原形及其代谢产物,以监测其在机体内的代谢情况,为评价其对机体产生的危害,预防、诊断和治疗相关的职业病,提供科学依据。

本章主要掌握苯、甲苯、二甲苯、乙苯、苯乙烯和苯并[a]芘等芳香烃及其代谢产物的代谢途径和生物监测指标;掌握以上芳香烃及其代谢产物主要测定方法的原理和基本操作步骤;熟悉这些芳香烃及其生物监测指标的理化性质及样品采集及处理方法;了解其在生物体内的代谢情况。

复习思考题

1. 苯的监测指标有哪些? 哪些是有特异性的?

2. 尿中黏糠酸和苯巯基尿酸的测定方法有哪些? 简述最常用方法的原理和操作步骤及注意事项。

3. 甲苯和二甲苯的生物监测指标有哪些? 为什么说马尿酸作为甲苯接触的生物监测指标是非特异性的?

4. 简述尿中马尿酸和甲基马尿酸的分析原理和操作步骤。

5. 如何采集和测定呼气中的甲苯和二甲苯?

6. 尿中苯乙醇酸和苯乙酮酸的测定方法有哪些? 各自的特点是什么? 简述最常用方法的原理和操作步骤及注意事项。

7. 简述监测尿中 1- 羟基芘和 3- 羟基苯并[a]芘的意义及常用的分析方法。

第八章 芳香族硝基和氨基化合物及其代谢产物的测定

芳香族硝基和氨基化合物是由苯或其同系物苯环上不同位置的氢原子被一个或多个硝基(-NO₂)或氨基(-NH₂)取代后所生成的化合物。由于苯环上不同位置的氢可以被不同数量的硝基、烷基、卤素或氨基所取代,所以其衍生物种类繁多,比较常见的有硝基苯、二硝基苯、硝基甲苯、三硝基甲苯、硝基氯苯、二硝基氯苯、硝基苯胺以及苯胺、甲苯胺、苯二胺、二苯胺、联苯胺等,主要代表物是苯胺(aniline)和硝基苯(nitrobenzene)。

芳香族硝基、氨基化合物主要引起血液、肝、神经系统、晶体、肾脏等损害,并具有致癌作用。但由于该类衍生物结构不同,其毒性也不尽相同。苯的氨基和硝基化合物的生物监测指标主要是血中高铁血红蛋白及其在尿或血中的各种代谢产物。

第一节 苯胺和联苯胺

苯胺主要由人工合成,自然界中少量存在于煤焦油中。苯胺广泛用于印染、染料制造、橡胶硫化剂及促进剂、照相显影剂、塑料、离子交换树脂、香水和制药等生产中,在分析化学中除作溶剂外也用作矿物折射指数的浸渍液,对人体有毒,是引发人类膀胱癌的强致癌物。联苯胺的化学性质与苯胺类似,可以与亚硝酸发生重氮化反应生成重氮盐,此盐与芳香胺或酚偶联,可得到多种染料。

一、理化性质

苯胺,分子式C₆H₅NH₂,相对分子质量93.12,为无色油状液体,易挥发,具有特殊气味,久置颜色可变为棕色。熔点 –6.2℃,沸点184.3℃,蒸气密度3.22g/L,密度1.0216(20℃),微溶于水,易溶于苯、乙醇、乙醚、四氯化碳等。水中的溶解度,18℃时为3.6g/100ml,90℃时6.4g/100ml。联苯胺(4,4'-二氨基联苯)(benzidine),分子式为C₁₂H₁₂N₂,相对分子质量184.24,是联苯的衍生物之一,白色或微淡红色结晶性粉末。熔点125℃,沸点400℃(98.7kPa),相对密度1.250(20/4℃),易溶于沸乙醇、乙酸和稀盐酸,略溶于乙醚,微溶于沸水。

苯胺体内代谢产物对氨基苯酚(p-aminophenol,PAP)简称对氨基酚,分子式NH₂C₆H₄OH,相对分子质量109.13,为无色、白色或淡黄色结晶,熔点184~186℃,沸点284℃,相对密度(α型)1.290,溶于热水和醇,几乎不溶于三氯甲烷和苯,溶于碱,溶液在空气中逐渐变成紫色,可升华,并部分分解,与无机酸作用迅速生成水性盐,遇硫酸呈深蓝色。

二、代谢和生物监测指标

苯胺可经呼吸道、皮肤和消化道进入人体,经皮吸收是引起中毒的主要原因。液体及其蒸气都可经皮肤吸收,其吸收率随室温和相对湿度的增高而增加。经呼吸道吸入的苯胺,

90% 可在体内滞留,经氧化后可形成毒性更大的中间代谢产物苯基羟胺(苯胲),然后再被氧化生成对氨基酚,与硫酸、葡萄糖醛酸结合,经尿排出。对氨基酚的排泄率比苯胺原形高,接触苯胺 24 小时后,15%~60% 的苯胺被氧化成对氨基酚并经尿排出,尿中排出的苯胺小于 1%,呼出气排出极微量,不宜作为生物监测指标。苯胺吸收量的增加,其代谢物对氨基酚亦相应增加,故接触苯胺工人,尿中对氨基酚量常与血中高铁血红蛋白的量呈平行关系(图 8-1)。

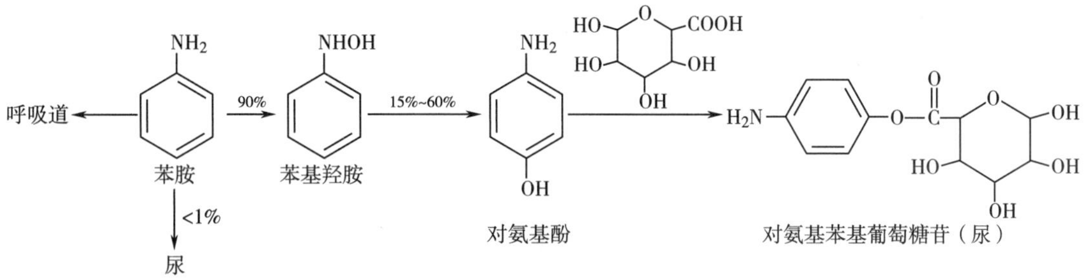

图 8-1　苯胺的体内代谢过程

在生产和使用中,经呼吸道吸入是联苯胺及其同类物的主要接触途径,还可经胃肠道、皮肤进入人体。对黏膜有刺激作用,可引起接触性皮炎,长期接触可引起出血性膀胱炎,膀胱复发性乳头状瘤和膀胱癌。人接触联苯胺后主要由尿排出原形物及其代谢产物单乙酰联苯胺、二乙酰联苯胺、3-羟基联苯胺、3,3′-二羟基联苯胺等(图 8-2)。

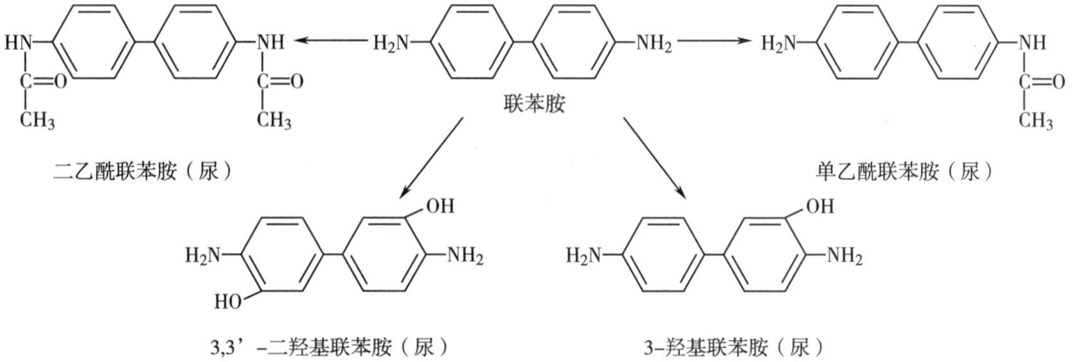

图 8-2　联苯胺的体内代谢过程

苯胺的毒性作用主要表现为急性中毒、慢性中毒和皮肤损伤。急性中毒是短时间内吸收大量苯胺后可在数小时内发病。中毒者表现口唇、指端、耳廓发绀,呈蓝灰色(化学性发绀)。轻度时,血液中高铁血红蛋白总量在 10%~30% 左右。当高铁血红蛋白量达 30% 以上时,病人出现恶心、呕吐、手指麻木、精神恍惚、瞳孔对光反射迟钝等,出现这种表现,属中度中毒。重度中毒时,高铁血红蛋白量达 50% 以上,病人皮肤、黏膜严重青紫,出现心悸、呼吸困难、抽搐等,严重者出现休克、昏迷。中毒患者红细胞内可查出 Heinz 小体,重症者可出现溶血性黄疸、中毒性肝炎和中毒性肾损伤。慢性中毒的患者有神经衰弱综合征表现,伴有轻度发绀、贫血和肝、脾大。皮肤接触苯胺,可发生湿疹。联苯胺则是引发人类膀胱癌的强致癌物。

苯胺接触者血液中高铁血红蛋白和尿中对氨基酚的含量明显升高,所以,尿样常用于苯胺、联苯胺的生物监测指标试样。苯胺在体内的代谢速度快,要在班末或班后 2 小时内采样,以正确地反映接触剂量。对氨基苯酚一般采集接触者班后尿样。美国 ACGIH 推荐的苯胺生物接触指数为尿中对氨基酚 50mg/L(班末)。

三、样品采集及保存

由于经呼吸道吸入的苯胺,90% 可经尿排出,呼出气中苯胺排泄极少,故一般不采呼出气,而用 100ml 玻璃瓶收集接触者班后尿样,常温下带回实验室于 4℃冰箱中可保存 3 天。如采用液相色谱法测定,则按 0.1%(v/v)的比例加入浓盐酸,混匀后于 4℃冰箱中可保存两周。

四、尿中对氨基苯酚的测定

尿中对氨基苯酚的测定方法较多,主要的有分光光度法、气相色谱法、高效液相色谱法、气 - 质联用法与液 - 质联用法等。

分光光度法有靛酚蓝分光光度法、盐酸萘乙二胺分光光度法及 4- 二甲氨基苯甲醛分光光度法。尿中其他组分对靛酚蓝光度法干扰比较严重。4- 二甲氨基苯甲醛法最后的反应产物为黄色,最大吸收波长为 435nm,尿基体有干扰,方法的灵敏度也较差。盐酸萘乙二胺法,采用在中性条件下用乙酸乙酯萃取,再在酸性条件下反萃取到水相中显色,消除了其他氨基化合物的干扰,色阶正常,测定结果较好,但操作烦琐。高效液相色谱法,通过有机溶剂萃取及色谱柱分离,消除了尿中其他共存物的干扰,灵敏度高,选择性好,其他共存的氨基及硝基化合物对测定无干扰,是目前测定尿中对氨基酚比较理想的方法。

(一)盐酸萘乙二胺分光光度法

1. 原理　尿样加盐酸水解后,于中性溶液中,用乙酸乙酯萃取对氨基酚,再酸化反萃取至盐酸溶液中,经重氮化后,用盐酸萘乙二胺显色,于波长 582nm 处比色定量。

2. 样品处理和测定　取尿样 2.00ml 置比色管中,加 0.5ml 盐酸液后,于沸水浴中加热水解 1 小时,放冷;用 0.1mol/L 氢氧化钠溶液调至中性,然后加 2ml 磷酸盐缓冲液,转移至分液漏斗中,加 20ml 乙酸乙酯,于振荡器上强烈振摇萃取 20 分钟,静置分层;分取有机相,用盐酸溶液反萃取,弃去有机相;将酸性水相移入 10ml 比色管中,加入亚硝酸钠溶液,摇匀;静置 10 分钟,加氨基磺酸铵溶液,充分摇至无气泡发生为止,放置 10 分钟;加盐酸萘乙二胺溶液,加水至刻度,混匀于 60℃水浴中保温 1 小时,取出放冷至室温,于波长 582nm 测量吸光度,本法的最低检测浓度为 0.5mg/L。

3. 注意事项

(1)在采集尿样前应了解受检者是否服用磺胺、对乙酰氨基酚等药物,并做好记录。

(2)对氨基酚的氨基重氮化后与盐酸萘乙二胺显色强度与酸度有关,因此,酸度应控制在 0.05mol/L 为宜。

(3)由于对氨基酚的氨基受羟基的影响,与亚硝酸钠作用后,与盐酸萘乙二胺在常温下显色较慢而不稳定。应选择在 60℃水浴保温 1 小时后即刻比色,颜色在 30 分钟内可保持稳定。

(二)高效液相色谱法

1. 原理　尿样加盐酸加热水解后,在酸性条件下用乙酸乙酯提取,除去部分干扰物,然后在中性条件下用乙酸乙酯提取尿样中对氨基酚,C_{18} 柱分离,254nm 检测,流动相为 30% 甲醇水(v/v),以保留时间定性,用峰高或峰面积定量。本法的最低检测浓度为 0.5mg/L。

2. 样品处理 取 2.00ml 尿样于 25ml 试管中,加 1ml 水和 1ml 盐酸,摇匀,加盖。放在沸水浴中加热 1 小时,取出冷至室温。加水补足体积至 4ml,再用 5ml 乙酸乙酯萃取尿中部分干扰物质,重复一次,弃去有机相。于水相中加入 4g 磷酸氢二钾,用 5ml 乙酸乙酯萃取对氨基酚,离心分层后,取上层有机相进样分析。

3. 仪器参考条件 C_{18} 色谱柱(250mm × 4.6mm,5μm);柱温:50℃;流动相:甲醇:水 = 30:70(v/v);流速:1.0ml/min;检测波长:254nm。

4. 注意事项

(1)苯胺在体内的代谢速度快,所以要在班末或班后 2 小时内采样,以正确地反映接触剂量。采样后应尽早加酸,低温保存。

(2)尿中对氨基酚部分以结合态存在,为测得对氨基酚总浓度,须将结合态对氨基酚水解。尿样加酸后,于沸水浴中加热 1 小时,可完全水解。

(3)水解后的尿样中有未知组分,在中性条件下能与对氨基酚一起被萃取出来,干扰测定。因此必须先在酸性条件下,用乙酸乙酯预萃取,除掉干扰物。然后再于中性条件下萃取对氨基酚。预萃取过程中对氨基酚基本无损失。

(4)用碱溶液调节溶液 pH 值不易控制。而用固体磷酸氢二钾调节,操作简单。但加入量要足够,否则影响萃取率。

五、超高效液相色谱 - 质谱法测定尿中苯胺和联苯胺

尿中苯胺、联苯胺等酰胺类物质的测定方法较多,主要的有气相色谱法、高效液相色谱法及液相色谱 - 串联质谱法等。气相色谱法在检测酰胺类化合物时通常需要较复杂的衍生化技术;普通高效液相色谱法在检测胺类时前处理复杂且灵敏度低;液相色谱 - 串联质谱法则具有高灵敏度和高选择性。

色谱条件:C_{18} 色谱柱(250mm × 4.6mm,5μm),柱温 40℃,流速 0.18ml/min,分离时间 66 分钟。流动相:A 为甲醇;B 为 0.1% 甲酸溶液。

梯度淋洗:0~1.1 分钟,50%~90%A;1.1~1.5 分钟,90%A;1.5~4.0 分钟,90%~50%A;4.0~6.0 分钟,50%A。

质谱条件:电喷雾电离源:正离子电离模式,三重四级杆串联质谱,毛细管电压 3.0kV,离子源温度 110℃,脱溶剂气温度 350℃,脱溶剂气流量 600L/h,锥孔气流量 50L/h,锥孔电压:苯胺 60V,联苯胺 50V,碰撞能量:苯胺 26eV,联苯胺 17eV,停留时间均为 0.2 秒,多反应监测模式检测。

定性离子:苯胺 m/z185>157,联苯胺 m/z94>66,定量离子:苯胺 m/z185>167,联苯胺 m/z 94>77。

(张凯 公维磊)

第二节 硝 基 苯

硝基苯(nitrobenzene)、多硝基苯(polynitrobenzene)都属芳香族硝基化合物,作为工业原料,广泛应用于染料、农药、炸药、造纸、纺织等工业领域。其进入环境中一般难以被生物降解,且硝基苯还是致癌物,对作业工人健康和环境都会产生不良影响。

一、理化性质

硝基苯（nitrobenzene）分子式 $C_6H_5NO_2$，相对分子质量 123.11，熔点 5.7℃，沸点 210.9℃，密度 1.202。为无色或淡黄色具苦杏仁味的油状液体，见光颜色变深。易溶于乙醇、苯、乙醚及其他有机溶剂，20℃时水中溶解度为 0.19%。在三硝基甲苯的基础上继续引入硝基，如四硝基苯、六硝基苯等统称为多硝基苯，多硝基苯多数为黄色，四硝基苯和五硝基苯为淡黄色，六硝基苯为翠绿色，加热易爆炸，主要用于制造高性能炸药。

硝基苯的体内代谢产物对硝基酚（p-nitrophenol，PNP）分子式为 $HOC_6H_4NO_2$，相对分子质量 139.11，熔点 113.4℃，沸点 279℃，密度 1.481，有强还原性，易被空气中氧所氧化，遇光和暴露于空气中变为灰褐色，稍溶于水，易溶于乙醇、乙醚、苛性碱和碱金属的碳酸盐溶液，不能随水蒸气蒸发。对硝基酚还是一种酸碱指示剂，其水溶液颜色随 pH 改变而改变。

二、代谢和生物监测指标

硝基苯属脂溶性化合物，主要经呼吸道吸入，或为皮肤吸收，也可从消化道吸收进入，反复接触可引起肝、肾损伤及贫血，饮酒可增强其毒作用。在体内通过氧化、还原、结合等生物转化过程，大部分变成对氨基酚和间、对硝基酚，约有 13%~16% 的吸收量以对硝基酚形式和约 10% 以对氨基酚形式与体内葡萄糖醛酸和硫酸结合经尿排出，少量以原形和微量苯胺形式由肺排出。硝基苯在体内转化为对硝基酚和对氨基酚，随尿排出（图 8-3）。

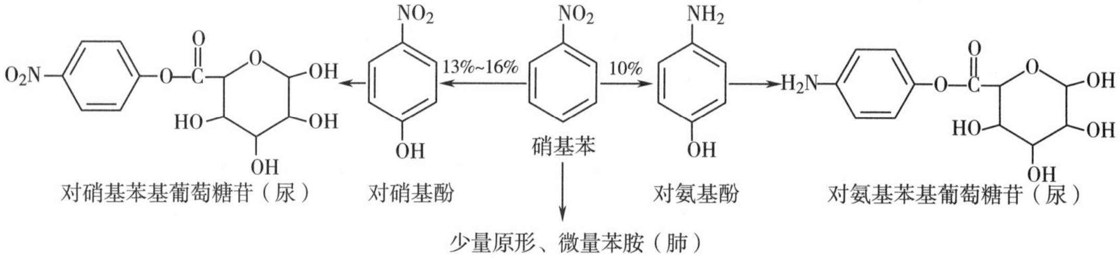

图 8-3　硝基苯的体内代谢

硝基苯属剧毒化学品。急性、慢性硝基苯中毒主要产生高铁血红蛋白症，临床表现为一系列神经系统的症状，有时出现溶血性贫血和中毒性肝损害。

硝基苯接触者尿中对硝基酚和对氨基酚的排出量明显增高，常作为诊断检测的指标。

三、样品采集及保存

用具塞聚乙烯塑料瓶采集接触者班后尿样，尽快测量比重。如用邻甲酚分光光度法测定对硝基酚，则要求按 100ml 尿液加 3 滴甲醛，置于 4℃冰箱中可保存 3 天。如果用高效液相色谱法，则按 100ml 加 3~4 滴盐酸，置于 4℃冰箱中可保存 2 周。

四、尿中对硝基酚的测定

尿中对硝基酚的测定常用方法，主要有分光光度法、气相色谱法和高效液相色谱法。分光光度法灵敏度较差，气相色谱法需将对硝基酚转化成极性极小、挥发度较大的衍生物后再测定，操作复杂。高效液相色谱 - 紫外检测法不适用于检测尿样中微量对硝基酚，而高效液相色谱 - 荧光检测法不需柱前衍生，灵敏度高。

（一）邻甲酚分光光度法

1. 原理 尿中对硝基酚以游离形式或与葡萄糖醛酸、硫酸等结合存在。尿样经水解后，结合的对硝基酚转化为游离形式，用有机溶剂萃取对硝基酚，再用氨溶液反萃取。用三氯化钛还原对硝基酚，生成的对氨基酚与邻甲酚作用，形成靛酚蓝，于620nm比色定量。本法的最低检测浓度为0.20mg/L（5ml尿样）。

2. 样品处理和测定 取5.00ml尿样于25ml具塞比色管中，加入5ml水、2ml盐酸，混匀，于沸水浴中加热1小时。取出，放冷。将溶液转入分液漏斗中，加入25ml萃取液［1%异戊醇溶液（溶剂为4∶1石油醚和乙醚的混合物）］，强烈振摇10分钟，静置分层，弃掉水层。有机相用5ml氨溶液强烈振摇3分钟，静置分层。将氨水层放入干燥的25ml具塞比色管中。加入1ml邻甲酚溶液，混匀，再加1ml三氯化钛溶液，立即振摇，至黄色沉淀变成淡黄色沉淀为止。将显色液用滤纸过滤入10ml具塞比色管中，30分钟后，于620nm波长处比色定量。

3. 注意事项

（1）加三氯化钛溶液以后，一定要振摇至黄色沉淀变成淡黄色沉淀为止。

（2）在3.0mol/L氢氧化铵溶液的碱性条件下，30分钟就可显色完全，颜色在120分钟内保持稳定。

（3）尿样加甲醛或在4℃冰箱中保存，尿中对硝基酚可稳定3天，尿样在常温下不稳定，3天后变质，对硝基酚明显损失。

（二）高效液相色谱法

1. 原理 尿样经水解后，加NaCl旋涡混合溶解，用乙酸乙酯萃取对硝基酚，梯度洗脱，C_{18}柱分离，在318nm波长下测定。以保留时间定性，峰高或峰面积定量。本法的最低检测浓度为0.02mg/L。

2. 样品处理 在10ml具塞比色管中，加2.00ml尿样，加1mol/L盐酸0.5ml，于沸水浴上加热水解1小时，冷却后，加入0.75g NaCl，旋涡溶解；加入4ml乙酸乙酯，旋涡混合萃取5分钟，离心后取有机相2.00ml于另一具塞试管中，氮气流吹干，残渣用0.50ml流动相溶解，经0.22μm有机滤膜过滤或高速离心后进样分析。

3. 仪器参考条件 C_{18}色谱柱（3.9mm×150mm，4μm）；流动相：甲醇-混酸水溶液（0.01%磷酸+0.02%乙酸）；采用梯度洗脱方式，流速：1.0ml/min；柱温：35℃；检测波长318nm。梯度洗脱程序：0~7分钟，由10%A、90%B迅速改为15%A、85%B；7~10分钟，由15%A、85%B在2分钟内改为40%A、60%B；10~14分钟，40%A、60%B；14~17分钟，由40%A、60%B在5分钟内改为10%A、90%B；17~20分钟，10%A、90%B。

4. 注意事项 加入NaCl的目的是防止和消除乳化现象，提高萃取效率。

（张凯 公维磊）

第三节 三硝基甲苯

一、理化性质

三硝基甲苯有三种同分异构体，以2,4,6-三硝基甲苯（2,4,6-trinitrotoluene，TNT）最为重要。TNT为淡黄色针状结晶,无臭,有吸湿性。相对分子质量227.13,相对密度为1.66,熔点82℃,沸点280℃(爆炸),饱和蒸气压0.01kPa(82℃)。TNT难溶于水,微溶于乙醇,易溶于苯、甲苯、丙酮等有机溶剂。TNT属爆炸品。

TNT在体内的代谢产物主要有4-羟氨基-2,6-二硝基甲苯(4HA),分子式$C_7H_7N_3O_5$,相对分子质量213.0;4-氨基-2,6-二硝基甲苯(4A),分子式$C_7H_7N_3O_4$,相对分子质量197.15;2-氨基-4,6-二硝基甲苯(2A),分子式$C_7H_7N_3O_4$,相对分子质量197.15;2,4-二氨基-6-硝基甲苯(2,4-DA),分子式$C_7H_9N_3O_2$,相对分子质量167.17;2,6-二氨基-4-硝基甲苯(2,6-DA),分子式$C_7H_9N_3O_2$,相对分子质量167.17。

二、代谢和生物监测指标

TNT在生产使用过程中,主要以气溶胶和蒸气态存在,可经皮肤、呼吸道、消化道进入人体,其中经皮肤吸收为最主要途径,人体不同部位皮肤TNT渗透性大小依次为面、颈、大腿、小腿、足背、胸和背,皮肤损伤可明显增加渗透量。因此,在评估TNT接触危险时,除了测定工人皮肤TNT的污染量,也需考虑不同部位的渗透性差异。

TNT在体内的代谢过程较为复杂。生物转化有多种途径,包括硝基还原为氨基、甲基氧化为羧基、苯环氧化为酚类化合物。TNT可能的代谢途径及产物见图8-4。其中以硝基还原为最重要的代谢途径,其主要代谢产物(约占进入机体TNT的90%)为4-氨基-2,6-二硝基甲苯(4A),其次为2-氨基-4,6-二硝基甲苯(2A)和2,6-二氨基-4-硝基甲苯(2,6-DA)。在接触TNT的工人尿中均可检出,尿中也有少量原形排出。研究证明,进入机体TNT约90%是经尿排出,其余的10%左右以与蛋白共价结合的形式存在于血液、肝脏和肾脏。

TNT的排泄与分布按二室开放动力模式,工人接触TNT后血中代谢产物4-A急速升高,尿中排出高峰出现在接触后8小时和10小时。有研究证实,TNT在血液和肝组织中与蛋白共价结合,分别有20%和30%以加合物的形式存在,4-氨基-2,6-二硝基甲苯-血红蛋白加合物(4A-Hb)在人体内可存留4个月。人体4A-Hb加合物量与工人接触TNT量密切相关,可以反映工人空气接触、经皮肤污染水平和接触时间。工人脱离接触2个月后,其体内4A-Hb仍维持在相当水平,它是一个反映总接触水平和累积接触的生物监测指标。所以4A-Hb可以作为职业接触三硝基甲苯人群的生物标志物,反映近3~4个月内TNT累积接触水平。采样时间为接触TNT后4个月内任意时间。

我国职业接触生物限值规定接触TNT后4个月任意时间,TNT在体内的4-氨基-2,6-二硝基甲苯(4A)与血红蛋白共价结合形成4A-血红蛋白加合物(4A-Hb)生物接触限值为200ng/g Hb。

三、样品采集及保存

1. **血样**　采集静脉血1ml,注入经肝素处理的试管中,混匀。置于冰箱内保存。采血前工人要脱离生产场所,换下工作服,洗净手、臂及面部,采血过程要避免污染,采样要在清洁无干扰的场所进行,冷藏运输过程中要避免大的震动。

2. **尿样**　用聚乙烯塑料瓶收集约100ml班后尿,尽快测量肌酐或比重。采样前,工人要脱离生产场所,换下工作服,洗净手、臂及面部,以防TNT的污染。采样后应尽早加酸(100ml尿样中加入10ml盐酸)置于-20℃冰箱内保存。夏季运输时最好冷藏。分析前放4℃冰箱内,可保存两周。

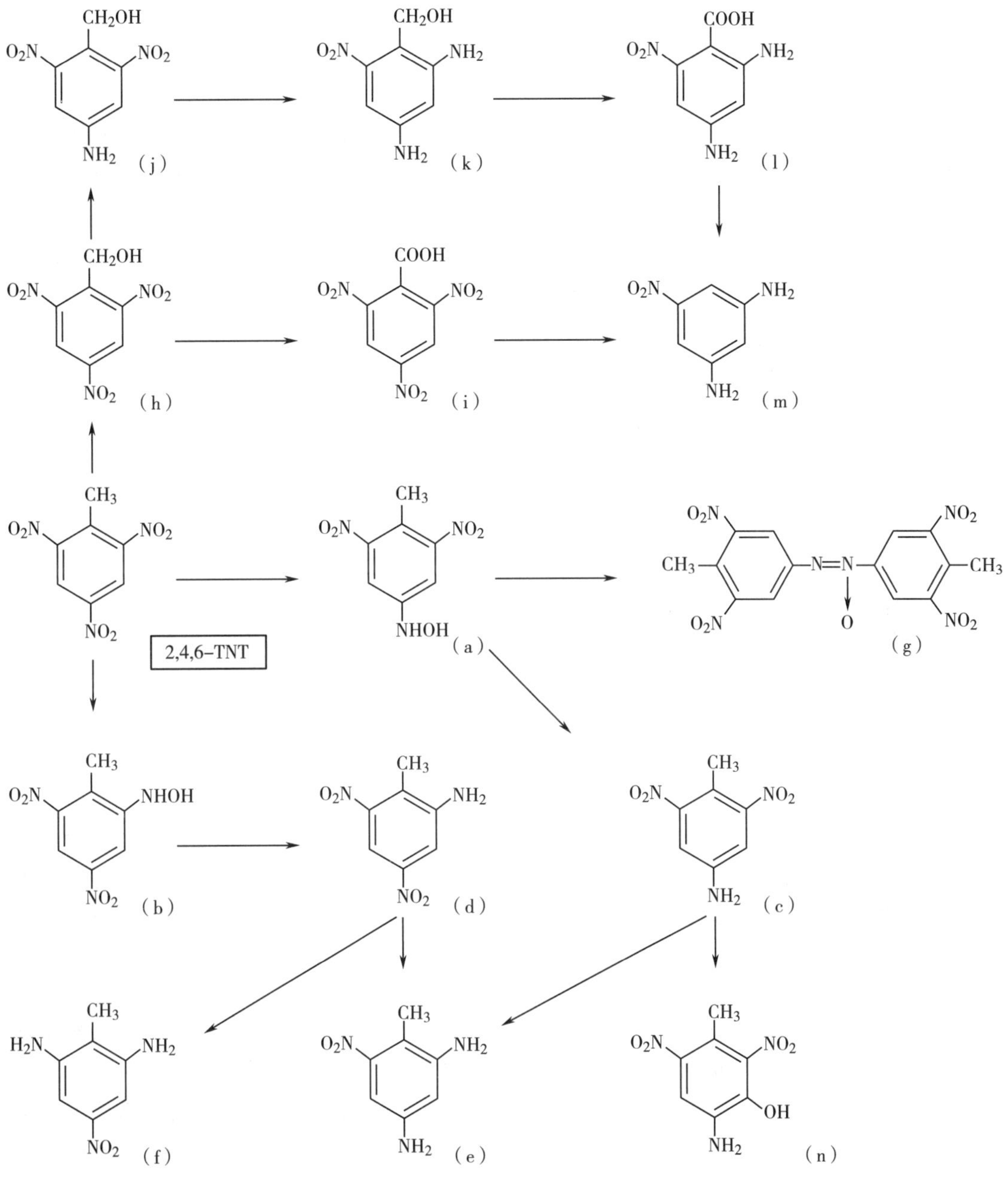

图 8-4　2,4,6-TNT 体内可能的代谢产物

图中:(a)4- 羟氨基 -2,6- 二硝基甲苯;(b)2- 羟氨基 -4,6- 二硝基甲苯;(c)4- 氨基 -2,6- 二硝基甲苯;(d)2- 氨基 -4,6- 二硝基甲苯;(e)4,6- 二氨基 -2- 硝基甲苯;(f)2,6- 二氨基 -4- 硝基甲苯;(g)2,6,2',6'- 四硝基 -4,4'- 氧化偶氮甲苯;(h)2,4,6-三硝基苯甲醛;(i) 三硝基苯甲酸;(j)4- 氨基 -2,6- 二硝基苯甲醛;(k)2,4- 二氨基 -6- 硝基苯甲醛;(l)2,4- 二氨基 -6- 硝基苯甲酸;(m)5- 硝基 -m- 甲苯二胺;(n)4- 氨基 -2,6- 二硝基 -m- 甲酚

四、尿液中 TNT 代谢产物的测定

尿液中 TNT 及代谢产物的测定方法主要有分光光度法、气相色谱法和高效液相色谱法。分光光度法只能测定硝基化合物的总量。气相色谱法能对大部分硝基化合物进行分别测定,但不能测定遇热分解的 4- 羟氨基 -2,6- 二硝基甲苯(4-HA)。高效液相色谱法可对异构体

进行分离测定。

（一）高效液相色谱法测定 TNT 及五种代谢产物

1. 原理　尿样加 6mol/L HCl 于 40℃水解 10 分钟,碳酸氢钠调 pH=7 后用苯等体积提取 4-HA;或在 100℃水解 60 分钟,碳酸氢钠调 pH=7 后用苯等体积提取尿中 TNT 其他代谢产物。

2. 仪器参考条件　色谱柱:C_{18}(4.6×150mm,5μm);流动相:甲醇 - 水(50∶50,v/v);流量 1ml/min;检测波长:254nm。

在该条件下,可同时测定 TNT 及 4HA、4A、2A、2,4-DA 和 2,6-DA。

3. 注意事项　在此条件下,2,6-DA 和 2,4-DA 的测定受尿中杂质干扰,将条件改为甲醇 - 水(20∶80,v/v),流速为 1.2ml/min,二者能与尿中杂质分开。

（二）气相色谱法测定尿中 2,6- 二硝基 -4- 氨基甲苯（4-A）

1. 原理　尿样加盐酸加热水解后,在 pH 为 7~8 条件下用甲苯萃取尿样中 4-A。采用 OV-17 柱分离,电子捕获检测器检测,以保留时间定性,峰面积定量。

2. 样品处理　取 1ml 尿样于 5ml 具塞试管中(已加盐酸保存的尿样取 1.1ml),加入 0.1ml 浓盐酸,混合均匀,于 100℃水浴中放置 1 小时。冷却后,用碳酸氢钠溶液调 pH 7~8,然后用 1ml 甲苯萃取,振摇 3 分钟,放置分层,取甲苯层供测定。

3. 仪器参考条件　色谱柱:OV-17 柱(50% 苯基 -50% 甲基聚硅氧烷),1.6m×3.2mm,0.25μm;气化室:220℃;柱温:初始 200℃,保持 0.4 分钟,以 10℃ /min 的速率升温至 220℃,然后再以 5℃ /min 的速率升至 240℃,保持 1 分钟。

五、血中 TNT 代谢产物的测定

血中 TNT 代谢产物的检测多采用同位素示踪法、高效液相色谱法、竞争性抑制酶联免疫法等。同位素法用于研究化合物在体内动力学过程的一大缺点是不能将原型与待测物分别进行检测,因此,所得到的动力学实验结果是 TNT 与其代谢物体内过程的综合反映,不能用来判断它们各自的代谢动力学过程。高效液相色谱法对 TNT 及其代谢物的检测具有较高的重复性和灵敏度。

（一）高效液相色谱法测定 TNT 和 2,6- 二硝基 -4- 氨基甲苯

1. 原理　血样经二氯乙烷 - 异丙醚混合液萃取,45℃水浴氮气吹干后,加入甲醇溶解残渣,进样高效液相色谱仪分析。内标标准曲线法定量。

2. 样品处理与测定　取血 1ml(加肝素抗凝)以 2000r/min 离心 10 分钟。取出 0.20ml 血浆于 10ml 具塞试管中,加入内标非那西丁 10μl(20μg/ml)及 pH=7 的磷酸盐缓冲溶液 1ml,摇匀后加入二氯乙烷 - 异丙醚(2∶1,v/v)6ml,旋涡振摇 2 分钟后,以 3500r/min 离心 10 分钟,将上层水相弃去,然后将下层有机提取液转移至 10ml 离心管内,置 45℃水浴中用氮气吹干,随后加入 100μl 甲醇溶解残渣,取 20μl 进样测定。

3. 仪器参考条件　色谱柱:C_{18}(30cm×3.9mm);流动相:甲醇 - 水(50∶50,v/v);流速:1ml/min;检测波长:228nm,250nm。

（二）竞争性抑制酶联免疫法测定血中 4A-Hb

1. 原理　利用抗原 - 抗体的竞争抑制反应检测半抗原(4A-Hb)。将 4A-Hb 和一定量的等体积单克隆抗体(McAb)按顺序加入到已经包被有检测抗原(4A-BSA)的酶联免疫测试板上,4A-Hb 与包被的 4A-BSA 对抗体产生竞争性结合反应。洗去未结合的抗体后,用酶标二抗与包被抗原的抗体相结合,显色后测定吸光度。吸光度与结合到酶标板上抗体的量成正比,与 4A-Hb 的量成反比。

将采集的血液样品离心(800g,5 分钟),将血浆吸出,向红细胞中加入 3ml 生理盐水,混匀,离心(800g,5 分钟)弃去上层清液,反复洗涤三次。冰冻过夜,溶化后剧烈振荡 5 分钟,使红细胞破裂释放出血红蛋白,1000g 离心 5 分钟,所得上清液即为待测样品。

2. 检测方法 将 BSA 用包被缓冲溶液(0.05mol/L 碳酸盐缓冲溶液,pH=9.6)稀释成 2μg/ml 后,在酶标板上每孔加入 100μl,4℃过夜。每孔先加入 50μl 待测样品,再加入等体积的 1∶10 000 的 4A-Hb 单克隆抗体,37℃保温 1.5 小时后,用酶标板洗涤液冲洗 4 次,在纸上拍干水滴。每孔加入 RP-SAMG 1000μl,37℃保温 1 小时,冲洗 4 次,拍干后加入底物反应液 1000μl,37℃保温 15 分钟。每孔加入 50μl 2mol/L 的硫酸终止反应,用 ELISA 仪测定 490nm 吸光度值。

3. 注意事项 每块酶标板需要分别制作标准曲线,除了以不同浓度 4A 标准溶液代替样品外,其他所有操作步骤与样品一致。计算以标准溶液浓度及其对应的吸光度百分值绘制标准曲线,根据每块酶标板的标准曲线计算出样品浓度。4A-Hb 加合物以每克血红蛋白中含 4A 的克数表示。

(闫慧芳 宣靓)

本 章 重 点

本章介绍了芳香族硝基和氨基化合物苯胺、硝基苯和三硝基甲苯及其代谢产物对氨基苯酚、对硝基酚、4-氨基-2,6-二硝基甲苯和 2-氨基-4,6-二硝基甲苯等化合物的理化性质、职业接触。重点介绍了这些化合物在体内的代谢过程和生物监测指标及其检测方法的原理及其注意事项。为正确评价职业接触人群的健康影响提供科学依据。本章主要掌握对氨基苯酚、对硝基酚及三硝基甲苯代谢产物的生物监测指标;掌握这些化合物的测定原理、方法及在测定过程中注意事项,熟悉苯胺、硝基苯和三硝基甲苯及其代谢产物的人体暴露途径和危害,了解其理化性质和检测的意义。

复习思考题

实例一

某港口装卸区,5 名临时工装卸桶装苯胺,由于装卸时铁桶已有破损,未采取必要的防护措施,晚上连续作业八小时,于第二天早晨 6 时 30 分下班后,5 人中有 4 人均出现乏力、面色苍白、气急、发绀、恶心等症状,急送职业病防治院医治,入院后,医生要求检测尿中对氨基苯酚的含量,该科室理化检验室拥有常规检测仪器,包括气相色谱仪和液相色谱仪,作为检验科检验技师:

1. 这项任务该如何完成?

2. 在上述内容的检测过程中应注意的问题是什么?

3. 除了医生送检的尿样外,你认为还需要什么检查? 怎样做?

实例二

某化工厂进行试生产时,某工人因操作不当导致硝基苯泄漏约 1.5kg,未及时报告进行无害化处理,私自将泄漏的硝基苯排入下水道。5天后,车间工人渐感胸闷、心慌,其中5人(男3名,女2名)先后去医院就诊,既往均体健,无中毒史。5人均以心慌、胸闷、口唇发绀为主,高铁血红蛋白3人在15%,2人在25%左右;2人肝功能转氨酶轻度异常。

在该车间进行调查取证时发现:车间设备密封较差,通风不良,生产车间工人未佩戴防毒面罩,无职业应急救援措施,未设置有关职业危害的公告栏,无警示标志和警示说明,劳动者不知道有职业危害。

1. 根据明确的硝基苯接触史,典型的症状和体征,结合现场职业病危害事故调查和监测到车间内空气中硝基苯严重超标,您认为还需要做什么工作? 如何设计?

2. 在上述生物材料检验过程中需要注意的事情有哪些?

实例三

某化工厂 TNT 生产车间不明原因燃烧起火,3名消防队员和1名工人参与救火,救火时未戴防毒面具,车间当时未开工,通风、除尘设施处于关闭状态。救火现场接触大量 TNT 粉尘及其烟雾,救火过程约 30 分钟。

4名参加救火的人员均为男性,年龄 26~35 岁,平均 28 岁,既往均体健。救火后均出现头痛、头晕、恶心、呕吐、咳嗽、胸痛、心慌、气短、口唇发绀等,其中有睡眠障碍2例,上腹部疼痛1例。血压高于正常参考值者1例,眼球结膜充血者2例,口唇轻度发绀者1例,双肺呼吸音低者2例,心率加快1例,X线胸片示双肺纹理增粗、紊乱,心电图显示异常者2例,肝功能异常3例。

1. 根据上述情况你认为这是什么中毒? TNT 进入体内后产生了哪些代谢产物?

2. 如果需要检测尿液,你认为检测尿中 TNT 代谢产物的分析方法有哪些? 此案例适合的分析方法是什么? 简述分析原理和操作步骤。

3. 如何采集和测定血浆中 TNT 加合物? 结果有什么意义?

第九章 卤代烃化合物及其代谢产物的测定

烃类分子中的氢原子被卤素原子取代后所形成的化合物称为卤代烃(halogenated hydrocarbons)。卤代烃是常用的化工原料,广泛应用于有机合成、制药、染料以及电器等行业,主要作为原料、溶剂、中间体、发泡剂、浸出剂或冷冻剂等。根据分子中卤素原子的个数可分为一卤代烃、二卤代烃和多卤代烃;按照取代卤素的不同,分为氟代烃、氯代烃、溴代烃和碘代烃;依据卤素原子所连接的烃基是否含有苯环,分为脂肪族卤代烃和芳香族卤代烃两大类,其中脂肪族卤代烃根据烃基结构又可分为饱和卤代烃(如卤代烷烃)和不饱和卤代烃(如卤代烯烃)。

脂肪族卤代烃类常见的有二氯甲烷、三氯甲烷、四氯化碳、氯乙烷、氯乙烯、三氯乙烯、四氯乙烯和四氟乙烯和氟氯甲烷等。此类化合物的毒性主要表现为对呼吸道、皮肤、眼的刺激和对中枢神经系统的麻醉抑制作用,严重时可损伤中枢神经系统,导致神经、精神症状。

芳香族卤代烃常见的有氯苯、二氯苯、氯甲苯、氯化联苯和氯萘等。因苯环上的卤素具有较高的活性,芳香族卤代烃化合物对皮肤、黏膜等组织具有明显的刺激作用,吸收进入机体后可引起全身中毒,特别是神经系统、肝、肾和造血器官易受到损害。

第一节 不饱和卤代烃类

一、氯乙烯

(一)理化性质

氯乙烯(chloroethylene)又名乙烯基氯(vinyl chloride),常温常压下为无色略带芳香气味的气体,分子式 CH_2CHCl,相对分子质量 62.5,熔点 -159.7℃,沸点 -13.9℃。微溶于水,可溶于乙醇、二氯乙烷,易溶于乙醚、四氯化碳等有机溶剂。在阳光直射下聚合成黏稠的物质,易燃、易爆,与空气混合时的爆炸极限为 3.6%~33%,自燃点 472℃。热解产物有氯化氢、光气和一氧化碳。

硫代二乙酸为氯乙烯代谢产物,熔点 128~131℃,可溶于水。

(二)代谢及生物监测指标

氯乙烯作为制造聚氯乙烯塑料的主要单体,与乙酸乙烯、丁二烯、丙烯酸酯、丙烯腈或偏氯乙烯等生成共聚物,可用作绝缘材料、黏合剂、涂料或制作合成纤维薄膜,也可作为中间体、溶剂、喷雾染料和冷冻剂等。氯乙烯合成过程中,在转化器、分馏塔、贮槽、压缩机及聚合反应的聚合釜、离心机处,都有可能接触到氯乙烯。在离心或干燥、进入聚合釜内清洗或抢修时,可能接触到高浓度的氯乙烯。此外,在使用聚氯乙烯树脂制造各种制品时,也会产生氯乙烯单体。

氯乙烯主要通过呼吸道进入体内,液态氯乙烯可少量经皮肤吸收。吸入体内的氯乙烯主要分布于肝脏和肾脏等组织。氯乙烯是一种相对无活性的小分子化合物,其代谢途径与吸入浓度有关。吸入低浓度氯乙烯后,先经肝微粒体酶水解成 2- 氯乙醇,再经醇脱氢酶作用,生成氯乙醛和氯乙酸。吸入高浓度氯乙烯时,醇脱氢酶的代谢达到饱和,主要通过肝微粒体细胞色素 P450(CYP450)酶的环氧化反应,生成高活性的中间代谢物氧化氯乙烯(chloroethylene oxide,CEO),由于 CEO 极不稳定,可自发重排(或经氧化)形成氯乙醛;也可在谷胱甘肽硫转移酶催化下,与还原型谷胱甘肽(GSH)结合形成 S- 甲酰甲基谷胱甘肽(S-formylmethyl glutathione),进而形成 S- 甲酰甲基半胱氨酸随尿排出,或经进一步氧化形成 N- 乙酰 -S-(2- 羟乙基)半胱氨酸随尿排出。氯乙醛在醛脱氢酶作用下转变为氯乙酸,部分经尿排出,部分与 GSH 结合,进一步氧化分解形成硫代二乙酸随尿排出。尿中代谢物主要包括硫代二乙酸、S- 甲酰甲基 - 半胱氨酸、N- 乙酰 -S-(2- 羟基乙基)半胱氨酸(图 9-1)。

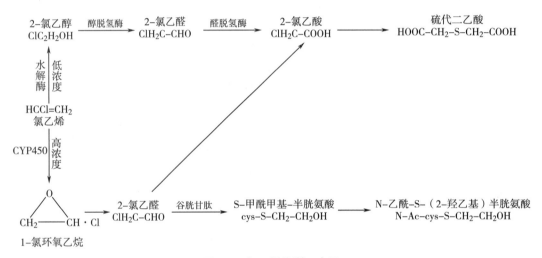

图 9-1　氯乙烯代谢示意图

此外,氯乙烯还可与血红蛋白共价结合产生烷化血红蛋白,它是公认的致突变剂和致癌剂。少量(1.6%)氯乙烯以原形从呼吸道排出,以 CO_2 形式呼出占 12%。吸入高浓度(如 2600mg/m³)氯乙烯后,机体代谢出现饱和,其中呼出原形氯乙烯比例升至 12.26%,但 CO_2 含量变化较小,仅为 13.3%。停止接触氯乙烯 10 分钟,约 82% 的氯乙烯被排出体外。

短期接触较高浓度的氯乙烯,主要表现为神经系统的麻醉作用和对皮肤的刺激作用。长期接触可引起氯乙烯病,如神经衰弱综合征、雷诺综合征、周围性神经病、肢端溶骨症、肝脾肿大、肝功能异常或血小板减少,还可导致肝血管肉瘤。1987 年国际肿瘤研究机构已将氯乙烯确定为人类致癌物。流行病学调查提示,氯乙烯可能是一种多系统、多器官的致癌剂,可诱发多种肿瘤,尤其是肝细胞癌和肝脏以外的消化系统肿瘤等。动物实验发现,短期接触氯乙烯可使动物体内谷胱甘肽酶活性和肝中非蛋白巯基上升,而接触高浓度氯乙烯的动物则出现巯基进行性损耗,故认为肝非蛋白巯基在氯乙烯解毒、保护机体过程中起重要作用。终末呼出气中氯乙烯含量和尿样中硫代二乙酸含量常用作接触氯乙烯的生物监测指标。

(三)样品采集及保存

1. 呼出气　受检者脱离工作现场,在空气清洁场所采样。采集终末呼出气时,告知受检者平静呼吸 5~6 次后,先平和呼气(不采集这一段呼出气),再尽力呼气至不能呼气为止(终末呼出气),将后一段呼出气呼入准备好的 1L 采气袋中,可分几次完成。呼气时捏住鼻子,避免受检者呼气时不自主吸入空气。采样完毕后立即将采气袋密封,然后在现场或运输到实验室后用空气采样器以 0.3L/min 的流速,将采气袋中的终末呼出气抽入活性炭采样管富集。

2. 尿样 用玻璃瓶收集班后尿液,酸化后密封瓶口,置 4℃ 冰箱可保存两周,−20℃ 时可保存 1 个月。

(四)呼出气中氯乙烯的测定

呼出气中氯乙烯的测定方法主要是气相色谱法,方法简便快速,灵敏度和准确度高。根据采集富集方法不同,可分为热解吸 - 气相色谱法和直接进样 - 气相色谱法。

1. 热解吸 - 气相色谱法

(1)原理:终末呼出气用活性炭管富集,热解吸后进样,经色谱柱分离,电子捕获检测器检测,以保留时间定性,峰高或峰面积定量。

(2)样品处理和测定:将活性炭管放入热解吸器中,活性炭管进气口端连接 100ml 注射器,抽气端和载气相连。氯乙烯解吸温度为 200℃,载气流量为 50ml/min,解吸至 100ml。通过测定氯乙烯标准系列和样品的峰高或峰面积,以标准曲线法求得待测样品中氯乙烯的浓度;每批活性炭管需测定其解吸效率。

(3)仪器参考条件:硝基对苯二甲酸改性的聚乙二醇毛细管柱(30m×0.25mm,0.25μm);柱温:90℃;气化室温度:室温;检测室温度:150℃;载气流速(N₂):1ml/min;分流进样比 10∶1;尾吹气流量:30ml/min。

2. 直接进样 - 气相色谱法

(1)原理:终末呼出气用采气袋或注射器采集,直接进样,经色谱柱分离,火焰离子化检测器检测,以保留时间定性,峰高或峰面积定量。该法的检出限为 $1mg/m^3$,测定范围为 $1\sim30mg/m^3$。

(2)样品处理和测定:直接进样,定量方法同热解吸 - 气相色谱法。

(3)仪器参考条件:聚乙二醇(PEG 20M)毛细管柱(30m×0.25mm,0.25μm);柱温:65℃;汽化室温度:室温;检测器温度:140℃;载气流速(N₂):1ml/min;分流进样比 10∶1;尾吹气流量:30ml/min。

(五)气相色谱法测定尿中硫代二乙酸

1. 原理 尿液经酸化、水浴蒸发至近干后,用甲醇 - 乙醚溶解,重氮甲烷酯化后,用气相色谱柱分离,火焰光度检测器检测,保留时间定性,峰高或峰面积定量。该方法的最低检测浓度为 0.5μg/ml(按取 1.0ml 尿样计)。

2. 样品处理和测定 取 1.0ml 尿液于瓷蒸发皿中,加 0.1ml 盐酸溶液,混匀。在沸水浴上蒸发至湿结晶状态,取下冷至室温。加入 0.3ml 甲醇 + 乙醚混合液,玻璃棒搅动,再加 3ml 乙醚搅匀。将上清液倾入 10ml 离心管中,再用少量乙醚洗涤残渣 2~3 次,合并醚液,于温水浴中浓缩至 1ml 左右,将亚硝基甲脲与氢氧化钾溶液反应生成的重氮甲烷气体导入样液酯化。酯化完毕,样液用甲醇定容,作为测试试,标准曲线法定量。

3. 仪器参考条件 聚乙二醇(PEG 20M)毛细管柱(30m×0.25mm,0.25μm);柱温:180℃;载气流速(N₂):1ml/min;分流进样比 10∶1;尾吹气流量:30ml/min;检测器滤光片:394nm。

4. 注意事项

(1)接触氯乙烯后,尿中硫代二乙酸的排出高峰在 12~16 小时,因此最好采集班后尿样或晨尿。

（2）硫代二乙酸最后被转移到甲醇中，但在酯化时，为防止重氮甲烷发生爆炸，须在乙醚中进行。蒸发浓缩乙醚时要平稳，避免暴沸损失。

二、二氯乙烯

二氯乙烯（dichloroethylene，DCE）有三种同分异构体，分别为 1,1-二氯乙烯（1,1-dichloroethylene，1,1-DCE）、反-1,2-二氯乙烯（trans-1,2-dichloroethylene，trans-1,2-DCE）和顺-1,2-二氯乙烯（cis-1,2-dichloroethylene，cis-1,2-DCE）。

二氯乙烯为无色、有特殊气味的液体，易挥发，不溶于水，易溶于有机溶剂。其蒸气能与空气组成爆炸性混合气，遇热或明火时，易发生爆炸。表 9-1 列出了二氯乙烯 3 种同分异构体的理化性质。

表 9-1　二氯乙烯 3 种同分异构体理化性质

理化性质	1,1-二氯乙烯	反-1,2-二氯乙烯	顺-1,2-二氯乙烯
相对分子质量		96.64	
密度（g/mL）	1.21	1.26	1.28
熔点（℃）	−122.5	−49.4	−81.5
沸点（℃）	31.7	47.7	60.2
闪点（℃）	−22.78	6.1	6.1
饱和蒸气压（kPa，20℃）	66.74	36.68	24.00
爆炸极限（%）	6.5~15.0	9.7~12.8	9.7~12.8

1,1-二氯乙烯主要用于生产聚偏二氯乙烯聚合物（PVDC），或与丙烯腈、丁二烯、丙烯酸酯、苯乙烯等共聚制造各种树脂、纤维或薄膜，并可用于纸或薄膜的表面涂层。1,2-二氯乙烯作为重要的溶剂，用于配制油漆、抽提橡胶和油脂，也可用作冷冻剂。工人在二氯乙烯的生产、聚合以及使用过程中都有可能接触二氯乙烯，主要通过呼吸道吸入进入机体，也有皮肤接触导致损伤的报道。

动物实验表明，被吸收的二氯乙烯少量以原形由呼吸道呼出，大部分则在体内迅速代谢后由肾脏排出体外。其代谢过程主要由 CYP2E1、谷胱甘肽（或谷胱甘肽硫转移酶）、醇脱氢酶等介导完成。二氯乙烯主要影响中枢神经系统，伴有眼部及上呼吸道刺激症状。短时间低浓度接触，眼及咽喉部出现烧灼感；浓度增高，出现眩晕、恶心、呕吐甚至酩酊状；吸入高浓度可致眼角膜损伤及皮肤灼伤。长期接触，除黏膜刺激症状外，常伴有神经衰弱综合征。

目前，有关二氯乙烯的生物监测指标和检测方法研究较少。

三、三氯乙烯和四氯乙烯

（一）理化性质

三氯乙烯（trichloroethylene）又名乙炔化三氯，为不饱和卤代脂肪烃化合物，是重要的工业溶剂。三氯乙烯为无色、具有与三氯甲烷同样微甜气味的易挥发性液体，微溶于水，易溶于醇、醚等有机溶剂。分子式 C_2HCl_3，相对分子质量 131.4，密度 1.46g/cm^3（20/4℃），熔

点 –73℃,沸点 86.7℃,相对密度 1.5,饱和蒸气压 7.70kPa(20℃)。

四氯乙烯(tetrachloroethylene)又名全氯乙烯(perchloroethylene),无色液体,具有乙醚气味,性质稳定,不能燃烧。难溶于水,可溶于乙醇、三氯甲烷、乙醚等有机溶剂。长期在光、水、氧气存在的条件下,与金属接触易分解为三氯乙醛及光气,对金属有腐蚀性。分子式 C_2Cl_4,相对分子质量 165.82,密度 1.623g/cm³(20/4℃),熔点 –22℃,沸点 121℃,饱和蒸气压 1.90kPa(20℃)。

三氯乙酸为三氯乙烯或四氯乙烯的代谢终产物。常温下为无色结晶体,有特殊气味,易潮解,易溶于乙醇、乙醚、丙酮、苯、四氯化碳、己烷、邻二甲苯和水等。分子式 $C_2HCl_3O_2$,相对分子质量 163.40,相对密度 1.629,熔点 58℃,沸点 197.5℃。

(二)代谢和生物监测指标

三氯乙烯是一种优良的溶剂,可用作金属部件去油污的脱脂剂、羊毛及织物的干洗剂以及脂肪、油、石蜡萃取剂等;也用作蜡、树脂、脂肪的溶剂及农药杀菌剂和杀虫剂活性成分的载体溶剂。在生产和仓储过程中,均可能接触到三氯乙烯或四氯乙烯。

三氯乙烯和四氯乙烯均可通过呼吸道、皮肤和消化道进入机体。三氯乙烯进入体内后,迅速均匀分布于各器官组织,可通过胎盘屏障和血脑屏障,但主要在脂肪和脑组织中蓄积。进入体内的三氯乙烯约有 20% 以原形经呼吸道呼出,其余主要在肝脏进行代谢。首先在酶的作用下转化成一种能共价结合蛋白质的环氧化物,通过分子内重排,生成水和氯醛,再进一步被还原成三氯乙醇(trichlorethanol)或氧化成三氯乙酸(trichloroacetic acid),仅有少量的一氯乙酸和三氯甲烷等代谢物生成。体内产生的三氯乙醇代谢物也可与葡萄糖醛酸结合生成葡萄糖醛酸三氯酯。水溶性代谢产物主要随尿排出,其中尿中三氯乙醇和三氯乙酸的排出量之比约为 2:1。三氯乙醇的形成与排出较三氯乙酸迅速,一次接触后,前者通过肾脏清除的生物半减期平均为 10 小时,后者为 52 小时。

三氯乙烯对中枢和周围神经系统有强烈的抑制作用,属于蓄积性麻醉剂,强度仅次于三氯甲烷,有一定的迟发毒性作用。短时间内大量接触三氯乙烯可引起急性中毒,表现为头痛、头晕、酩酊感、嗜睡等,重者发生谵妄、抽搐、昏迷、呼吸麻痹、循环衰竭,还可出现以三叉神经损害为主的颅神经损害,心律失常,对肾脏、肝脏、皮肤等也有不同程度的影响。

四氯乙烯在体内几乎不发生代谢,约 98% 原形经呼吸道排出,仅 2% 代谢转化,主要通过肝脏细胞色素 P450 酶系统,氧化代谢生成三氯乙酸,也可通过谷胱甘肽 -S- 转移酶系统与还原型谷胱甘肽(GSH)结合生成谷胱甘肽结合物,最后以三氯乙酸、乙二酸形式随尿排出。

四氯乙烯对人体健康的影响主要是刺激症状和麻醉作用。急性中毒表现为上呼吸道刺激症状、流泪、流涎,随之出现头晕、头痛、恶心、运动失调及醉酒样症状。误服后出现头晕、头痛、嗜睡、恶心、呕吐、腹痛、视力模糊、四肢麻木,甚至出现兴奋不安、抽搐乃至昏迷、死亡。长期慢性接触可导致肝肾损害,皮肤反复接触,可致皮炎和湿疹。

呼出气中三氯乙烯或四氯乙烯含量可作为人体接触三氯乙烯或四氯乙烯的特异性生物监测指标。三氯乙烯的代谢产物三氯乙醇和三氯乙酸主要经肾脏排出,可选取三氯乙醇或三氯乙酸作为评价接触三氯乙烯的生物监测指标。我国规定的尿中三氯乙酸生物接触限值为 0.3mmol/L(50mg/L)(工作周末的班末)。美国 ACGIH 推荐的生物接触指数尿中三氯乙酸为 15mg/L(工作周末),血中三氯乙醇为 0.5mg/L(班末),末段呼出气中的四氯乙烯为 3ppm(班前),血中四氯乙烯为 0.5mg/L(班前)。

(三)样品采集及保存

1. 尿样 用玻璃瓶收集工作周末班后尿样,体积不少于 50ml,立即测定尿比重,常温下运输,置于 4℃冰箱中保存。

2. 呼出气　终末呼出气中三氯乙烯或四氯乙烯的浓度与接触空气中的浓度有相关性,一般选择班后采样。终末呼出气的采集可使用三通阀,三通阀的一端连接一玻璃管,另外两端则分别连接一个铝箔复合薄膜采样袋(约 1000ml)和一个洁净的注射器(100ml)。受试者正常吸气后,向铝箔袋内呼出气,约 500ml 时则转动三通阀的活塞,使最终呼出气进入 100ml 注射器。在常温下以 3~5ml/s 的速度将注射器中的气体注入活性炭管中,立即密封采样管,置于清洁容器内运输和保存。

(四)顶空气相色谱法测定尿中三氯乙酸

1. 原理　三氯乙酸加热脱羧生成三氯甲烷,在密闭顶空瓶内,一定温度下,三氯甲烷可在气液两相间达到动态平衡,气相中三氯甲烷浓度和液相中三氯甲烷浓度成正比,也与液相中三氯乙酸浓度成正比。三氯甲烷在气相中经聚乙二醇 6000 柱分离,用火焰离子化检测器检测,保留时间定性,用正丁醇作内标物,由待测物与内标物峰高或峰面积的比值进行定量,该方法最低检出浓度为 0.2mg/L。

2. 样品处理和测定　取 5ml 混匀的样品置于顶空瓶中待测。用三氯乙酸标准溶液配制标准系列,加正丁醇后立即用硅橡胶帽封紧瓶口,90℃恒温水浴 90 分钟后,再在 45℃恒温水浴中平衡 20 分钟。用注射器抽取瓶中上部空气 1ml 进样检测。以三氯甲烷与正丁醇的峰高比为纵坐标,以三氯乙酸浓度为横坐标绘制标准曲线。

3. 仪器参考条件　聚乙二醇(PEG 20M)毛细管柱(30m × 0.25mm,0.25μm);载气流速(N₂):1.5ml/min;分流进样比 10∶1;尾吹气流量:30ml/min;检测室温度:150℃;气化室温度:150℃;柱温:120℃。

4. 注意事项

(1)三氯乙酸在 90℃时脱羧需要 90 分钟,80℃时脱羧需要 120 分钟。

(2)加热脱羧生成的三氯甲烷易挥发。要求顶空瓶的气密性好。

(五)顶空气相色谱法测定尿中三氯乙醇

1. 原理　尿样经 β- 葡萄糖苷醛酸酶水解后,结合态三氯乙醇水解为游离态三氯乙醇,利用顶空法进样,FFAP 毛细管柱分离,电子捕获检测器检测,以保留时间定性,峰面积定量。该方法的最低检出浓度为 0.03μg/ml,线性范围为 0.03~155μg/ml。

2. 样品处理和测定　取混匀尿样 2.0ml 于顶空瓶中,加入 2ml 水和 1.0ml 0.5mol/L 的 β-葡萄糖苷醛酸酶溶液,50℃水浴 8 小时后,放入自动顶空进样器进样测定,标准曲线法定量。

3. 仪器参考条件　色谱柱:改性的聚乙二醇色谱柱(30m × 0.25mm,0.25μm);进样口温度 200℃;检测器温度 250℃;初始柱温 70℃,保持 2 分钟,以 20℃ /min 升温至 140℃保持 6 分钟;载气流速(N₂):1ml/min;分流进样比 10∶1;尾吹气流量:30ml/min;进样气体体积 1ml。

4. 注意事项　对实验结果的影响因素从大到小依次为:酶的水解温度、顶空进样的平衡时间、水解时间和水解酶的用量。

(六)气相色谱法测定呼出气中三氯乙烯或四氯乙烯

1. 原理　终末呼出气采集后,用活性炭管富集,热解吸后进样,经色谱柱分离,用火焰离子化检测器检测。保留时间定性,峰高或峰面积定量。

2. 样品处理和测定　将已采样活性炭管放入热解吸器中,进气口一端与 100ml 注射器相连,另一端与载气相连。用氮气以 50ml/min 流量于 300℃下解吸至 100ml 待测。用清洁空气稀释三氯乙烯或四氯乙烯标准气体配制标准系列。进样 1ml,标准曲线法定量。

3. **仪器参考条件** 硝基对苯二甲酸改性的聚乙二醇毛细管色谱柱（30m×0.25mm，0.25μm）；载气流速（N_2）：1.5ml/min；分流进样比 10∶1；尾吹气流量：30ml/min；检测室温度：150℃；气化室温度：120℃；柱温：100℃。

4. **注意事项** 样品在室温下可保存 7 天，低温可延长保存期。在采样前需测定所用活性炭管的解吸率。

四、氯丙烯

（一）理化性质

氯丙烯（allyl chloride），又名烯丙基氯，分子式 C_3H_5Cl，相对分子质量 76.52，为无色有刺激性臭味的易燃液体，具有腐蚀性。熔点 –134.5℃，沸点 45℃，密度 0.9382g/cm³，饱和蒸气压（20℃）45.2kPa，爆炸极限 2.9%~11.2%。能发生氧化、加成、聚合、水解、氨化、氰化、酯化等反应，微溶于水，可混溶于乙醇、三氯甲烷、乙醚和石油醚等多数有机溶剂。

（二）代谢及生物监测指标

氯丙烯可作为药品、杀虫剂、塑料等的原料或中间体。在工业生产氯丙烯、环氧树脂以及农药过程中均可接触氯丙烯。氯丙烯具有较强的挥发性和脂溶性，可经呼吸道、皮肤及消化道吸收，其在体内代谢主要通过以下途径：①氯丙烯在 CYP2E1（细胞色素 P450 的同工酶）催化下环氧化生成表氯醇，然后转化为 3- 氯 -2- 羟丙基硫醇尿酸；②氯丙烯在氧化酶作用下生成丙烯醛和丙烯醇，进一步转化为 3- 羟丙基硫醇尿酸；③氯丙烯与谷胱甘肽加合生成硫醇尿酸，随后转化成烯丙基硫醇尿酸。烯丙基硫醇尿酸具有一定的特异性，且与氯丙烯的暴露量呈正相关，可作为氯丙烯暴露的生物监测指标。

氯丙烯为中等毒性化合物，当环境氯丙烯浓度低于接触限值（时间加权平均容许浓度 TWA=2mg/m³）时无肝、肾功能损伤作用；人体暴露于较高浓度（达 350mg/m³）氯丙烯时会发生可逆的肝损伤，表现为血液中多种酶的活性增高；当暴露于极高浓度（350~6650mg/m³）则出现神经损伤作用。

（三）样品采集、保存、预处理及测定

1. **尿样的采集与保存** 用玻璃瓶收集接触氯丙烯后 24 小时内的尿液，于 –18℃条件下保存待测。

2. **样品处理和测定** 向 1.00ml 尿样中加入 50μg 苄基硫醇尿酸作为内标，加入 0.1~0.2ml 盐酸溶液（2mol/L）调节 pH 为 1.2~1.7。50% 甲醇溶液活化固相萃取小柱，上样后，将萃取小柱置于塑料离心管中，1500r/min 离心 10 分钟后，用 3ml 甲醇洗脱，洗脱液在 50℃条件下用小流量氮气吹干，残留物再溶于 0.50ml 甲醇，在重氮甲烷乙醚溶液中衍生化处理 1 小时，蒸干有机溶剂，残渣再溶于 0.50ml 乙酸乙酯，待测。

3. **仪器参考条件** 色谱柱为二甲基聚硅氧烷（100%）毛细管色谱柱（30m×0.25mm，0.2μm）；载气（氮气）流速：1.5ml/mim；分流比 15∶1；进样口和 FPD 检测器温度：250℃；柱温：采用程序升温，初始温度 50℃，保持 1 分钟，以 20℃/min 速率升温至 140℃，保持 3 分钟，再以 8℃/min 速率升温至 250℃，保持 5 分钟。

五、氯丁二烯

（一）理化性质

氯丁二烯（2-chloro-1,3-butadiene）为无色易挥发可燃液体，具辛辣气味。分子式

C₄H₅Cl，相对分子质量88.54。熔点（-130±2）℃，沸点59.4℃，相对密度（20/4℃）0.9583，蒸气相对密度3.0。与空气形成爆炸性混合物，爆炸极限2.5%~12%，微溶于水，易溶于乙醇、乙醚、苯、三氯甲烷等有机溶剂。在光和催化剂作用下能迅速发生加成、聚合反应，在空气中极易被氧化。

（二）代谢和生物监测指标

氯丁二烯是制造氯丁橡胶或其他聚氯丁二烯产品（如氯丁乳胶、氯丁胶沥青等）的单体，可用于制造耐弹性汽车配件、电线电缆、黏合剂及个体防护设备，也可用做有机溶剂。在氯丁二烯的合成、提取、单体聚合、氯丁橡胶等加工生产过程中都会接触氯丁二烯。氯丁橡胶及乳胶等制品中含有1%~10%左右的氯丁二烯单体，故在使用这些产品制造橡胶制品、黏合各类橡胶以及涂抹防水层等操作过程中也会接触氯丁二烯。

氯丁二烯主要经呼吸道和皮肤吸收，也可经胃肠道进入机体。目前认为氯丁二烯的体内代谢转化首先是受单加氧酶作用而发生环氧化，环氧化物不稳定，一部分直接与体内组织反应，其余部分则发生转化：①非酶重排列形成醛类；②与谷胱甘肽结合形成结合物而排出；③经环氧化物水化酶转化为酸类，然后与硫酸结合或葡萄糖醛酸结合而排出体外。动物实验表明，3-氯-2-羟基-3-丁烯硫醇尿酸以及3,4-二羟丁基硫醇尿酸是氯丁二烯的主要代谢产物，这两项指标有可能作为氯丁二烯暴露的生物监测指标。

（三）样品采集、保存与检测

氯丁二烯代谢主要以水溶性代谢产物随尿、粪排出，可用玻璃瓶采集尿样于-20℃保存待测。

目前尚缺乏氯丁二烯的代谢物检测方法，国外有文献报道采用液相色谱-串联质谱法（LC-MS/MS）测定实验动物尿样中的3-氯-2-羟基-3-丁烯硫醇尿酸和3,4-二羟丁基硫醇尿酸。

（梅勇）

第二节　饱和卤代烃

一、三氯甲烷

（一）理化性质

三氯甲烷（trichloromethane，chloroform），俗称氯仿，为无色、透明、易挥发的液体，有特殊的甜味。分子式为CHCl₃，相对分子质量119.39，密度1.498g/cm³（15.4℃），沸点61.2℃，蒸气密度4.1g/L，饱和蒸气压26.66kPa（25℃），微溶于水，易溶于乙醇、乙醚、苯、石油醚等有机溶剂。三氯甲烷不易燃烧，遇光氧化生成氯化氢和光气。

（二）代谢和生物监测指标

三氯甲烷是有机合成的重要原料，是工业上常见的有机溶剂，广泛应用于脂类、树脂、橡胶、磷及碘的溶解和萃取；也用于合成纤维、塑料、干洗剂、杀虫剂、地板蜡、氟代烃冷冻剂、氟代烃塑料等的制造过程。三氯甲烷在医药行业还常用作溶剂和萃取剂，在中药的提取中应用较广。在三氯甲烷的生产和应用中均存在职业接触机会。

三氯甲烷在水环境中很难被生物降解，因此生产过程中排放的三氯甲烷在地下水中有蓄积作用并持久存在,容易对食品和蔬菜造成污染。此外,使用氯消毒的饮用水、游泳池水中也含有三氯甲烷,成为非职业接触的途径之一。

三氯甲烷可经消化道、呼吸道和皮肤接触进入机体。人体吸入三氯甲烷蒸气后,其中60%~80%进入血液,血中三氯甲烷浓度与大脑中浓度相同,而在脂肪组织中的浓度则高出近10倍,这是由于三氯甲烷被人吸收后,主要分布于全身的脂肪组织中。双手浸入三氯甲烷液体1分钟,相当于吸入11.8g/m³浓度的三氯甲烷,三氯甲烷进入机体后,迅速分布于全身各组织,在脂肪、脑、肝、肾的含量相对较高;此后肝、肾组织中的含量逐渐升高,吸入2小时左右可达高峰。三氯甲烷在体内的代谢有氧化和还原两种代谢途径,均经CYP450催化:①氧化代谢最初产物是三氯甲醇,进一步脱氯形成光气,光气水解产生氯化氢和CO_2。光气具有亲电性,与谷胱甘肽结合生成S-氯羰基-谷胱甘肽,后者与另一分子谷胱甘肽结合生成二谷胱甘肽二硫代碳酸乙酯或生成谷胱甘肽二硫化物与CO;此外,光气还可与半胱氨酸反应生成2-氧噻唑烷羧酸(OTZ);②还原代谢产生二氯甲基自由基,可与磷脂或其他生物大分子结合,三氯甲烷在体内生物转化的中间产物尚有二氯甲烷、一氯甲烷和甲醛。三氯甲烷在人体的代谢率为33%左右,代谢产物主要经肺(CO_2)和肾排出,未被代谢的三氯甲烷除少量蓄积于脂肪类组织外,大部分经肺呼出。

三氯甲烷的健康损害效应主要表现为中枢神经系统抑制作用、心肌损害作用、肝肾细胞毒性、胚胎毒性及致癌、致畸。三氯甲烷急性中毒的患者表现为兴奋、头晕、恶心和呕吐,随后进入麻醉状态,反射消失直至昏迷。严重者可发生呼吸麻痹、心室颤动和心力衰竭,并可伴有肝、肾损害。重复或长期吸入低浓度三氯甲烷,主要出现肝脏损害,以及类似慢性酒精中毒样的神经和胃肠系统症状与体征,少数病例有肾损害和嗜三氯甲烷癖。此外,三氯甲烷对眼睛和皮肤具有刺激作用。国际癌症研究所(IARC)认为三氯甲烷是人类可能的致癌物(2B致癌物)。

(三) 血液和呼出气中三氯甲烷的测定

利用气相色谱分析技术(GC/MS,GC/ECD等)可以对生物样本如血、呼出气中的三氯甲烷进行检测。但生物样本中三氯甲烷水平与实际接触水平之间的关系还需深入研究,美国ACGIH没有对三氯甲烷的生物监测指标制定相应的生物接触指数,国内也没有制定相应的生物接触限值和检测方法。

目前还缺乏适用于三氯甲烷接触的常规生物监测方法,效应生物标志物也有待研究。血液和呼出气中的三氯甲烷与环境中的三氯甲烷存在一定的相关性,研究表明,血样用10ml含有乙二胺四乙酸钾的真空采血管采集,高速(12 000r/min)离心10分钟后,将血浆转移到硼硅玻璃小瓶,瓶口用聚四氟乙烯和硅树脂封闭。混合呼出气用玻璃管采集,打开阀门,被测者对着玻璃管正常呼气采集,然后加热玻璃管至37℃,再取样分析。采用顶空进样气相色谱法测定血液中三氯甲烷,分离柱可选用挥发性有机物专用色谱柱(30m×0.53mm,3.0μm),ECD检测,检出限为0.1μg/m³。

二、四氯化碳

(一) 理化性质

四氯化碳(carbon tetrachloride)又名四氯甲烷,为无色有特殊臭味的透明液体,极易挥发。分子式CCl_4,相对分子质量153.84,熔点 –22.9℃,沸点76.7℃,饱和蒸气压13.33kPa(23℃),液体密度1.60g/cm³,在水中的溶解度为0.08%(25℃),能与乙醇、乙醚、苯、三氯甲烷混溶。常温干燥时在空气中比较稳定,有水蒸气存在时,逐渐分解成光气和氯化氢。四氯化碳对酸碱都比较稳定,与水混合后,在常温下被紫外线照射可分解成二氯化碳和氯化氢。

(二)代谢和生物监测指标

四氯化碳可用于制造制冷剂(二氯二氟甲烷和三氯氟甲烷)、清洗剂、灭火器、谷物熏蒸剂、杀虫剂,也用作有机溶剂、纤维的脱脂剂、香料的浸出剂等。由于四氯化碳具有肝肾毒性、致癌性和破坏大气臭氧层的特性,自 20 世纪 70 年代以来其应用逐渐减少。四氯化碳蒸气主要经呼吸道进入人体,肺的呼吸率随着吸入时间延长而下降,这与四氯化碳的低水溶性有关,四氯化碳的蒸气和液体均可经皮肤吸收。误服四氯化碳中毒后,1 小时内胃吸收 35%,2~4 小时后在血中达到最大浓度,经 6 小时后在脂肪组织、脑、肝和肾脏中达到最大浓度(脂肪组织比血中浓度高 7~8 倍)。四氯化碳在体内分布甚广,组织中的含量较血液高,在脑、肺、心、肾、骨髓、脾脏中较多,肝、肌肉和皮肤次之。

四氯化碳在大鼠和人体内可被迅速吸收,主要通过肺部排出。排泄产物的 85% 是母体化合物,10% 是二氧化碳,其余则是包括三氯甲烷在内的其他代谢产物。吸入高浓度的四氯化碳蒸气,可出现鼻、眼、咽、喉和呼吸道黏膜的刺激症状,脱离接触后数小时后症状有所减轻;随后可出现中枢神经系统抑制和胃肠道刺激症状,表现为头痛、头晕、抑郁、精神恍惚、步态蹒跚、恶心、呕吐、腹痛和腹泻;继之出现肝和肾损害,食欲减退、发热、肝大并伴有压痛、黄疸和肝功能异常。少数病例尚可有末梢神经炎、球后视神经炎的表现。皮肤接触四氯化碳可因脱脂而导致干燥、皲裂。

四氯化碳比三氯甲烷的麻醉性小,但对肝、肾、心的毒性强烈。乙醇可以促进四氯化碳的吸收,并能增加其毒性作用。四氯化碳是典型的肝脏毒物,经肝脏微粒体混合功能氧化酶的作用,在体内转化,产生 CCl_3 自由基,自由基作用于线粒体膜,破坏正常代谢,这是四氯化碳在体内产生肝脏毒作用的基础。主要表现为肝脏的急性坏死、萎缩、黄疸和肝功能异常,肾脏受到损害时,可有急性肾衰竭,四氯化碳可增加心肌对肾上腺素的敏感性,引起心律失常。国际癌症研究机构(IARC)已将四氯化碳划为人类可能致癌物。

(三)大鼠组织中四氯化碳的测定

美国 ACGIH 没有对四氯化碳的生物监测指标制定生物接触指数,国内也未制定相应的生物接触限值和标准检验方法。文献报道用毛细管气相色谱法检测大鼠肝组织中的四氯化碳。

1. 样品处理和测定 取培养的染毒大白鼠游离原代肝细胞,加 5ml 1640 培养基洗涤,3000r/min 离心,弃去洗涤液,重复清洗 5 次,用匀浆仪制成细胞匀浆。加 5.0ml 1640 培养基,混匀。取 0.5ml 匀浆混悬液,置带塞磨口离心管内,加 0.5ml 乙醚,振摇 1 分钟,静置分层备用。取乙醚提取液不分流进样,保留时间定性,峰高或峰面积定量。

2. 仪器参考条件 苯基(5%)- 甲基聚硅氧烷(95%)毛细管色谱柱(30m × 0.15mm,0.35μm);电子捕获检测器;柱温:80℃;进样器温度 100℃;检测器温度:110℃;载气(N_2)平均线速度 12cm/s,检测器尾吹 30ml/min。

三、二氯乙烷

(一)理化性质

二氯乙烷(dichloroethane)有 1,1- 二氯乙烷和 1,2- 二氯乙烷两种异构体,在常温下为无色透明液体,易挥发,有类似三氯甲烷气味。分子式 $ClCH_2CH_2Cl$,相对分子质量 98.97,熔

点 –35.9℃,沸点 84.5℃,爆炸极限 6.20%~15.90%,相对密度 1.257(20/4℃),燃点 449℃,微溶于水,易溶于乙醇、乙醚、丙酮、苯、三氯甲烷等有机溶剂。

二氯乙烷在常温干燥的状态下,性质稳定,在空气、水分及阳光照射下易分解,160~175℃加压下生成乙二醇。在高温下,二氯乙烷裂变生成氯乙烯和氯化氢。二氯乙烷在常温和干燥的环境中较难被降解,光与氧对纯品二氯乙烷较少发生影响,而含有杂质的工业品二氯乙烷受到光与氧的联合作用可产生光气和某些聚合化学物。

机体代谢产物氯乙酸为无色或白色易潮解结晶,易溶于水,溶于乙醇、乙醚、苯、二硫化碳和氯仿,熔点 61~63℃,沸点 188℃。

(二)代谢和生物监测指标

二氯乙烷是油脂、蜡、生物碱、生胶和天然树脂等的优良溶剂。二氯乙烷蒸气有剧毒,能通过呼吸道吸入,也能经完好的皮肤吸收。进入体内的二氯乙烷首先贮存于脂肪组织中,然后从脂肪组织转移进入血液,由于酶的脱氢作用,代谢转化成氯乙醇,氯乙醇是一种高毒化学物质,它进一步代谢为氯乙酸。

二氯乙烷能迅速透过无损伤皮肤吸收并在血液中达到较高水平。例如家兔身体(头部除外)接触于 10mg/L 二氯乙烷蒸气,接触 15 分钟,血液中检出量就达 1.5mg/L,接触 2 小时后高达 20.5mg/L。中毒几天后,在动物的实质性脏器、胃肠道和脑中都能检出二氯乙烷。若哺乳妇女臂部皮肤接触二氯乙烷 5~60 分钟,较长一段时间内乳汁中都能检出二氯乙烷。一侧手臂在二氯乙烷中浸 2~3 分钟,皮肤的平均黏附量为 0.021mg/cm²,脱离浸泡 1 小时后平均黏附量有 0.015mg/cm²,2~3 小时后仍分别有 0.009mg/cm² 和 0.006mg/cm²。

动物实验表明,当 500mg/kg 经口染毒,1 小时后血液浓度为 12.1mg/kg ± 1.6mg/kg,4 小时后高达 140mg/kg ± 3.0mg/kg,此后逐渐降低,到 3 天后才全部消失。大鼠在二氯乙烷浓度分别为 870mg/m³ 和 3200mg/m³ 的环境中染毒,随着染毒时间延长,血中含量逐渐增高,3 小时后,血中二氯乙烷浓度分别达到 20mg/L 和 56mg/L。

少量二氯乙烷可以经肾脏由尿中排出,也可以通过呼气排出。二氯乙烷在尿中的代谢产物可能有 S- 羧甲基半胱氨酸、硫代二乙酸及氯乙酸。

二氯乙烷对健康的危害最初表现为胃酸形成和分泌增多,以后分泌逐渐减少并发展为轻度胃炎,出现胆汁生成障碍,肝功能异常,还可导致呼吸和心血管系统发生明显改变。在二氯乙烷蒸气吸入中毒的过程中,毒物最先作用于神经系统和呼吸道,其次是实质性的脏器(肝、肾和肾上腺)与中枢神经系统的损害,并出现眼、鼻和咽喉部的刺激症状。二氯乙烷的肝脏毒性主要表现为损害肝细胞、干扰肝脏的生化过程,造成肝细胞脂肪变性和营养不良,最终导致肝坏死。国外事故性经口致死的尸体剖检结果报告为肝坏死和病灶性肾上腺变性和坏死。生产性接触二氯乙烷主要引起慢性中毒,表现为结膜反射、角膜反射和咽反射迟钝、剧烈出汗、心搏徐缓;典型慢性中毒病人,还会出现味觉和嗅觉迟钝、体重减轻、皮肤呈灰白色等症状。

(三)样品采集及保存

二氯乙烷接触者呼出气中二氯乙烷含量显著增高,血液中可检出二氯乙烷,尿液中代谢产物氯乙酸也可作为生物监测指标。

1. 呼出气 采集多次终末呼出气,将呼出气呼入 1L 的铝箔采气袋中,采样完毕后即将采气袋密封,然后用空气采样器以 0.3L/min 的流速,将气袋中的呼出气抽入活性炭管,吸附富集。

2. 尿样　用聚乙烯瓶或玻璃瓶收集工作班后尿样,体积不少于 50ml,立即测定尿比重,常温下运输,置于 4℃冰箱中保存待测。

3. 血样　抽取静脉血 3ml 于含有抗凝剂的玻璃管中,在 4℃冰箱中保存待测。

(四)呼出气中 1,2- 二氯乙烷的测定

1. 原理　气袋采集受试者呼出气,活性炭管吸附采样,二硫化碳解吸,经毛细管色谱柱分离后,用火焰离子化检测器检测,保留时间定性,峰面积定量。

2. 样品处理和测定　将采集后的活性炭管移至具塞小试管中,各加 1ml 的二硫化碳,在漩涡振荡 5 分钟后,放置 30 分钟,取上清液 1μl 进样。

3. 仪器参考条件　色谱柱为 50% 苯基 -50% 甲基聚硅氧烷毛细管色谱柱(30m×0.25mm,0.25μm);柱温:85℃,气化室及 FID 检测器温度为 170℃;载气流速(N_2):1ml/min;分流进样比 15∶1;尾吹气流量:30ml/min。

(五)尿中二氯乙烷的测定

1. 样品处理和测定　准确量取 10ml 尿样于 100ml 顶空瓶中,用内衬有聚四氟乙烯薄膜的反口橡皮塞封瓶口,于 70℃恒温水浴中平衡 1 小时。在保温的情况下,用 1ml 注射器抽取顶空瓶上部气体进样分析。

2. 仪器参考条件　二甲基聚硅氧烷(100%)色谱柱(30m×0.25mm,0.25μm);柱温 85℃,FID 检测器温度 150℃,汽化室温度 150℃;载气(N_2)流速 1ml/min。

(六)血中氯乙酸的测定方法

氯乙酸作为 1,2- 二氯乙烷的代谢产物,其检测方法主要有气相色谱法和离子色谱法。

1. 柱前衍生 - 气相色谱法测定血清中氯乙酸

(1)原理:血清中氯乙酸经衍生处理后,取衍生液进样色谱柱分离,电子捕获检测器检测,保留时间定性,峰面积定量。

(2)样品处理和测定:取 1.00ml 血清于 20ml 衍生管中,逐滴加入 0.15ml 硫酸,趁余热加入 1g 无水硫酸钠并摇匀使其溶解,然后加入 2ml 甲基叔丁基醚,振荡 5 分钟,3000r/min 离心 5 分钟,取上层有机相 1.50ml,加入含有 2ml 10% 硫酸 / 甲醇溶液的 20ml 衍生管中,置 50℃恒温水浴锅中 20 分钟,取出放至室温,加入 4ml 硫酸钠溶液(150g/L),振摇 1 分钟,用移液管移去下层水相,在有机相中加入 0.1ml 饱和碳酸氢钠溶液,调节 pH 接近中性,取上层有机相 0.50ml 于 1.5ml 进样瓶中,并加入 0.1g 无水硫酸钠脱水,上清液待测。

(3)仪器参考条件　苯基(5%)- 甲基聚硅氧烷(95%)毛细管色谱柱(30m×0.25mm,0.25μm);柱温:60℃保持 2 分钟,20℃/min 升至 150℃,保持 5 分钟;汽化室温度 250℃;电子捕获检测器温度 320℃;载气(N_2)流速 1ml/min 分流进样比 30∶1;尾吹气流量:30ml/min。

2. 离子色谱法测定血液中氯乙酸

(1)原理:血液样品经乙腈沉淀蛋白质、SPE-Ag 柱和 SPE-H 柱除氯后,再经 0.22μm 滤膜过滤,经离子色谱柱分离,电导检测器检测,保留时间定性,峰面积定量。

(2)样品处理和测定:吸取 0.20ml 血清,加 1ml 纯水,用乙腈沉淀蛋白质,待蛋白质沉降后吸取上清液过 SPE-Ag 柱和 SPE-H 柱,再经 0.22μm 滤膜过滤,滤液待测。

(3)仪器参考条件:阴离子色谱柱(4mm×250mm);检测器:电导检测器;淋洗液:8mmol/L 碳酸钠和 1mmol/L 碳酸钠混合液;淋洗液流速:0.8ml/min。

（梅勇　顾缨缨）

第三节　卤代芳烃类

一、氯苯

（一）理化性质

氯苯（chlorobenzene）为无色有苦杏仁味的液体，易挥发，分子式为 C_6H_5Cl，相对分子质量 112.56，密度 1.1066g/cm³，熔点 –45℃，沸点 132.0℃，饱和蒸气压为 1.17kPa（20℃）和 1.57kPa（25℃），蒸气密度 3.88g/L。氯苯难溶于水，在 20℃时，100ml 水中仅溶 0.04g，易溶于乙醇、苯和乙醚等有机溶剂。氯苯在空气中的爆炸极限为 1.3%~11%。

氯苯在生物体内的代谢产物为 4- 氯邻苯二酚（4-chloropyrocatechol），分子式为 $C_6H_5ClO_2$，相对分子质量 144.56。微溶于水，易溶于乙醚等有机溶剂。

（二）代谢和生物监测指标

氯苯是一种人工合成化学物，其生产和使用过程会造成环境污染，也是职业性接触的主要途径。目前，氯苯主要应用于生产医药、农药、染料、橡胶助剂、色素等有机合成的吸附剂和中间体。作为原料可制造苯酚、杀虫剂 DDT、苯胺、单硝基氯苯、苦味酸等；也可用作胶粘剂、油漆、抛光剂、蜡类、二异氰酸盐、医药和天然橡胶的溶剂。另外，氯苯还可用于纺织业的纤维肿胀过程和染料的携载等工艺过程。因此，除生产氯苯的工厂外，医药、农药、油漆、染料及其有机合成等行业的作业工人，均有机会接触到该物质。

氯苯主要经呼吸道吸入，也可经消化道和皮肤吸收。氯苯的代谢过程与苯类似，其在体内代谢过程如图 9-2。

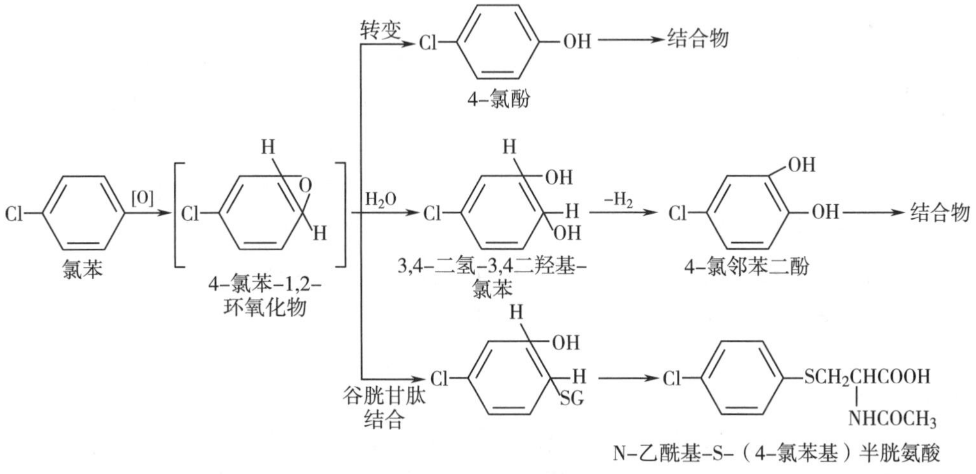

图 9-2　氯苯在体内代谢途径

氯苯在单加氧酶体系作用下氧化成中间代谢物 4- 氯苯 -1,2- 环氧化物，后者或与谷胱甘肽结合，或发生水合作用，或通过转变而形成相应的代谢物（如 4- 氯苯硫醇尿酸、4- 氯邻苯二酚、4- 氯酚）。其中，N- 乙酰基 -S(4- 氯苯基）半胱氨酸和 4- 氯邻苯二酚是其主要代谢物，通过尿液排出体外。

进入体内的氯苯，主要分布在附睾和肾周的脂肪组织中。27% 以原形由呼气排出，25%

与葡萄糖苷酸结合,27% 与硫酸结合,20% 形成巯基尿酸,这些化合物大部分由尿排出,仅少量通过粪便排泄。

尿液中 4- 氯苯硫醇尿酸显著低于 4- 氯邻苯二酚,因而可通过检测尿中 4- 氯邻苯二酚和 4- 氯酚的含量了解氯苯的暴露程度。虽然两者都是非特异指标,但它们与接触量之间有较好的相关性。

氯苯对中枢系统具有抑制和麻醉作用,长期接触可能引起头痛、头晕、困倦、手脚麻木、肌肉痉挛,协调功能障碍等。大剂量可造成实验动物肝肾损害,亦可导致血液和造血系统的损害。此外,氯苯对皮肤也有轻微刺激作用。

ACGIH 规定的氯苯生物接触指数为尿中 4- 氯邻苯二酚 100mg/g 肌酐和尿中对氯酚20mg/g 肌酐(工作周末的班末);德国卫生标准规定尿中 4- 氯邻苯二酚的生物接触限值为班前 25mg/g 肌酐,班末为 150mg/g 肌酐。

(三) 样品采集及保存

氯苯接触者呼出气中氯苯含量明显升高,尿液 4- 氯邻苯二酚和 4- 氯酚含量也明显增高,与接触量有较好的相关性。因此,呼出气中氯苯升高是氯苯暴露的特异性指标,尿液中 4-氯邻苯二酚和 4- 氯酚可作为接触氯苯的生物监测指标。

1. 呼出气　一般选择班后采样,采集终末呼出气于 100ml 注射器中,然后在常温下以3~5ml/s 的速率将注射器中的气体注入活性炭管中并立即密封采样管,置于清洁容器中运输和保存。样品在常温下可保存 7 天左右。

2. 尿样　用聚乙烯塑料瓶收集班末尿样,每 100ml 尿样中加 1.0ml 盐酸防腐,密封瓶口,–20℃保存。

(四) 呼出气中氯苯的测定

呼出气中氯苯的测定方法有二硫化碳解吸 - 气相色谱法和热解吸 - 气相色谱法。

1. 二硫化碳解吸 - 气相色谱法

(1) 原理:终末呼出气采集后,用活性炭管吸附富集,用二硫化碳解吸后,经 FFAP 色谱柱分离,火焰离子化检测器检测,以保留时间定性,峰高或峰面积定量。本方法的检出限为0.12μg/ml。

(2) 样品处理和测定:采样后的活性炭经 1ml 二硫化碳解吸 30 分钟,解吸液供测定。取 1μl 进样。标准曲线法定量。

(3) 仪器参考条件:聚乙二醇 20M 毛细管色谱柱(30m × 0.25mm,0.25μm);柱温:140℃;气化室和检测室温度:250℃;载气流速(N$_2$):1ml/min;分流进样比 15：1;尾吹气流量:30ml/min。

2. 热解吸 - 气相色谱法

(1) 原理:终末呼出气采集后,用热解吸型活性炭管吸附富集,然后加热解吸,经聚乙二醇 6000 色谱柱分离,用火焰离子化检测器检测,以保留时间定性,峰高或峰面积定量。该方法的检出限为 0.02μg/ml,解吸效率大于 90%。

(2) 样品处理和测定:热解吸型活性炭管的进气口端与 100ml 注射器相连,另一端与载气相连,用氮气以 40~50ml/min 的速度于 300~350℃解吸,解吸体积为 100ml。取 1ml 进样,测量保留时间与峰高或峰面积,绘制标准曲线。

(3) 仪器参考条件:色谱柱为 2m × 4mm 的不锈钢柱,内壁涂有 5% 聚乙二醇 6000 的6201 红色担体;柱温:80℃;检测室温度:200℃;载气(N$_2$):25ml/min;或者使用同等极性的毛细管色谱柱分离。

（五）尿中 4- 氯邻苯二酚和 4- 氯酚的测定

尿中 4- 氯邻苯二酚和 4- 氯酚的测定方法主要有酸解 - 高效液相色谱法和酶解 - 高效液相色谱法。

1. 酸解 - 高效液相色谱法

（1）原理：尿样加酸加热水解后，酸性条件下用乙醚萃取 4- 氯邻苯二酚和 4- 氯酚，经高效液相色谱柱分离，紫外检测器检测，以保留时间定性，峰高或峰面积定量。本法两种化合物的检测限均为 0.2mg/L。

（2）样品处理和测定：取 5.0ml 尿样于 10ml 玻璃管中，加入 1.5ml 浓盐酸，混匀，加盖，置于油浴中（100℃）加热 3 小时，以水解结合物。取出冷却至室温，加 2ml 乙醚剧烈振荡 10 分钟萃取，3000r/min 离心 10 分钟。取 0.50ml 乙醚层于玻璃管中，水浴挥干，加 2.00ml 甲醇混匀作为测试液。

（3）仪器参考条件：色谱柱（125mm×4mm），RP-select B 固定相；柱温：30℃；流动相：甲醇：水 =70：30 v/v；流速：1.0ml/min。检测波长：280nm。

2. 酶解 - 高效液相色谱法

（1）原理：尿样经 β- 葡萄糖醛酸甙酶和硫酸酯酶水解后，经甲醇萃取，经高效液相色谱柱分离，紫外检测器检测以保留时间定性，峰高或峰面积定量。

该方法 4- 氯邻苯二酚和 4- 氯酚最小检测量分别为 2ng 和 5ng。

（2）样品处理和测定：配制每毫升含 133 000 Fishman 单位 β- 葡萄糖醛酸甙酶和 4000 Fishman 单位硫酸酯酶。将该溶液用 0.2mol/L 乙酸钠缓冲液（pH 5.0）稀释 5 倍。取 100μl 稀释酶液，加 100μl 尿样和 0.2mol/L 乙酸钠缓冲液 300μl，于 37℃孵育 2 小时。加 1.5ml 甲醇，3000r/min 离心 5 分钟后，取 10μl 上清液进行测定。

（3）仪器参考条件：C_{18} 色谱柱（150mm×4.6mm，5μm）；柱温：30℃；流动相：磷酸二氢钾（20mmol/L）：乙腈 =75：25（v/v），用磷酸调至 pH 3.67；流速 0.7ml/min；紫外检测波长：280nm。

二、二氯苯

（一）理化性质

二氯苯（dichlorobenzene）有邻、间、对 3 种同分异构体，分子式为 $C_6H_4Cl_2$，相对分子质量为 147.01。邻二氯苯（1,2-dichlorobenzene），为无色液体，密度 1.306g/cm³（25℃），熔点 –17.6℃，沸点 180.5℃，蒸气压 0.2kPa（25℃）。不溶于水，溶于乙醇、苯和乙醚；对二氯苯（p-dichlorobenzene），又名 1,4- 二氯苯（1,4-dichlorobenzene），为无色或白色晶体，易升华，有独特刺激性臭味，熔点 53.1℃，沸点 174℃，密度 1.241g/cm³（25℃），不溶于水，溶于苯、乙醇和乙醚；间二氯苯（m-dichlorobenzene），为无色液体，有刺激性气味，密度 1.288g/cm³（25℃），熔点 –24.8℃，沸点 173℃，蒸气密度 5.05g/L，不溶于水，溶于乙醇、乙醚。

邻二氯苯在体内的主要代谢产物为 3,4- 二氯酚，为无色针状晶体。对二氯苯的主要代谢产物为 2,5- 二氯酚，白色针状结晶，有特殊臭味。间二氯苯的主要代谢产物为 2,4- 二氯酚，无色结晶。3 种同分异构体代谢产物的分子式为 $C_6H_4Cl_2O$，相对分子质量为 163.0，微溶于水，溶于醇、乙醚、苯、四氯化碳。

（二）代谢和生物监测指标

邻二氯苯可用作溶剂、烟熏剂、杀虫剂和化学合成中间体；对二氯苯主要用作防蛀剂、杀虫剂、杀菌剂、空气除臭剂,也用于制造染料、化学合成中间体、制药工业或农业熏蒸剂等。在生产和使用邻二氯苯过程中均可职业接触该化合物。

邻二氯苯可经呼吸道和消化道吸收,其在体内代谢物以 3,4- 二氯酚为主,主要损害肝脏,其次是肾脏。邻二氯苯毒性较对二氯苯稍大,但在一般情况下不易发生中毒。对二氯苯原形经尿排出占总吸入量的 5%~6%,在尿中以硫酸盐结合物(50%~60%)、葡萄糖醛酸结合物(20%~30%)、巯基尿酸(10%)以及游离 2,5- 二氯酚(5%~10%)等多种形式存在,对二氯苯的生物监测指标主要有呼出气、血液和尿液中的对二氯苯,尿中 2,5- 二氯苯酚。

(三)样品采集及保存

1. 呼出气和尿液   参照氯苯。

2. 血液   一般采集静脉血,血样应置于预先加入一定量肝素或 EDTA 二钠盐的干燥聚乙烯管中,混匀,于 4℃或 –20℃保存。

(四)呼出气中对二氯苯的测定

1. 原理   终末呼出气采集后,用活性炭管吸附,二硫化碳解吸后进样,经 FFAP 毛细柱分离后,火焰离子化检测器检测,保留时间定性,峰面积定量。该方法的检出下限为 10μg/ml。

2. 样品处理和测定   将采过样的活性炭倒入解吸样品瓶中,加入 1.0ml 二硫化碳,旋紧瓶盖,并不时振摇,放置 60 分钟,摇匀解吸液供测定。标准曲线法定量。

3. 仪器参考条件   硝基对苯二甲酸改性的聚乙二醇毛细管色谱柱(30m×0.25mm,0.25μm);柱温:120℃;气化室温度:270℃;检测室温度:280℃;载气(N_2)流量:1ml/min,分流比 20∶1;尾吹气流量:30ml/min。

(五)尿液和血液中对二氯苯和 2,5- 二氯苯酚的测定

1. 原理   尿液和血液中的对二氯苯和 2,5- 二氯苯酚,在酸性条件下经苯提取后直接进样,电子捕获检测器检测,保留时间定性,峰高或峰面积定量。

2. 样品处理和测定

(1)尿样:取 5.00ml 尿加入 0.5ml 浓盐酸,室温下振摇 30 分钟,用 5.00ml 苯提取 2 次,必要时需加入氯化钠以防止乳化。合并苯提取液,加入无水硫酸钠脱水,滤液待测。可根据尿中被测物质的浓度用苯稀释或直接进样。

(2)血样:取全血 5.00ml 于 4℃下 1500r/min 离心 10 分钟,将血细胞从血浆中分离出来,取 2.0~2.5ml 血浆,用 3ml 苯提取 2 次,合并苯提取液,加入无水硫酸钠脱水,滤液待测。

3. 仪器参考条件   硝基对苯二甲酸改性的聚乙二醇毛细管色谱柱(30m×0.25mm,0.25μm);柱温:140℃(对二氯苯)或 170℃(2,5- 二氯酚);气化室温度:225℃;检测器温度 200℃;载气流速(N_2):1ml/min;分流进样比 10∶1;尾吹气流量:30ml/min。

三、三氯苯

(一)理化性质

三氯苯(trichlorobenzene,TCB)有 3 种同分异构体,在工业应用中以 1,2,4-TCB 最为常见。1,2,4-TCB 常温下是无色透明的液体,有苦辣味,易挥发,不溶于水,微溶于乙醇,与乙醚、苯、石油醚、二硫化碳等可混溶。分子式 $C_6H_3Cl_3$,相对分子质量 181.46,熔点 17℃,沸点 213.5℃,相对密度为 1.454,饱和蒸气压为 45.3kPa(25℃)。

（二）代谢和生物监测指标

1,2,4-TCB 在工业上可作为印染载体、电解液、溶剂、润滑剂、除草剂、灭火剂、导热剂等。农用杀虫剂如林丹、六六六等的降解过程中也可产生 1,2,4-TCB。目前 1,2,4-TCB 已广泛存在于自然环境中，美国环境保护局（EPA）已将其列为重要环境污染物。

TCB 的代谢速率及排出速度与氯原子在苯环上发生取代的位置有关。苯环上具有相邻两个氯原子的 TCB，其代谢及排出速率快，因此 TCB 的 3 种同分异构体代谢及排出速率依次为：1,2,3-TCB>1,2,4-TCB>1,3,5-TCB。

1,2,4-TCB 经呼吸道、消化道及皮肤进入体内，主要蓄积在脂肪组织，在其他组织中的分布基本均衡，饥饿不会影响 1,2,4-TCB 在脂肪及肝脏组织中的分布。1,2,4-TCB 在体内代谢转化的过程是：先形成中间产物环氧化物，进一步形成其他代谢产物。1,2,4-TCB 的主要代谢产物是 2,3,5- 三氯酚及 2,4,5- 三氯酚（TCP），大部分随尿液排出，其次是粪便和呼出气，因而可通过检测尿样中 2,3,5- 三氯酚及 2,4,5- 三氯酚的含量了解接触 1,2,4-TCB 的情况。此外，1,2,4-TCB 还可在体内转化为其他含量较低的代谢产物，如三氯二酚、三氯硫醇苯酚等。

（三）样品采集及保存

用聚乙烯塑料瓶采集接触人群工作周末的班末尿样 50ml，加 10 滴 10% 硫酸铜溶液，密封瓶口，4℃下保存。

（四）尿中 2,3,5- 三氯酚和 2,4,5- 三氯酚的测定

有关尿中 2,3,5- 三氯酚和 2,4,5- 三氯酚的测定方法国内外报道较少，有研究采用气相色谱法和气相色谱 - 质谱联用法测定。

1. 气相色谱法

（1）原理：尿样加热酸解，经蒸馏三氯酚随水蒸气蒸出，馏出液用混合有机溶剂萃取，以正癸烷为内标物，经色谱柱分离，火焰离子化检测器检测，以保留时间定性，内标法定量。

（2）样品处理和测定：取 50.0ml 尿液置于类似于索式提取器的装置中，加入 85ml 蒸馏水和 2ml 硫酸，加数粒玻璃珠防爆沸。摇匀后进行蒸馏，收集馏出液约 105~115ml，再将馏出液转移到分液漏斗中，加 1ml 硫酸酸化，再加入氯化钠使其饱和，然后加 1ml 异丙醚（内含 0.5mg/ml 正癸烷内标），振摇后静置分层。将有机层转移到具塞试管中，加一滴 0.01% 亚甲蓝溶液，剩下的水层用异丙醚（不含 0.5mg/ml 正癸烷）以同样的方法再萃取一次，两次萃取液合并后待测。

（3）仪器参考条件：5% 苯基 -95% 二甲基聚硅氧烷毛细管色谱柱（30m×0.25mm，0.25μm）；柱温：初温 160℃（保持 3 分钟），7.5℃/min 升温至 265℃；汽化室温度：300℃；检测室温度：335℃；载气流速（N_2）：1.5ml/min；分流进样比 10：1；尾吹气流量：30ml/min。

2. 气相色谱 - 质谱联用法

（1）原理：尿样经加热酸解蒸馏，馏出液依次经过串联的阳离子交换萃取柱和反相萃取柱固相萃取后，进行液 - 液萃取、浓缩，将浓缩后的萃取液进行气相色谱 - 质谱联用法检测。

（2）样品处理和测定：取 20.0ml 尿样，加入 1ml 内标溶液（100μg/L 2,6- 二溴酚）和 6ml 浓硫酸酸化蒸馏，将水蒸气馏出液 49.5ml 转移到 50ml 的容量瓶中，用 0.5ml 25%HCl 定容。在抽真空下，将馏出液依次通过串联的阳离子交换萃取柱和反相固相萃取柱，再用 1mol/L 的乙酸溶液和 10ml 超纯水依次进行冲洗，冲洗完毕后加入混合有机溶剂（二氯甲烷：庚烷 =1：1），在柱中浸泡 5 分钟后进行洗脱，收集洗脱液，加入 2ml 正庚烷，4ml 0.25mol/L 碳酸氢钠，30μl 五氟苯甲酰氯进行衍生化，将此混合溶液振摇 10 分钟，静置分层，分离出有机相，加入 5ml 1mol/L 碳酸钠（含 100μl 乙醇）振摇 5 分钟，静置分层，取出有机层加入无水硫酸钠除去水分。在脱水后的正庚烷相中加入 100μl 正癸烷，用弱氮气流吹至 1ml，进样分析。

（3）仪器参考条件：二甲基聚硅氧烷（100%）色谱柱（50m×0.22mm，0.4μm）；柱温：初温 50℃（保持 0.5min），20℃/min 升温至 120℃（保持 2 分钟），3℃/min 升温至 160℃（保持 15 分钟），2℃/min 升温至 175℃（保持 30 分钟），5℃/min 升温至 230℃（保持 8 分钟），20℃/min 升温至 270℃；氦气（He）流量：1ml/min；分流比为 15∶1。质谱条件：接口温度：280℃；离子源温度：172℃；检测器温度：180℃；电子轰击源电压：70eV；选择离子监测模式。

四、溴苯

（一）理化性质

溴苯（bromobenzene）为无色液体，具有特殊臭味。分子式为 C_6H_5Br，相对分子质量 157.02，熔点 –30.7℃，沸点 156.2℃，蒸气压为 1.33kPa（40℃），蒸气密度 5.41kg/m³，不溶于水，溶于乙醇、醚和三氯甲烷。

（二）代谢和生物监测指标

溴苯主要用作溶剂、汽车燃料、有机合成原料、制药中间体等，也是精细化工品和制备农药的原料。

溴苯可经呼吸道、皮肤、消化道进入机体。动物实验研究发现，大鼠吸入 3mg/m³，4 个半月无明显的中毒反应；若吸入 20mg/m³，同样时间，可观察到溴苯明显抑制大鼠生长，抑制神经系统功能，出现肝功能紊乱，血清和肝脏匀浆中巯基基团减少，血清白蛋白浓度降低。给予含硫氨基酸，可防止肝脏损害并可恢复正常生长。给家兔染毒溴苯时，约 80% 氧化为酚，随尿排出；20% 左右以溴苯基巯基酸形式排出；6% 左右为原形排出。国外文献报道，尿中 3-溴酚和 4-溴酚为大鼠的主要代谢产物，因此尿液中 3-溴酚和 4-溴酚可能作为接触溴苯的生物监测指标。

（三）样品采集及保存

用聚乙烯塑料瓶采集 24 小时尿样，密封瓶口，–20℃保存。

（四）尿中 3-溴酚和 4-溴酚的测定

尿中 3-溴酚和 4-溴酚的测定方法少有报道，有文献采用气相色谱-质谱联用法进行分析测定。

1. 原理　尿样经酶解和酸解蒸馏后，经过液-液萃取浓缩，气相色谱-质谱仪进行测定。

2. 样品处理和测定　尿样经酶水解后，加入一定量的浓硫酸进行酸解，再加入氯化钠至饱和，然后用乙酸乙酯萃取，取萃取液用氮气吹干后，残渣加入一定量的甲醇定容后用于气相色谱-质谱测定。

3. 仪器参考条件　硝基对苯二甲酸改性的聚乙二醇毛细管柱（30m×0.25mm，0.25μm）；程序升温模式；质谱选择 SIM 模式，离子源温度 250℃，电子轰击源电压 70eV。

（梅勇）

本章重点

本章主要介绍了生物材料中不饱和卤代烃类、饱和卤代烃类和卤代芳烃类化合物理化性质、代谢、生物监测指标，以及这些化合物及其代谢产物的采样、样品处理和测定方法。重点掌握卤代烃化合物的分类，三氯乙烯、四氯乙烯、二氯乙烷的生物监测指标及检测方法；熟悉氯乙烯终末呼出气的采集方法；了解氯苯、二氯苯、三氯苯在生物体内的代谢过程及其生物监测指标。

复习思考题

1. 简述卤代烃化合物的分类。
2. 简述呼出气中氯乙烯的采集和分析方法。
3. 评价接触三氯乙烯的生物监测指标有哪些，各有何意义？
4. 二氯乙烷的生物监测指标有哪些？
5. 简述三氯甲烷在体内的代谢途径。
6. 简述氯苯在生物体内的代谢过程及其生物监测指标的意义。
7. 二氯苯主要代谢产物有哪些？
8. 三氯苯的生物监测方法有哪些？

第十章 农药及其代谢产物的测定

农药（pesticide）是指用于预防、消灭或者控制危害农业、林业的病、虫、草和其他有害生物，以及有目的地调节植物、昆虫生长的化学合成或者来源于生物、其他天然物质的一种物质或者几种物质的混合物及其制剂。农药种类繁多，根据用途不同可分为杀虫剂（insecticide）、杀菌剂（fungicide）、除草剂（herbicide）、植物生长调节剂（plant growth regulator）、杀鼠剂（rodenticide）、引诱剂（attractant）、趋避剂（repellant）、不育剂（chemosterilant）和拒食剂（feeding deterrent）。其中杀虫剂的品种最多，用量也最大。根据来源不同可分为化学农药（chemical pesticide）、生物源农药（biopesticide）、植物源农药（botanical pesticide）、矿物源农药（mineral-based pesticide）、生物化学农药（biochemical pesticide）等。在实际应用中，常根据农药化学结构不同将之分为有机磷类、有机氯类、拟除虫菊酯类、氨基甲酸酯类、脒类、有机氟类等。

本章重点介绍生物材料中有机磷类、有机氯类、拟除虫菊酯类、氨基甲酸酯类农药及其他农药（百草枯、杀虫脒）的代谢、生物监测指标及其测定方法。

第一节 有机磷农药

有机磷农药（organophosphorus pesticides，OPs）为有机磷酸酯类农药的简称，是我国目前生产和使用最多的一类农药，包括磷酸酯类、硫代磷酸酯类、磷酰胺类、硫代磷酰胺类、焦磷酸酯类、硫代焦磷酸酯类和焦磷酰胺类等，其基本化学结构如下：

$$\begin{array}{c} R_1 \diagdown \quad \diagup Z \\ P \\ R_2 \diagup \quad \diagdown X \end{array}$$

式中 R_1、R_2 为甲氧基（—OCH_3）或乙氧基（—OCH_2CH_3），Z 为氧（O）或硫（S），X 可为烷氧基、芳香基、氨基、酰胺基、杂环或其他更为复杂的取代基团。

目前商品化的有机磷农药已有近百种，其中一半以上是有机磷农药与其他农药的混合制剂。有机磷农药绝大部分为杀虫剂，少数为杀菌剂、除草剂等。目前我国生产和使用的有机磷农药有数十种之多，根据农药对大鼠急性毒性的大小可分为五类：①剧毒类：甲胺磷（methamidophos）、内吸磷（demeton，1059）和对硫磷（parathion，1605）等；②高毒类：敌敌畏（dichlorvos，DDV）和甲基对硫磷（parathion methyl，甲基1605）等；③中等毒类：乐果（rogor）和美曲膦酯（dipterex）等；④低毒类：马拉硫磷（malathion，4049）等。⑤微毒类：甲基嘧啶磷（pirimiphos-methy）。

一、理化性质

有机磷农药纯品一般为无色或白色结晶，工业品为淡黄色或棕色油状液体，多数有大蒜样臭味。除少数品种沸点较低外,大部分沸点较高,有的达到160℃以上,但是在常温下即可挥发、产生蒸气,逸散入空气。比重多大于1。除少数品种(如美曲膦酯)可溶于水外,一般难溶于水,易溶于芳烃、乙醇、丙酮、二氯甲烷、三氯甲烷、正己烷、环己烷等有机溶剂和植物油。

大部分有机磷农药在水中易水解,但磷酰胺类有机磷则水解较难。很多有机磷农药在氧化剂或生物酶催化作用下容易被氧化。有机磷农药一般均不耐热,其化学结构不稳定,在加热到200℃即发生分解,甚至爆炸。常用有机磷农药的分子式、结构式及主要理化性质见表10-1。

表 10-1　常见有机磷农药的理化性质及尿中主要代谢物

名称	分子式与结构式	理化性质	尿中主要代谢物
甲基对硫磷 (parathion methyl)	$C_8H_{10}NO_5PS$ $(CH_3O)_2\overset{\overset{S}{\|}}{P}-O-\text{苯环}-NO_2$	纯品为白色结晶或粉末,工业品为带蒜臭的淡黄色油状液体。相对分子质量263.21,相对密度1.36,溶点为35~37℃,沸点158℃。难溶于水,易溶于有机溶剂	二甲基磷酸酯(DMP),二甲基硫代磷酸酯(DMTP),对硝基苯酚
对硫磷 (parathion)	$C_{10}H_{14}NO_5PS$ $(C_2H_5O)_2\overset{\overset{S}{\|}}{P}-O-\text{苯环}-NO_2$	纯品为无色无臭液体,工业品为有蒜臭味淡黄色油状液体。相对分子质量291.27,相对密度1.27,熔点6℃,沸点375℃,微溶于水,易溶于多数有机溶剂。在碱液中易水解;在中性或微酸性溶液中较稳定	二乙基磷酸酯(DEP),二乙基二硫代磷酸酯(DEDTP),脱乙基对氧磷,脱乙基对硫磷,对硝基苯酚
内吸磷 (demeton)	$C_8H_{19}O_3PS_2$ $(C_2H_5O_2)\overset{\overset{S}{\|}}{P}-O-CH_2CH_2-S-C_2H_5$	纯品无色状液体,带有硫醇臭味。工业品淡黄色油状液体。相对分子质量258.34,相对密度1.119,沸点133℃。微溶于水,易溶于大多数有机溶剂。在沸水和强碱溶液中易水解	二乙基二硫代磷酸酯(DETP),DEDTP
敌敌畏 (dichlorvos)	$C_4H_7Cl_2O_4P$ $(CH_3O)_2\overset{\overset{O}{\|}}{P}OCH=CCl_2$	纯品为具芳香味的无色油状液体,相对分子质量220.98,相对密度1.415,沸点74℃。挥发性大,易溶于水和有机溶剂。易水解,遇碱分解更快	DMP
乐果 (dimethoate)	$C_5H_{12}NO_3PS_2$ $(CH_3O)_2\overset{\overset{S}{\|}}{P}SCH_2\overset{\overset{O}{\|}}{C}NHCH_3$	纯品为具有樟脑气味的无色结晶,工业品通常为浅黄棕色乳剂。相对分子质量299.26,相对密度1.28,熔点45~52.5℃,沸点86℃。可溶于水,易溶于三氯甲烷、苯、甲苯、醇类、酯类、酮类等,微溶于二甲苯、四氯化碳。在水和酸液中稳定,遇碱易水解,加热转化为甲硫基异构体。对日光稳定	氧乐果,DMP,DMTP,二甲基二硫代磷酸酯(DMDTP)

名称	分子式与结构式	理化性质	尿中主要代谢物
敌百虫 （trichlorfon）	$C_4H_8Cl_3O_4P$ $\quad\quad\quad O$ $\quad\quad\quad \parallel$ $(CH_3O)_2PCHCCl_3$ $\quad\quad\quad \mid$ $\quad\quad\quad OH$	无色结晶粉末。相对分子质量 257.44，相对密度 1.73，熔点 83~84℃，沸点 100℃。易溶于水、苯、三氯甲烷及乙醚，微溶于正己烷。在室温下稳定，在酸性条件下可缓慢水解，在碱性条件下可迅速转变成敌敌畏及其他水解产物	去甲基敌百虫，去甲基敌敌畏，DMP，甲基氢磷酸，磷酸
马拉硫磷 （malathion）	$C_{10}H_{19}O_6PS_2$ $\quad\quad\quad S\quad\quad O$ $\quad\quad\quad \parallel\quad\quad \parallel$ $(CH_3O)_2PSCHCOCH_2CH_3$ $\quad\quad\quad\quad\quad CH_2COCH_2CH_3$ $\quad\quad\quad\quad\quad\quad\quad \parallel$ $\quad\quad\quad\quad\quad\quad\quad O$	纯品为有蒜臭味无色至淡黄色油状液体。相对分子质量 330.36，熔点 2.9~3.0℃，沸点 156~157℃，相对密度 1.23。微溶于水，易溶于醇、醚、酮等多数有机溶剂	DMP，DMTP，DMDTP

二、代谢和生物监测指标

有机磷农药可经消化道、呼吸道、完整的皮肤和黏膜进入人体。经呼吸道或胃肠道进入人体时，吸收较为迅速而完全。经皮肤的吸收率虽相对较低，但却是职业性农药中毒的最主要途径。吸收的有机磷农药随血流迅速分布于全身各组织，其中以肝脏含量最高，肾、肺、脾次之。有机磷农药可通过血-脑屏障进入脑组织，一般认为具有氟、氰等基团的有机磷，其穿透血-脑屏障的能力较强。有的还可透过胎盘屏障进入胎儿体内。脂溶性高的有机磷农药还可在脂肪组织中蓄积。

有机磷农药在体内主要通过氧化、还原、水解和结合等方式进行代谢转化，少量可与蛋白质共价结合。有机磷农药的氧化作用包括脱硫作用、脱烷基作用、脱烷酰基作用、脱芳香基作用、硫酯基的氧化和单链氧化作用。一般氧化作用往往使农药毒性增强，水解作用常使农药毒性降低。例如马拉硫磷在体内可被氧化为马拉氧磷，毒性增加，也可被羧酸酯酶水解失去活性。在哺乳动物体内含有丰富的羧酸酯酶，对马拉硫磷的水解作用超过氧化作用，而在昆虫体内则相反，因而马拉硫磷是对昆虫毒性较强、对人畜低毒的杀虫剂。

有机磷农药急性中毒症状出现的时间和严重程度与接触途径、农药性质、接触量和吸收量、人体的健康状况均有密切关系，主要表现为腺体分泌亢进、平滑肌痉挛、瞳孔缩小、心律失常、心电图异常、肾脏损害以及头痛、头晕、倦怠、乏力、烦躁、抽搐及不同程度的意识障碍等中枢神经系统症状。严重者可因呼吸中枢麻痹而死亡。长期接触有机磷农药，可引起慢性中毒，一般症状较轻，突出的表现是神经衰弱症候群与胆碱酯酶活性降低。长期接触有机磷农药可能对免疫系统功能、生殖功能产生不良影响。有些有机磷农药具有致敏作用，可引起支气管哮喘、过敏性皮炎等。

有机磷农药毒作用的主要机制是抑制胆碱酯酶（cholinesterase，ChE）的活性，使之失去分解乙酰胆碱（acetylcholine，Ach）的能力。乙酰胆碱是胆碱能神经的化学递质。当胆碱能神经兴奋时，其末梢释放乙酰胆碱，作用于效应器，按其作用部位可引起毒蕈碱样作用和烟碱样作用。胆碱酯酶是一类能在体内迅速水解乙酰胆碱的酶。在正常生理条件下,当胆碱能神经受刺激时,胆碱酯酶迅速水解胆碱能神经兴奋时所释放出的神经递质乙酰胆碱,并生成乙酰化胆碱酯酶,继而迅速水解分离出乙酸,胆碱酯酶又恢复了活性。这种反应不断地反复,以保持神经生理功能的动态平衡。

当有机磷农药经呼吸道、消化道及完整的皮肤和黏膜进入人体后,能迅速与体内胆碱酯酶结合,形成磷酰化胆碱酯酶,从而使其失去水解乙酰胆碱的生理功能,造成乙酰胆碱在体内的堆积,引起胆碱能神经高度兴奋,表现出一系列中毒症状。因此,临床上血液胆碱酯酶活性测定,是诊断有机磷农药中毒的一项重要指标,还可作为接触有机磷农药人员健康状况动态观察的指标。

绝大部分有机磷农药通过一系列代谢反应能很快降解。有机磷农药在体内的代谢途径及代谢速率因种属而异,并且取决于连接在其基本结构上的化学基团的种类,其代谢反应通式为:

$$\begin{array}{c} R_1 \\ \diagdown \\ P{-}O(S){-}X \\ \diagup \\ R_2 \end{array} \quad \longrightarrow \quad \begin{array}{c} R_1 \\ \diagdown \\ P{-}OH + HO(S){-}X \\ \diagup \\ R_2 \end{array}$$

有机磷酸酯   烷基磷酸酯 +   醇

X= 烷基

由于有机磷农药结构的相似性,经过生物转化反应,大部分代谢为下列 6 种二烷基磷酸酯(dialkylphosphates,DAPs)的一种或几种(图 10-1),并且大部分随尿排出,排泄速率一般在 2 天内达到高峰,然后很快降低。由于有机磷农药能够在脂肪组织蓄积并可通过磷酯化作用与蛋白质共价结合,因而有可能导致迟发性神经毒性。

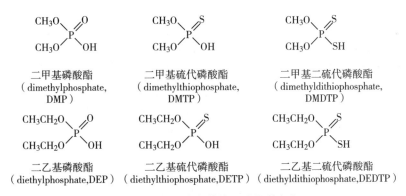

图 10-1 有机磷农药的六种代谢产物

可选择血液中有机磷农药原形作为其接触的生物标志物。由于各种有机磷农药在进入生物体内后能很快抑制胆碱酯酶活性,并具有一定的特异性(氨基甲酸酯类农药也具这一特性),且检测方便、快捷,故常用胆碱酯酶活性来反映机体与有机磷农药的接触程度或中毒程度。血液中胆碱酯酶活性主要用来评价急性有机磷农药中毒及职业人群和高暴露人群的接触水平。有机磷农药轻度中毒时,全血胆碱酯酶活性降至正常人的 70%~50%,中度中毒降至 50%~30%,重度中毒降至 30% 以下。此外,可通过检测尿中有机磷农药代谢产物含量来评价普通人群长期低剂量接触有机磷农药的水平。我国有机磷酸酯类农药的生物接触限值是全血胆碱酯酶活性校正值为原基础值或参考值的 70%(接触起始后 3 个月内任意时间),

或为原基础值或参考值的 50%（持续接触 3 个月后任意时间）。

三、样品采集及保存

（一）血液

1. 有机磷农药测定　采取肘静脉血 5ml，立即置于盛有 EDTA-2Na 的聚四氟乙烯离心管中，4000r/min 离心 5 分钟，取上层血浆冰冻贮存或立即进行样品测定。

2. 胆碱酯酶活性测定　三氯化铁光度法取 20μl 末梢血，加入至 0.98ml pH 7.2 磷酸盐缓冲液中；DTNB［5,5'- 二硫代双（2- 硝基苯甲酸），5,5'-dithio-bis（2-nitrobenzoic acid）］分光光度法取 10μl 末梢血，置于盛有 3ml pH 7.4 的磷酸盐缓冲液中，加塞，混匀，尽快分析。如不能立即测定，可取静脉血 0.50ml，置于含肝素或草酸钾抗凝剂的玻璃管中，置冰瓶中运输，于 4℃冰箱中可保存 1 周。

（二）尿样

一般采集接触者班后尿样，样品贮存于塑料或玻璃试管中，不加任何试剂，于 –20℃保存。

四、气相色谱法测定血浆中有机磷农药

生物材料中有机磷农药的测定方法有气相色谱法、高效液相色谱法及灵敏度和特异性均较高的色谱 / 质谱联用法。目前火焰光度检测 - 气相色谱法为应用最多的方法。

1. 原理　血样经甲酸沉淀蛋白质等杂质后，用乙酸乙酯提取，再经活性炭、PSA、PEP 混合型固相分散净化、浓缩后，经毛细管柱分离，火焰光度检测器检测，保留时间定性，峰高或峰面积定量。

2. 样品处理和测定　取 2.00ml 血浆加入甲酸 0.40ml 混匀，静置 10 分钟，待样品成胶冻状，加入乙酸乙酯 2.00ml 旋涡提取 1 分钟，4000r/min 离心 5 分钟，取上清液 1.00ml 加入另一含 0.2g 无水硫酸镁、30mg 活性炭粉、50mg PEP 粉和 50mg PSA 粉的 5ml 聚四氟乙烯离心管中，旋涡混合 1 分钟，4500r/min 离心 5 分钟，取上清液 1μl 进样，必要时过 0.45μm 滤膜。

3. 仪器参考条件　14% 氰丙基苯基 -94% 二甲基聚硅氧烷毛细管柱（30m×0.32mm，0.25μm）；进样口和检测器（FPD）温度：250℃；柱升温程序：初温 150℃，以 10℃ /min 升温至 180℃，再以 20℃ /min 升温至 230℃，保持 5 分钟，最后在 250℃后运行 5 分钟。载气：氮气（99.999%）；恒流模式，流速 2.0ml/min；3：1 分流进样。

4. 注意事项

（1）血中含有大量的脂肪酸、胆固醇、磷脂、甘油三酯及蛋白质，其易附着在色谱柱上，改变柱子的特性并降低柱子寿命，还可能会干扰色谱测定。故先用甲酸沉淀大部分蛋白质和脂肪，取上清液加活性炭、PSA、PEP 等吸附剂去除剩余的脂肪、蛋白质及色素后再上机测定。

（2）硫酸镁吸水性极强，暴露于空气中极易潮解，使用时必须进行干燥。在干燥过程中初始温度不宜过高，否则易液化结块。硫酸镁作为脱水剂，对有机磷农药的提取回收率影响不大，但用量过少时，吸收水分不完全，易造成乳化。因此在提取过程中应适量加入，使提取的血样呈干沙状为宜。

（3）本法可同时测定血样中敌敌畏、乐果、甲基对硫磷及对硫磷，其相应的最低检测浓度分别为 0.01μg/ml、0.02μg/ml、0.02μg/ml 和 0.01μg/ml。

（4）色谱柱也可用相同固定液的宽口径石英毛细管色谱柱（30m×0.52mm），取全血（或

血清)0.50ml,用2.00ml丙酮萃取、离心分离,取上清液5.0μl直接进样,从而免去血样净化、浓缩过程,使分析过程更加简便。

五、全血胆碱酯酶活性的测定

体内的胆碱酯酶有两种,即乙酰胆碱酯酶(又称真性胆碱酯酶)和丁酰胆碱酯酶(又称拟胆碱酯酶)。有机磷农药中毒时,主要是乙酰胆碱酯酶活性受抑制。

血液胆碱酯酶活性的测定方法很多,有滴定法、酸度法和分光光度法等,其中较为常用是三氯化铁光度法,重现性好,准确度较高,设备简单。但也存在操作烦琐、保温时间长、显色产物不稳定等缺点。Ellman发展了一种简便的测定胆碱酯酶活性的分光光度法(即DNTB光度法),具有简单、快速、灵敏等优点。

(一)三氯化铁光度法

1. 原理 血液胆碱酯酶使乙酰胆碱水解生成胆碱和乙酸。剩余的乙酰胆碱(未被胆碱酯酶水解)与碱性羟胺反应,生成乙酰羟胺。乙酰羟胺在酸性介质中与三氯化铁反应,生成红棕色羟肟酸铁配合物,其颜色深浅与剩余乙酰胆碱的量成正比。在520nm波长处测定吸光度值,由被水解的乙酰胆碱的量计算胆碱酯酶活性。反应式如下:

$$(CH_3)_2NCH_3CH_2CH_2-\overset{\overset{O}{\|}}{C}-CH_2+H_2O \xrightarrow{\text{胆碱酯酶}} (CH_3)_2N\overset{\overset{OH}{|}}{C}H_3CH_2CH_2OH+CH_3COOH$$

$$(CH_3)_2N\overset{\overset{OH}{|}}{C}H_3CH_2CH_2OH+H_2O \xrightarrow[\text{NaOH}]{NH_2OH} (CH_3)_2N\overset{\overset{OH}{|}}{C}H_3CH_2OH+CH_3\overset{\overset{O}{\|}}{C}-N\overset{\overset{H}{|}}{\underset{ONa}{|}} +H_2O$$

$$3CH_3-\overset{\overset{O}{\|}}{C}-N\overset{\overset{H}{|}}{\underset{ONa}{|}} +FeCl_3 \longrightarrow \left[CH_3-\overset{\overset{O}{\|}}{C}-N\overset{\overset{H}{|}}{\underset{O}{|}}\right]_3Fe+3NaCl$$

2. 样品处理和测定 先用pH 7.20的磷酸盐缓冲液配制0~7.00μmol乙酰胆碱标准系列,然后向系列各管中加碱性羟胺4.00ml,振摇2分钟终止反应,继续加入4mol/L盐酸2.00ml,振摇1分钟。再向各管加入10%三氯化铁溶液2.00ml,摇匀,离心后以标准管零管为参比,测定520nm的吸光度值,标准曲线法定量。

另取A和B两管,各加入pH 7.20的磷酸盐缓冲液0.98ml及耳垂血20μl摇匀,置于37℃水浴中,预热5~10分钟。向样品管A中,加入乙酰胆碱标准应用液1.00ml,向对照管B中,加入1.00ml水,准确计时,于37℃±0.5℃水浴30分钟后,立即加碱性羟胺4.00ml,振摇2分钟终止反应,继续加入4mol/L盐酸2.00ml,振摇1分钟。然后向各管加入10%三氯化铁溶液2.00ml,摇匀,离心后于波长520nm处测定吸光度。

被水解乙酰胆碱吸光度=(对照管B吸光度)-(样品管A吸光度)。以被水解乙酰胆碱的吸光度查乙酰胆碱标准曲线得相应的被水解乙酰胆碱量(μmol)。此值为0.02ml血经37℃30分钟反应条件下的胆碱酯酶活性绝对值(C)。

$$全血液胆碱酯酶活性值(μmol/ml)=C/0.02(37℃、30分钟)$$

3. 注意事项

(1)本法可同时测定血清假性胆碱酯酶和血球真性胆碱酯酶,但由于选用对血球真性胆碱酯酶最适宜的乙酰胆碱作为基质,所测得的血液胆碱酯酶活性值,真性胆碱酯酶占85%,因此,测得结果基本上代表血球真性胆碱酯酶活性值。

（2）加碱性羟胺和盐酸,必须严格掌握振摇时间,使其充分反应,否则会影响结果。加三氯化铁显色后,棕红色铁配合物易褪色,必须控制在20分钟内比色完毕。

（3）滤液一定要澄清,如果出现混浊,会使吸光度值升高,而胆碱酯酶活性偏低。

（4）计算胆碱酯酶百分数时,应以本地区正常人全血胆碱酯酶活性为基准。

（二）DTNB 光度法

1. 原理　胆碱酯酶水解硫代乙酰胆碱,生成硫代胆碱和乙酸。硫代胆碱与巯基显色剂DTNB反应,生成黄色化合物5-巯基-2硝基苯甲酸,在波长412nm处比色定量。反应式如下:

$$(CH_3)_2NCH_3CH_2SCOCH_3+H_2O \xrightarrow{\text{胆碱酯酶}} (CH_3)_2NCH_3CH_2SH+CH_3COOH$$

（黄色）

2. 样品处理和测定　取末梢血 10μl,放入盛有 3.00ml 磷酸盐缓冲液的试管中,混匀,取出 1.50ml 于另一试管中作为测定管,原管作为对照管。向对照管中加入 1 滴毒扁豆碱溶液（1mg 水杨酸毒扁豆碱溶于 1.00ml 生理盐水中）以抑制血液中胆碱酯酶的作用。然后将测定管和对照管置于 37℃水浴中预热 5~10 分钟。向两管中分别加入经 37℃水浴保温的 DTNB溶液和碘化硫代乙酰胆碱溶液各 0.50ml,立即混匀并计时,在 37℃水浴中准确反应 6 分钟,即向测定管中加入 1 滴毒扁豆碱溶液,混匀以终止反应,将两管取出离心除去血细胞,取上清液测定 412nm 波长处吸光度。以测定管吸光度和对照管吸光度的差值,查标准曲线得全血胆碱酯酶活性单位。

3. 注意事项

（1）测定人血样品时,以每毫升血样在 37℃水浴 6 分钟,水解 1μmol 基质为 1μmol 单位。1μmol 谷胱甘肽能提供 1μmol 巯基,其显色效应相当于 1μmol 硫代胆碱,也相当于酶促分解 1μmol 基质（硫代乙酰胆碱）的效应。因测定管取血样量为 5μl,水浴保温时间为 6 分钟,每毫升巯基标准液中含谷胱甘肽为 1μmol,故 0.10ml 巯基标准液相当于显色效应的单位为:

$$\frac{1\mu mol/ml \times 0.10ml}{0.005ml} = 20\mu mol/ml = 20 \text{ 单位（37℃,6 分钟）}$$

0.20ml 巯基标准液相当于 40 单位,余类推。

（2）溶液中的血红蛋白在 414~415nm 波长处有吸收峰,会干扰测定。当对照管的吸光度超过 0.07~0.08 时,说明有明显溶血,使测定结果偏低,或说明硫代乙酰胆碱已分解变质。

（3）抑制剂及其溶液宜妥为处置,严格防止污染器材及其他试剂。实验完毕后,所有器材需经肥皂水洗刷,用重铬酸钾硫酸清洗液浸泡,清水洗净,蒸馏水淋洗 3 次,以除去残留的抑制剂。

本法适用于正常人和接触有机磷类及氨基甲酸酯类农药者血中胆碱酯酶活性的测定。

六、尿中二烷基磷酸酯的测定

国内外已经建立了多种二烷基磷酸酯的检测方法。一般采用衍生 - 色谱法或色质联用法分析。

1. 原理　尿样中加入磷酸二丁酯内标溶液,用盐酸酸化后,采用活性炭固相萃取柱萃取有机磷代谢产物（DMP、DMTP、DMDTP、DEP、DETP、DEDTP）,用五氟苄基溴进行衍生化,衍生产物用气相色谱 - 质谱法分析,内标工作曲线法定量。

2. 样品处理和测定　取 2.00ml 尿样,加入磷酸二丁酯内标溶液,加入 50μl 3mol/L 盐酸酸化,涡旋混合后进行固相萃取,以 N_2 吹干溶剂,用 0.1mol/L HCl 清洗,吹干后再用乙腈洗脱,收集洗脱液至含 25mg 碳酸钾的试管中,将洗脱液蒸发至干后,加入 1.00ml 乙腈（含20mg 碳酸钾和 30μl 五氟苄基溴）进行衍生化。涡旋混合后置于 60℃ 预热恒温箱 4 小时。室温下将样品转移至离心管中,加入 125μl 甲苯,氮气流下浓缩至 75μl,供分析。

根据各质量碎片保留时间定性,以峰面积内标标准曲线法定量。本法 6 种代谢产物的检测限为 0.10~0.15μg/L。

3. 仪器参考条件　5% 二苯基 -95% 亚芳基二甲基聚硅氧烷色谱柱（30m×0.25mm,0.25μm）,进样口温度:250℃;柱升温程序:初始温度 90℃,保持 1 分钟,再以 4℃ /min 升至150℃,然后以 50℃ /min 升至 270℃,保持 5 分钟。载气（氦）流速 1.20ml/min;高压不分流进样模式;进样量 1μl。

质谱条件为电子轰击能量 70eV;采用选择性离子监测模式。

（姬艳丽）

第二节　有机氯农药

有机氯农药（organochlorine pesticides）包括有机氯杀虫剂、杀螨剂和杀菌剂。后两类对人类毒性较小,一般不致引起中毒。

有机氯农药主要有三类,即滴滴涕（clofenotane,DDT）和 DDT 类似物,如甲氧 DDT（methoxichlor）、螨净（dicofol）和乙酯杀螨醇（chlorobenzilate）;六氯苯类,如六六六（六氯环己烷,hexachlorocyclohexane,HCB）的各种异构体等;环戊二烯类,如艾氏剂（aldrin）、狄氏剂（dieldrin）、异狄氏剂（endrin）、氯丹（chlordane）、七氯（heptachlor）和硫丹（endosulfan）等。

一、理化性质

多数有机氯农药为白色或淡黄色至棕黄色结晶或蜡状固体,唯氯丹为淡黄色液体,工业品为黏稠的琥珀色液体。有机氯农药一般挥发性不大,通常熔点在 100℃ ±15℃,少数较高,如狄氏剂可达 176℃;在正常环境条件下不易分解,有较高的化学稳定性,但遇碱易分解失效;水中溶解度极低,而可溶于多种有机溶剂、植物油和脂肪组织中。主要有机氯农药的分子结构式及理化性质见表 10-2。

表 10-2 主要有机氯农药的理化性质及主要代谢物

名称	分子式与结构式	主要理化性质	主要代谢物
滴滴涕（DDT, clofenotane）	$C_{14}H_9Cl_5$	白色晶体无味、几乎无嗅。有多种异构体，其中起主要作用的是 p,p'-DDT 和 o,p'-DDT。相对分子质量 354.50，密度 $1.02g/cm^3$，熔点 $108.5\sim109.0℃$，沸点 $185℃$。不溶于水，可溶于乙醇，易溶于乙醚，极易溶解于非极性有机溶剂	血液、脂肪组织、乳汁中 p,p'-DDT，o,p'-DDT，p,p'-DDE，o,p'-DDE；尿中 DDA
六六六（六氯环己烷，Hexachloro-cyclohexane，HCB）	$C_6H_6Cl_6$	灰白色到褐色粉末，有难闻的霉臭味。有多种异构体，其中 α-、β-、γ-、δ-六六六被称为甲体、乙体、丙体和丁体六六六，γ-六六六又称为林丹。相对分子质量 290.83，密度 $1.87g/cm^3$，熔点 $158℃$，沸点 $288℃$。不溶于水，溶于苯、二甲苯、丙酮等有机溶剂	血液、脂肪组织、乳汁中 α、β、γ 和 δ-HCB，尿液中四氯苯酚、三氯苯酚
艾氏剂（HHDN，aldrin）	$C_{12}H_8Cl_6$	纯品为无色晶体，熔点 $104\sim104.5℃$。工业品为黄棕色至暗棕色，熔点 $49\sim60℃$。相对分子质量 364.9，密度 $1.54g/cm^3$。不溶于水，易溶于丙酮、二甲苯等有机溶剂	血液、脂肪组织、乳汁中狄氏剂；尿、粪中 9-羟基狄氏剂
狄氏剂（HEOD，dieldrin）	$C_{12}H_8OCl_6$	纯品为浅黄至亮黄色薄片，工业品纯度为95%，有轻微气味。相对分子质量 380.9，密度 $1.62g/cm^3$，熔点 $175\sim176℃$。不溶于水，溶于芳烃、醚类、酮类等有机溶剂	血液、脂肪组织、乳汁中狄氏剂；尿、粪中 9-羟基狄氏剂
异狄氏剂（endrin）	$C_{12}H_8Cl_6O$	白色至亮黄色晶体，为狄氏剂异构体，产品纯度不低于92%。相对分子质量：380.9，密度 $1.64g/cm^3$，熔点 $226\sim230℃$，$245℃$分解，不溶于水，难溶于醇、石油烃，易溶于芳烃、丙酮等	尿液中反-羟基异狄氏剂
七氯（heptachlor）	$C_{10}H_5Cl_7$	白色晶体，有轻度樟脑气味，熔点 $93℃$，工业品含七氯 $72\%\sim74\%$，γ-氯丹 $20\%\sim22\%$，九氯 $4\%\sim8\%$，熔点 $46\sim74℃$。相对分子质量 373.3，密度 $1.65\sim1.67g/cm^3$，沸点 $135\sim145℃$。不溶于水，易溶于大多数有机溶剂	血液，脂肪组织、乳汁中七氯环氧化物

名称	分子式与结构式	主要理化性质	主要代谢物
氯丹 （Chlordane）	$C_{10}H_6Cl_8$	粘稠的淡黄色至琥珀色液体,工业品含有多种成分,主要为 α-氯丹、γ-氯丹。相对分子质量 409.8,密度 1.59~1.63g/ml,熔点:α-氯丹 106~107℃,γ-氯丹 104~105℃。不溶于水,溶于多数有机溶剂	血液,脂肪组织,乳汁中 α-氯丹,γ-氯丹,及其顺、反异构体;氧氯丹,九氯的顺、反异构体,七氯环氧化物

二、代谢和生物监测指标

有机氯农药可以通过呼吸道、消化道和皮肤吸收,可随血液分布到肝脏、肾脏、心脏、中枢神经系统和脂肪等各组织和器官中。脂肪组织是有机氯农药及其代谢产物的主要蓄积场所,脂肪中有机氯农药的浓度最高。在停止摄入后,其生物半减期随摄入剂量和各化合物转化为亲水性代谢产物的速度不同而异,一般在几天至几个月之间。因此,有机氯农药有很高的生物蓄积作用。

由于绝大多数有机氯农药性质稳定,在正常环境条件下不易降解,并可通过生物富集作用和食物链蓄积于人体内,对健康构成了潜在的威胁。有机氯农药进入机体后,可激活或抑制内分泌系统功能,破坏机体稳定性。急性中毒时,先有感觉过敏、感觉异常、轻度手足震颤,随着剂量加大而出现粗大而强烈的震颤,甚至惊厥。在慢性中毒时,以手足震颤为常见,此外可见肝细胞增生性肝大、肝微粒体酶活性增高。某些有机氯农药对动物有致癌作用,如DDT 可诱发小鼠肝癌。

从 20 世纪 70 年代起,绝大多数国家禁(停)止使用有机氯农药,但是在环境中和生物体内,仍然可以检出有机氯农药及其代谢产物。

有机氯农药及其代谢产物主要经肠道和泌尿系统排出,其次是由乳汁排出。由于有机氯农药易于在体内蓄积,除了异狄氏剂因体内生物转化很快,而常用尿样监测其代谢产物以外,其他绝大部分有机氯农药不宜用尿样作为生物监测样品,而常用血样、乳汁和脂肪组织为样品。主要有机氯农药的生物监测指标见表 10-2。

三、样品采集及保存

1. 血样　取肘静脉血样。皮肤经消毒后再用丙酮擦拭,待干后用真空抽血管取血4~8ml,于冰瓶中送实验室。对急性大剂量暴露,一般应立即采样。如作为一般暴露监测,则对采样时间没有严格要求。血样在冷藏条件下可保存 3 天,否则需冷冻保存。

2. 尿样　在有机氯农药的暴露监测中,涉及取尿样的化合物主要是异狄氏剂。有关尿样的采集和保存方法按常规要求进行。

3. 人乳　人乳是最常用于评价人群有机氯农药暴露水平的生物样品,人乳中有机氯的含量既反映了母亲的内暴露水平,又反映了婴儿的外暴露水平。此外,人乳还可以作为人体有机氯农药蓄积水平动态研究的生物样本。人乳样品采集时需脱离污染环境,在无污染条件下采集。采样时先用75%酒精消毒乳房皮肤,再用丙酮擦拭,待干后才取样。用清洁并已消毒过的吸奶器吸取乳汁,置干燥并消毒过的试管中,立即封口后送检。如不能及时检验则需冷藏,并于24小时内检测完毕,否则需冷冻保存。也可指导被检者自己用手按摩取样。取奶时注意勿使手指接触乳汁,让乳汁直接滴入采样管中。

4. 脂肪组织　有机氯农药为脂溶性物质,对富含脂肪的组织具有特殊亲和力,其在体内的残留主要集中在脂肪组织。脂肪组织中有机氯农药的含量能很好地代表人体蓄积量,但脂肪组织不易采集,其作为评价人群中有机氯农药蓄积水平的生物材料具有一定的局限性。脂肪组织样本一般均经由外科手术取样,或取自尸体材料。通常取乳房或腹部的脂肪组织。取下后置于内部放有冰块的消毒小玻璃瓶中,并在30分钟内进行分析测定。如不能及时测定,则需在−20℃以下保存。

四、气相色谱法测定血清中的六六六和DDT

目前,对于生物体内有机氯农药残留物的分析方法主要为气相色谱法,该方法灵敏度高、速度快、操作也比较方便。由于所检测样品的差异,以及被检测有机氯农药的种类和性质不同,单纯的应用气相色谱法往往很难取得理想的结果。因此,气相色谱-质谱法的应用也越来越多。

1. 原理　血清样品中六六六和DDT用正己烷超声波提取、磺化处理后,采用气相色谱法分离,电子捕获检测器检测,以保留时间定性、峰高或峰面积定量。

2. 样品处理和测定　血清样品在室温下解冻后,取1.00ml于10ml的离心管中,加入0.2ml甲酸,混合后静置20分钟。加入5.00ml正己烷,超声波提取10分钟,静置后上层有机相通过无水硫酸钠,并定容至5.00ml。取2.00ml滤液,加0.20ml浓硫酸磺化,混匀,离心分层后取上清液1.00ml,氮气流浓缩至0.10ml,进样分析,以保留时间定性,峰高增量法确认,外标法定量。

3. 仪器参考条件　5%二苯基95%亚芳基二甲基聚硅氧烷色谱柱(30m×0.30mm,0.25μm)。进样口温度250℃,检测器温度300℃;载气为氮气,流速2.0ml/min;柱温150℃,保持4分钟,再以8℃/min升至220℃,保持12分钟,最后以20℃/min升至270℃,保持5分钟。不分流进样。

4. 注意事项

(1)人血清中含有脂肪酸、胆固醇及蛋白质等化合物可能会干扰色谱测定。故选择甲酸沉淀血清中的脂质和蛋白质。

(2)利用六六六和DDT在酸性介质中稳定的性质,用浓硫酸磺化可有效消除杂质的影响。

(3)本法也可用于测定脂肪组织中有机氯农药,只是样品处理方法不同,即取一定量脂肪组织,加无水硫酸钠研碎,加入浓硫酸净化,取0.5ml脂肪组织上清液,加0.1ml甲酸,充分混匀,加入2.5ml正己烷充分振摇,再超声提取10分钟,取上层有机层萃取液过无水硫酸钠脱水,并用正己烷定容至2.50ml,脱水的萃取液加入0.20ml浓硫酸,静置30分钟磺化,取磺化后的萃取液1.00ml用氮气吹干,加入0.10ml正己烷溶解后色谱测定。

(姬艳丽)

第三节 氨基甲酸酯类农药

氨基甲酸酯类农药（carbamate pesticides）是继有机磷和有机氯农药之后发展起来的新型广谱杀虫、杀螨和除草剂。因为含有氨基甲酸基团，所以被称为氨基甲酸酯类农药。本类农药具有速效、内吸、触杀、残留期短及对人畜毒性较有机磷农药低的优点，被广泛用于杀灭农业及卫生害虫等。常见氨基甲酸酯类农药有甲萘威（西维因，carbaryl）、克百威（呋喃丹，carbofuran）、异丙威（isoprocarb）、涕灭威（aldicarb）、灭多威（methomyl）、残杀威（propoxur）、苯菌灵（benomyl）及多菌灵（carbendazim）等。其基本结构为：

$$R_1NH-\overset{\overset{\displaystyle O}{\|}}{C}-OR_2$$

R_2 多为芳香烃基、脂肪烃基或其他环烷烃基。如 R_1 为甲基，则此类 N- 甲基氨基甲酸酯具有杀虫剂作用；如 R_1 为芳香基团，则多为除草剂；如 R_1 为苯并咪唑时，则为杀菌剂。羰基氧原子或与羰基相连氧原子被硫原子取代称硫代（或二硫代）氨基甲酸酯，大多数作为除草剂或杀菌剂。

一、理化性质

大多数氨基甲酸酯类农药为白色结晶，无特殊气味。熔点多在 50~150℃。大多数品种易溶于有机溶剂，难溶于水；在酸性溶液中相对稳定、分解缓慢，遇碱则分解；温度升高时，降解速度加快。常见氨基甲酸酯类农药的分子结构式及主要理化性质见表 10-3。

表 10-3 常见氨基甲酸酯类农药的理化性质及尿中主要代谢物

名称	分子式与结构式	主要理化性质	尿中主要代谢物
涕灭威（aldicarb）	$C_7H_{14}N_2O_2S$	无色晶体（无味或略带硫黄味），相对分子质量190.3，密度1.195g/cm^3，熔点100℃，大于100℃时分解。微溶于水，溶于大多数有机溶剂。对热不稳定，在酸性溶液中稳定，在碱性介质中易水解	涕灭威丁腈，涕灭威亚砜，涕灭威砜
克百威（呋喃丹，carbofuran）	$C_{12}H_{15}NO_3$	纯品为无色或白色结晶，相对分子质量221.3，密度1.18g/cm^3，熔点150~152℃。微溶于水，易溶于多种有机溶剂。在中性和酸性条件下较稳定，在碱性介质中不稳定。无腐蚀性，不易燃	3- 羟基呋喃丹，3- 酮基呋喃丹，3- 羟基 -7- 苯酚，3- 酮基 -7- 苯酚，7- 苯酚
甲萘威（西维因，carbaryl）	$C_{12}H_{11}NO_2$	纯品为白色晶体。相对分子质量201.22，密度1.23g/cm^3，熔点142℃。微溶于水，在常温和日光下稳定，在碱性条件下易水解。无腐蚀性	1- 萘酚，甲胺

145

续表

名称	分子式与结构式	主要理化性质	尿中主要代谢物
苯菌灵 （benomyl）	$C_{14}H_{18}N_4O_3$	棕褐色结晶固体。相对分子质量290.3，熔点140℃，大于140℃时分解。几乎不溶于水，微溶于乙醇、二甲苯、可溶于丙酮、二甲基甲酰胺及三氯甲烷，易溶于正庚烷。在正常储存条件下稳定，在水中易降解生成多菌灵	多菌灵，2-氨基苯并咪唑（2-AB，2-minobenzimidazole），甲基（5-羟基-1H-苯并咪唑-2-基）-氨基甲酸甲酯［5-HBC，methyl（5-hydroxy-1H-benzimidazol-2-yl）-carbamate］
多菌灵 （carbendazim）	$C_9H_9N_3O_2$	纯品为白色结晶，工业品为淡黄褐色粉末，相对分子质量191.2，密度1.45g/cm³，在250℃左右熔化。难溶于水和一般有机溶剂，可溶于硫酸、盐酸和醋酸等，并生成相应的盐。对热较稳定，对酸碱不稳定	2-AB，5-HBC

二、代谢和生物监测指标

氨基甲酸酯类农药可通过呼吸道和胃肠道吸收，多数品种经皮肤吸收缓慢、吸收量低。该类农药进入机体后，很快分布到全身组织和脏器中，如肝、肾、脑、脂肪和肌肉等。氨基甲酸酯类农药代谢迅速，一般在体内无蓄积，主要从尿中排出，少量经肠道排出体外。呋喃丹的代谢主要在肝内进行，其主要水解产物是酚类，氧化代谢主要产物是三羟基呋喃丹，其水解速率比氧化快3倍，水解后的酚类与葡萄糖醛酸或硫酸结合成酯。呋喃丹的水解与结合具有解毒作用，而氧化生成的3-羟基呋喃丹与呋喃丹的毒性相当。

大多数氨基甲酸酯类农药毒性低，但呋喃丹、涕灭威属高毒，西维因、异丙威、速灭威属中等毒性。急性氨基甲酸酯类农药中毒的临床表现与有机磷农药中毒相似，一般在接触2~4小时后发病，口服中毒更快。一般病情较轻，以毒蕈碱样症状为主，重症患者可出现肺水肿、脑水肿、昏迷及呼吸抑制等。有些氨基甲酸酯类农药可引起接触性皮炎，如残杀威。

氨基甲酸酯类农药的急性毒作用机制也与有机磷相似，主要是抑制神经组织、红细胞及血浆内的乙酰胆碱酯酶。与有机磷农药不同的是，其对胆碱酯酶活性的抑制作用具有两个特点，首先是作用快，氨基甲酸酯类进入人体内不需代谢转化，即可直接与胆碱酯酶活化中心的丝氨酸羟基结合，形成复合物，继而成为氨基甲酰化酶。胆碱酯酶被甲酰化后失去对乙酰胆碱的水解能力，遂造成体内乙酰胆碱大量蓄积。其次是恢复快，氨基甲酰化酶易水解，一般4小时左右胆碱酯酶即可恢复活性。氨基甲酸酯类对胆碱酯酶的抑制速度和复能速度相等。因此，氨基甲酸酯类农药中毒后发病迅速，临床表现较轻，症状消失也快，中毒程度主要与红细胞胆碱酯酶抑制的程度明显相关。

由于各种氨基甲酸酯类农药进入生物体后能很快抑制胆碱酯酶活性，故常用血中胆碱酯酶活性作为机体接触氨基甲酸酯类农药的生物监测指标。也可检测生物样品中氨基甲酸酯类农药原形或代谢产物来反映机体与氨基甲酸酯类农药的接触程度或中毒程度

（表 10-3）。

三、样品采集及保存

参照本章第一节"有机磷农药"中"样品的采集和保存"。

四、液相色谱 - 串联质谱法测定血浆中三种氨基甲酸酯类农药

1. 原理　加入内标物醚菊酯，用乙腈沉淀血浆中的蛋白质，离心后取上清液，用 C_{18} 柱分离、质谱检测、内标法定量。

2. 样品处理和测定　取 100μl 血浆至 1.5ml 聚四氟乙烯离心管中，加入 5μl 0.5ng/ml 的内标溶液醚菊酯与 20μl 乙酸盐缓冲液（pH 6.0），再加入 200μl 乙腈沉淀血浆中蛋白质，涡旋混合 10 秒，3000r/min 离心 10 分钟，取上清液进样分析。

采用本法可同时测定血浆中呋喃丹、丁硫呋喃丹和仲丁威，其标准系列浓度范围：呋喃丹为 20~2000μg/L，丁硫呋喃丹和仲丁威为 10~1000μg/L。

3. 仪器参考条件　C_{18} 色谱柱（50mm × 2.0mm，5μm）；流动相 A：10mmol/L 乙酸铵 / 水溶液，流动相 B：乙腈∶水 =95∶5；梯度洗脱程序：0 分钟，0% B；2 分钟，100% B；7 分钟，50% B；流速 0.25ml/min。采用多反应监测模式进行扫描。

（姬艳丽）

第四节　拟除虫菊酯类农药

拟除虫菊酯类农药（pyrethroid pesticides）是人工合成的结构上类似天然除虫菊素（pyrethrin）的一类农药，其分子由菊酸和醇两部分构成。本类农药杀虫谱广、药效高，对哺乳类动物毒性一般较低（对水生动物毒性较大），在环境中残留时间较短；除具有杀虫作用外，兼有杀螨、杀菌和抑制真菌作用。按结构、活性和稳定性等特点可分为一代和二代，一代是由菊酸和带有呋喃环及末端链的醇形成的酯，二代是在一代的基础上由 3- 苯氧苄醇衍生物取代了醇部位。二代拟除虫菊酯由于稳定性好、活性高而被广泛使用。目前已合成的拟除虫菊酯类农药有上千种，常用的有氯氰菊酯（cypermethrin）、溴氰菊酯（deltamethrin）、氰戊菊酯（fenvalerate）、氯菊酯（permethrin）、氯氟氰菊酯（cyfluthrin）和高效氟氯氰菊酯（cyhalothrin）等。

一、理化性质

本类农药绝大多数为黏稠油状液体，呈黄色或黄褐色，少数为白色结晶如溴氰菊酯。大多数品种易溶解于多种有机溶剂，难溶于水，大多不易挥发，在酸性溶液中稳定，遇碱则分解。根据分子结构中是否含有氰基，可分为 I 型和 II 型。I 型分子中不含 α- 氰基，如氯菊酯、丙烯除虫菊酯、胺菊酯等；II 型分子在 α- 碳原子上连含 α- 氰基，如氯氰菊酯、溴氰菊酯、氰戊菊酯等。按构型不同，可分为顺式和反式异构体。按旋光性，又有右旋和左旋之分。

目前拟除虫菊酯类杀虫剂以 II 型使用较多，属中等毒性；I 型因不含氰基，毒性低，故被用作卫生杀虫剂，常配制成气雾剂或电热杀蚊剂。常见拟除虫菊酯类农药的分子结构式及主要理化性质见表 10-4。

表 10-4　主要拟除虫菊酯类农药的理化性质及尿中主要代谢物

拟除虫菊酯类农药	分子式与结构式	主要理化性质	尿中主要代谢物
氯氰菊酯（cypermethrin）	C₂₂H₁₉Cl₂NO₃	黄色至棕色固体，60℃时为黏稠液体。相对分子质量416.3，密度1.12g/ml。难溶于水，易溶于正己烷、二甲苯、环己酮，丙酮及三氯甲烷等。对光或在酸性介质或温度低于220℃的环境中稳定，在碱性条件或温度高于220℃时易分解	二氯乙烯二甲基环丙烷羧酸（Cl₂CA），3-苯氧基苯甲酸（3-PBA）
溴氰菊酯（deltamethrin）	C₂₂H₁₉Br₂NO₃	无味白色粉末。相对分子质量505.24，熔点98~102℃。不溶于水，易溶于丙酮、环己酮、二甲苯等。对光、热和空气稳定，在碱性介质中易分解	溴氰菊酯，二溴乙烯二甲基环丙烷羧酸（Br₂CA），3-PBA
氰戊菊酯（fenvalerate）	C₂₅H₂₂ClNO₃	黄色或棕黄色粘稠液体，相对分子质量419.9，密度1.175g/ml，熔点59.0~60.2℃，沸点300℃。不溶于水，易溶于二甲苯、丙酮、三氯甲烷。对光、热、潮湿稳定，酸性介质中稳定，在碱性介质中易水解	氰戊菊酯，3-PBA

拟除虫菊酯类农药	分子式与结构式	主要理化性质	尿中主要代谢物
氯菊酯(permethrin)	$C_{21}H_{20}Cl_2O_3$	褐色或黄棕色液体,相对分子质量 391.3,密度 1.21g/ml,熔点:34~39 ℃,沸点 220 ℃。几乎不溶于水,易溶于丙酮、正己烷、二甲苯等。对光和热稳定,在酸性溶液中相对稳定,在碱性介质中易分解	Cl_2CA,3-PBA
氯氟氰菊酯(cyfluthrin)	$C_{22}H_{18}Cl_2FNO_3$	纯品为粘稠的、部分结晶的无色油状物,有效成分≥90%,无特殊气味,不易挥发。相对分子质量 434.3,密度 1.28g/ml。难溶于水,微溶于乙醇,易溶于乙醚、酮、甲苯等,对碱不稳定,对酸稳定	Cl_2CA,氟 -3- 苯氧基苯甲酸(F-PBA)
高效氯氟氢菊酯(cyhalothrin)	$C_{23}H_{19}ClF_3NO_3$	工业品为无味的黄棕色粘液体。相对分子质量 449.86,密度 1.25g/ml,熔点 49.2 ℃。难溶于水,易溶于丙酮、二氯甲烷、甲苯等。在酸性溶液中稳定,在碱性溶液中易分解	三氟氯丙烯二甲基环丙烷羧酸(CF_3CA),3-PBA

二、代谢和生物监测指标

从事拟除虫菊酯类农药的生产、分装、运输、销售,或在施药过程中均可接触拟除虫菊酯类农药。拟除虫菊酯类卫生杀虫剂的毒性很低,一般对人比较安全。

本类农药可经呼吸道、皮肤及消化道吸收。吸收后在体内迅速分布到各器官组织,在哺乳类动物体内代谢转化很快,主要在肝脏的酯酶和混合功能氧化酶作用下,经水解、氧化后,再与葡萄糖醛酸、硫酸、谷氨酸等结合,成为水溶性产物随尿排出;有少部分吸收的杀虫剂以原形排出。反式异构体的代谢转化主要靠水解反应,顺式异构体的代谢转化则主要靠氧化反应。化合物的空间构型会影响拟除虫菊酯的降解速率:反式异构体被酯酶水解速度快,而顺式异构体被氧化酶水解的速度慢,故反式异构体毒性相对要小。另外含有氰基也使水解速度减慢。拟除虫菊酯类农药的生物降解主要通过酯的水解和在芳基及反式甲基上发生羟化两个途径。经代谢,大多数拟除虫菊酯类农药在体内可转化为共同的几种代谢产物(表10-4),排出的代谢产物中如为酯类,一般皆以游离的形式排出;若是酸类如环丙烷羧酸或由芳基形成的苯氧基苯甲酸,皆以结合物的形式(主要与葡萄糖醛酸结合)排出。

拟除虫菊酯类农药的原型排泄迅速,但其代谢产物可检测出的时间则比较长。这些代谢产物主要通过粪便和尿液排出体外。故在生物监测中常用尿中代谢产物含量推测拟除虫菊酯类农药的接触量。因为体内代谢快,故只有大量接触时才能检出血中的拟除虫菊酯类农药。

拟除虫菊酯类农药一般属中等毒或低毒类,但对鱼类毒性很高,有一定的蓄积性。有些品种还具有致畸、致癌和致突变作用。拟除虫菊酯具神经毒性,使中枢神经系统兴奋性增高,毒作用机制尚未完全阐明。Ⅰ型化合物可使中毒动物出现震颤、过度兴奋、共济失调、抽搐等症状,严重时可出现瘫痪(称为T症候群)。Ⅱ型主要中毒症状有流涎、对外界刺激敏感性增加、舞蹈样手足徐动症、易兴奋,严重时也可出现瘫痪(称为C症候群)。一般认为,两型拟除虫菊酯类农药都选择性地作用于神经细胞膜的钠离子通道,使去极化后的钠离子通道M闸门关闭延缓,钠通道开放延长,从而产生一系列兴奋症状。除神经毒性外,经动物实验发现,拟除虫菊酯类农药还具有生殖毒性,对大鼠甲状腺素分泌及免疫系统功能也有影响。人群资料的报道主要是关于拟除虫菊酯类农药对男性生殖系统的影响,此外也有拟除虫菊酯类农药具有免疫毒性的报道。

三、样品采集及保存

经口途径的暴露,可在开始接触后收集24小时尿样进行化合物原形和代谢产物分析。当主要通过皮肤吸收时,可延长尿样采集时间。如不能采集24小时尿样,而采集一次尿样时,应采集暴露结束12~15小时后的尿样。采样时应将尿液采集于聚乙烯塑料瓶中,并按100:1(v/v)向尿样中添加乙酸,冷冻保存,一般样品量不少于10ml。在样品运输过程中,避光保存于-18℃的环境中。

当大剂量接触拟除虫菊酯类农药时,可采集静脉血进行分析。

四、尿中拟除虫菊酯类农药代谢产物的测定

拟除虫菊酯类农药在尿液中除含少量药物原形外,主要有六种代谢产物:Br₂CA、cis-

Cl$_2$CA、trans-Cl$_2$CA、F-PBA、3-PBA 和 CF$_3$CA。常见的有 cis-Cl$_2$CA、trans-Cl$_2$CA、3-PBA。目前用于拟除虫菊酯类农药代谢产物的测定方法主要有气相色谱 - 质谱法（GC-MS）、液相 - 串联质谱法（LC-MS/MS）等。气相色谱 - 质谱法具有灵敏度高、重复性好、有化合物数据库鉴定已知物等优点，但其局限性是衍生试剂毒性大、衍生过程烦琐。近年来，LC-MS/MS 方法因其具有分析时间短、灵敏度高、无需衍生的优点，日益成为生物材料中农药生物监测的重要方法。

（一）气相色谱 / 质谱法

1. 原理　尿样加入内标物 2- 苯氧基苯甲酸，用盐酸酸化后，样本中拟除虫菊酯代谢产物经正己烷萃取后，采用甲醇 - 硫酸进行甲酯化，然后用正己烷萃取、甲苯复溶后进行 GC-MS 分析。采用模拟尿样配制拟除虫菊酯代谢产物的标准溶液，以与样品处理相同的方法提取和测定，用内标工作曲线法定量。

2. 样品处理和测定　取 5.00ml 尿样置于离心管中，加入 100μl 内标 2- 苯氧基苯甲酸溶液和 1.00ml 浓盐酸，混匀，于 80℃条件下酸化 50 分钟。冷却至室温，加入正己烷振摇 2 分钟后，3500r/min 离心 1 分钟，移取有机溶剂到顶空瓶，重复提取，合并有机溶剂。将顶空瓶于 37℃下用 N$_2$ 吹干溶剂，加入经 –18℃预冷冻的甲醇 - 硫酸溶液（9∶1，v/v），轻微振荡后放置于 75℃下衍生 50 分钟，冷却至室温后，加入正己烷和饱和 NaCl 溶液，充分振荡提取后，吸取有机溶剂并在室温下用 N$_2$ 吹干溶剂，立即加入 100μl 甲苯，复溶后进行 GC-MS 分析。

3. 仪器参考条件　苯基亚芳基聚合物（5%- 苯基 - 甲基聚硅氧烷）毛细管色谱柱（30m×0.25mm，0.25μm）。柱升温程序：初始温度 90℃，保持 6 分钟，再以 10℃/min 升至 200℃，其次以 20℃/min 升至 250℃，保持 5 分钟。高压不分流进样。载气（氦气）总流量和柱流速分别为 50.0ml/min 和 1.5ml/min。进样口温度：250℃；接口温度为 280℃；离子源温度为 200℃，溶剂延迟时间为 4.5 分钟。单离子检测模式。

4. 注意事项　GC-MS 分析检测尿中拟除虫菊酯类农药的代谢产物，衍生方法有甲酯化、五氟苄基溴衍生、三甲基硅烷衍生等。由于甲酯化是在酸化水解后直接进行，不需要进行提取和转溶等步骤。

（二）液相色谱 - 质谱法

1. 原理　尿样加入内标物 2- 苯氧基苯甲酸，用盐酸酸化、无水乙醚萃取后，用 C$_{18}$ 柱分离、质谱仪检测，内标法定量。

2. 样品处理和测定　取 5.00ml 尿样至 15ml 带塞聚四氟乙烯离心管中，加入 500ng/ml 的内标溶液 5μl，加入盐酸 1.00ml，混匀，于 80℃条件下酸水解 50 分钟。取出冷却至室温，加入 5.00ml 无水乙醚，振荡提取 10 分钟，在 5000r/min 条件下离心 5 分钟，取出上层有机相在 30℃下用 N$_2$ 吹干，加入 200μl 乙腈 - 水（40∶60）溶解残渣，经 0.22μm 滤膜过滤后进样分析。

3. 仪器参考条件　C$_{18}$ 色谱柱（2.1mm×50mm，1.8μm）；流动相 A：0.1% 乙酸 - 水溶液，流动相 B：乙腈；梯度洗脱程序：初始时，35.0%B；3.8 分钟，40.0%B；4.0 分钟，90.0% B；5.8 分钟，90.0% B；6 分钟，35.0%B，8 分钟，35.0%B；流速 0.4ml/min；柱温 30℃；进样体积：10μl。采用多反应监测模式进行扫描。

（姬艳丽）

第五节　百草枯和杀虫脒

一、理化性质

百草枯（paraquat），又称克芜踪、对草快等，化学名1,1-二甲基-4,4-联吡啶阳离子盐（1,1'-dimethyl-4,4'-bipyridylium ion），结构式为：

$$H_3C-N^+ \text{==} \text{==} N^+-CH_3$$

百草枯有盐酸盐和双硫酸甲酯盐两种，目前商品多为20%水剂或25%水剂二氯化物（$C_{12}H_{14}N_2Cl_2$）。盐酸盐固体为无色、吸湿性晶体，分子式$C_{12}H_{14}N_2Cl_2$，相对分子质量257.2，密度1.24~1.26g/cm^3（20℃），熔点约300℃（分解），饱和蒸气压<$1.33×10^{-7}$Pa，易溶于水；微溶于乙醇、丙酮等；不溶于烃类。中性和酸性介质中稳定，在碱性介质中迅速水解。紫外光照射其水溶液可发生分解。惰性黏土和阴离子表面活性剂能使其钝化。

杀虫脒（chlordimeform），又称氯苯脒、克死螨、杀螟螨，化学名N'-(2-甲基-4-氯苯基)-N,N-二甲基甲脒，结构式为：

$$\text{结构式}$$

有基型和盐酸盐型两种剂型。基型为白色结晶，有氨样气味，分子式为$C_{10}H_{13}ClN_2$，相对分子质量196.7，密度1.11g/cm^3（30℃），熔点32℃，沸点163~165℃，20℃时饱和蒸气压为4.77kPa，易溶于有机溶剂，难溶于水。是中等强度的碱性物质，在强酸介质中相当稳定，遇弱酸、弱碱易水解成N-甲酰-对氯邻甲苯胺，进一步水解成对氯邻甲苯胺（p-chloro-o-toluidine）。盐酸盐型为白色或为黄色粉末状结晶，分子式为$C_{10}H_{14}Cl_2N_2$，熔点为225~227℃，20℃饱和蒸气压为$3×10^{-3}$kPa，水中溶解度大于50%，甲醇中大于30%，三氯甲烷中为1%~2%，苯或己烷中为0.1%。

二、代谢和生物监测指标

百草枯是一种快速灭生性除草剂，具有触杀作用和一定的内吸作用。能迅速被植物绿色组织吸收，使其枯死。对非绿色组织没有作用。在土壤中迅速与土壤结合而钝化，对植物根部及多年生地下茎及宿根无效。百草枯对人毒性极大，且无特效解毒药，口服中毒死亡率可达90%以上，目前已被20多个国家禁止或者严格限制使用。我国自2014年7月1日起，撤销百草枯水剂登记和生产许可，停止生产和在国内销售和使用；但保留母药生产企业水剂出口境外使用登记，允许专供出口生产。

在百草枯的生产、运输和园林使用过程中，均有职业接触机会。生活中，误食、误饮被百草枯污染的食物或水，可造成中毒事故。

百草枯可经皮肤、呼吸道和消化道吸收，但吸收并不完全，吸收后随血液分布至全身各组织器官，肺中含量甚高，常高于血中含量的十倍至数十倍。在体内很少降解，常以原形随粪、尿排出，少量可经乳汁排出，经口染毒约30%随粪排出。吸收和排出的速度均较快，

给狗口服或静注 ^{14}C 甲基百草枯氯化物,中毒后 90 分钟血浆浓度最高,24 小时内由肾排出50%~70%;而静注者 6 小时内从肾排出 80%~90%,24 小时内几乎排完。

　　动物实验显示,百草枯属中等毒类,大鼠经口 LD_{50} 二氯化物为 155~203mg/kg,双硫酸甲酯盐为 320mg/kg。对家禽、鱼、蜜蜂低毒。但对人毒性却高,成人估计致死量 20% 水溶液约为 5~15ml 或 40mg/kg 左右,是人类急性中毒死亡率最高的除草剂,口服 3g 即可导致系统性中毒,并导致肝、肾等多器官衰竭,尤以肺损害较严重,可引起肺充血、出血、水肿、透明膜形成和变性、增生、纤维化(不可逆)和呼吸衰竭。对眼睛、皮肤黏膜有刺激和腐蚀作用,可引起指甲、皮肤溃烂等;致毒机制目前尚未阐明,多数学者认为百草枯是一电子受体,可被肺Ⅰ型和Ⅱ型细胞主动转运而摄取到细胞内,作用于细胞的氧化还原反应,在细胞内活化为氧自由基是毒作用的基础,所形成的过量超氧阴离子自由基(O_2^-)及过氧化氢(H_2O_2)等可引起肺、肝及其他许多组织器官细胞膜脂质过氧化,从而造成多系统组织器官的损害。

　　接触百草枯者,血中百草枯含量增加,15~20 小时以原形从肾脏排出,因此,血、尿中百草枯可以作为生物监测指标。

　　杀虫脒曾被认为是高效、广谱、低毒的杀虫杀螨剂,可防治对有机氯、有机磷及氨基甲酸酯类农药产生抗性的害虫,效果良好。后因其代谢产物对氯邻甲苯胺的致癌性而禁止生产和使用。我国政府已宣布自 1993 年起禁止生产和使用杀虫脒(包括含杀虫脒的复配制剂)。

　　杀虫脒的职业接触,多见于生产、精制、包装和农田施药时,主要通过呼吸道和皮肤吸收。在生活中,由于误服通过消化道摄入而引起中毒。

　　进入体内后杀虫脒迅速被吸收,主要分布在肝、肾、脂肪中。在甲酰胺酶作用下,迅速降解,代谢产物主要为对氯邻甲苯胺,其他代谢物还有 N-甲酰-对氯邻甲苯胺(N-formyl-p-chloro-o-toluidine)和脱甲基杀虫脒(demethylchlordimeform)。杀虫脒和对氯邻甲苯胺及其他代谢产物主要从尿中排出。排泄量随杀虫脒的实际接触剂量不同而异,大剂量时,以杀虫脒原型为主;小剂量时,则以其代谢物为主。

　　杀虫脒毒性中等,急性中毒,轻者有恶心、呕吐、头晕、乏力、嗜睡、多汗、心动过缓、四肢发冷,而以嗜睡为突出表现;重者可呈深度昏迷,反射消失,甚至死于呼吸和循环衰竭。中毒患者常有尿频、尿急、尿痛、血尿、蛋白尿和发绀等症状。皮肤接触中毒者有烧灼、麻、痒感,局部出现粟粒样丘疹。故以嗜睡、发绀、出血性膀胱炎三大症候群为严重中毒的主要特点。

　　接触杀虫脒 4 小时后,尿中普遍能检出杀虫脒和对氯邻甲苯胺,接触 8 小时到停止接触后 12 小时为排泄高峰。故尿中杀虫脒和对氯邻甲苯胺,可作为生物监测指标。杀虫脒的生物接触限量目前尚未制定,有建议不超过 0.15mg/L。

三、样品采集及保存

　　1. 血样　采取肘静脉血 3ml,置于盛有 0.1mol/L 盐酸溶液 7ml 的试管中,混匀后冰冻储存或立即进行样品处理。

　　2. 尿样　收集班后尿 100ml,置于聚乙烯材质管中,-4℃运输、保存。由于百草枯在中性或酸性溶液中稳定,一般情况下人尿液为酸性或接近中性,因此尿液可保存 3 个月。若服用某些药物如碳酸氢钠等,会碱化了尿液,此时需加入盐酸调节至中性。

　　对于尿中杀虫脒的生物监测,用聚乙烯塑料瓶采集班后尿样或者次日晨尿至少 200ml,

尽快测定尿比重或肌酐。每 100ml 尿液加入 1ml 盐酸。杀虫脒及对氯邻甲苯胺在 4℃冰箱内分别可保存 2 周和 3 天。

四、血和尿中百草枯的测定

血、尿中百草枯的测定有分光光度法、气相色谱法、高效液相色谱法、毛细管电泳法和质谱联用法。分光光度法主要用于快速检测；百草枯是季铵盐，沸点比较高，极性强，不具有挥发性，必须将其原形转变为挥发性衍生物方可用气相色谱法检测；百草枯还是一种极性很强的离子型化合物，因此高效液相色谱法是检测百草枯是最常用的方法。

（一）分光光度法

1. 原理 尿中百草枯在 pH>10 条件下，与连二亚硫酸钠反应，生成蓝色离子化合物，于 395nm 处测定吸光度，用标准曲线法定量。

2. 样品处理和测定 取适量尿样，视百草枯含量用水稀释 1~5 倍，取稀释尿样一定量于比色管内，然后加入适量无水碳酸钠和碳酸氢钠，摇匀，使其 pH>10，过滤于另一比色管中，加入一定量连二亚硫酸钠，摇匀。同时以不加连二亚硫酸钠的尿样作为尿样本底。于 395nm 处测定吸光度，标准曲线法定量。

本法的最低检出浓度为 0.15μg/ml（取尿样 2.50ml）；线性范围 0.5~10.0μg/ml。

3. 注意事项

（1）确保 pH>10 条件下，加入连二亚硫酸钠才能使尿样显蓝色。

（2）加入连二亚硫酸钠摇匀后，应立即比色测定，此时吸光度值最大。随着放置时间的延长，吸光度值逐渐下降。

（3）尿样颜色较浅，又经多倍稀释时，可不做尿样空白。

（4）连二亚硫酸钠溶液不稳定，一般 1.5 小时后就不能再用，须现配现用。

（二）高效液相色谱 - 质谱法

1. 原理 尿样中的百草枯用磁性羧基化单壁碳纳米管分散固相萃取法萃取，用 5% 三氟乙酸（TFA）- 乙腈洗脱，液相色谱分离，质谱检测，外标法定量，定性、定量离子为 $m/z=$ 184.9。本法最低检测浓度为 0.010μg/ml（尿样 2.00ml）。

2. 样品处理 尿样室温解冻后，取 2.00ml 尿样于装有 40mg 磁性羧基化单壁碳纳米管的玻璃瓶中，600r/min 涡旋振荡 10 分钟，外加磁场分离磁性羧基化单壁碳纳米管，移除溶液相，分别以 2ml 水、2ml 甲醇 - 水（50∶50，v/v）、2ml 甲醇淋洗吸附剂，每次 600r/min 涡旋振荡 2 分钟后外加磁场分离弃去溶液相；加入 1.00ml 5% 三氟乙酸 - 乙腈溶液，600r/min 涡旋振荡洗脱 5 分钟，外加磁场分离后，液相经 0.22μm 针头式微孔滤膜过滤至聚乙烯材质进样瓶中，进样测定。

3. 仪器参考条件 链霉素分析专用色谱柱（150mm×2.0mm，2.6μm）；柱温 30℃；流动相：0.4%TFA- 水∶乙腈 =40∶60；流速 0.30ml/min；检测波长 350nm。

4. 注意事项

（1）标准储备液、标准应用液及萃取后用于上机测定的样品溶液，用 PP 材质的容器存放，玻璃材质容器对百草枯有吸附作用，对低浓度百草枯溶液的吸附作用非常显著。

（2）如需对血中百草枯进行测定，其样品处理如下：取适量血样于离心管中，以 4000g 离心力离心 5 分钟后，移取血清 0.50ml，加入 2ml 乙腈，1000r/min 涡旋振荡沉淀蛋白，4000g 离心力离心 5 分钟，移取上清液 2.00ml 至装有 40mg 磁性羧基化单壁碳纳米管的玻璃瓶中，其后与尿样处理方法相同。

五、尿中杀虫脒和对氯邻甲苯胺的测定

尿中杀虫脒和对氯邻甲苯胺的测定方法，主要有分光光度法、气相色谱法和高效液相色谱法。

（一）重氮－偶合分光光度法

1. 原理　碱性条件下，尿中杀虫脒水解为对氯邻甲苯胺，经重氮偶合反应，生成红色偶氮化合物，在550nm处测定吸光度，标准曲线法定量。

该法的检测限，杀虫脒为0.039mg/L，对氯邻甲苯胺为0.042mg/L。

2. 样品处理和测定　碱性条件下，适量尿样用石油醚萃取，饱和氯化钠洗涤石油醚层，至醚层无色透明为止。再在酸性条件下对醚层进行反萃取。依次加入亚硝酸钠与尿中对氯邻甲苯胺进行重氮化反应，氨基磺酸铵以掩蔽NO_2^-干扰，加入盐酸萘乙二胺进行偶合反应。另配制0~25μg对氯邻甲苯胺标准系列。共同于550nm处测定吸光度。标准曲线法求得尿中对氯邻甲苯胺含量。如要测尿中杀虫脒，尿样需在重氮化反应前，碱性条件下于90℃ ±2℃水浴中30分钟进行水解，使尿中杀虫脒全部水解为对氯邻甲苯胺再进行分光光度测定，以此测得的对氯邻甲苯胺总量，减去未水解尿中的对氯邻甲苯胺量，即得尿中杀虫脒的量。

3. 注意事项

（1）若样品在萃取后经饱和氯化钠溶液洗涤，仍有较多的泡沫状物时，可加入适量无水硫酸钠脱水，使醚层分出。放出醚层到另一分液漏斗中，再加适量石油醚洗涤无水硫酸钠1~2次，合并醚层，再作反萃取。

（2）样品置90℃ ±2℃水浴中进行水解时，应塞紧试管塞，以免蒸气冲开管塞。试管从水浴中取出后，需降至室温方可打开管塞，以防待测物逸失。

（3）本反应是芳胺类化合物的特异反应，苯胺、硝基苯等化合物的接触者尿中都可能出现这类化合物，故收集尿样时须询问是否接触或服用过该类药物。

（二）气相色谱法

1. 原理　碱性条件下，尿样中结合态杀虫脒与对氯邻甲苯胺转化成基型，石油醚定量萃取，经弱氮气流吹干，硝基苯作内标，正己烷溶解，经色谱柱分离后，用氮磷检测器，分别测定杀虫脒与对氯邻甲苯胺含量。

2. 样品处理　在测尿样比重或肌酐后取10ml于20ml具塞试管内，加入10mol/L NaOH溶液0.20ml。振摇1分钟，静置，加数滴无水乙醇以除去泡沫。加10ml石油醚萃取。取5ml醚层于离心管中，用弱氮气流吹干。用100μl硝基苯己烷溶液（20mg/L正己烷）充分淋洗管壁，取1μl进样。以保留时间定性，内标工作曲线法定量。

3. 仪器参考条件　不锈钢色谱柱（1m×2mm）。固定液：3% PEG-2OM：5% Ucon 50-HB-2000。柱温：190℃。载气（氮）30ml/min。进样量1.0μl。

4. 注意事项

（1）萃取液宜用低沸点石油醚（30~60℃），以缩短挥干时间。

（2）可采用火焰离子化检测器，但灵敏度较低。

（黄丽玫）

本 章 重 点

本章主要介绍生物材料中有机磷类、有机氯类、氨基甲酸酯类、拟除虫菊酯类农药及其他农药(百草枯、杀虫脒)的代谢、生物监测指标及其测定方法。通过本章学习,了解我国常见的有机磷类、有机氯类、氨基甲酸酯类、拟除虫菊酯类农药及其他农药(百草枯、杀虫脒)的理化性质,熟悉这些农药进入机体的主要途径、体内代谢过程、毒作用及主要生物监测指标,掌握有机磷类、有机氯类、氨基甲酸酯类、拟除虫菊酯类及其他农药(百草枯、杀虫脒)及其代谢产物的测定原理、方法及注意事项。

复习思考题

1. 简述有机磷农药与氨基甲酸酯类农药对机体的毒性作用、毒作用机制及其异同点。

2. 有机磷农药的主要生物监测指标有哪些? 可采用哪些方法进行检测?

3. 简述全血胆碱酯酶活性测定的意义、全血胆碱酯酶活性主要测定方法及基本原理。

4. 简述有机氯农药的分类,目前常用的监测有机氯农药的生物材料有哪些?

5. 常用的拟除虫菊酯类农药有哪些? 简述其在体内代谢转化过程及主要影响因素。

6. 血、尿中百草枯的测定方法有哪些? 各自的特点是什么? 简述最常用方法的原理和操作步骤及注意事项。

7. 尿中杀虫脒和对氯邻甲苯胺的测定方法有比色法和气相色谱法,简述其原理及注意事项。

第十一章 环境内分泌干扰物及其代谢产物的测定

环境内分泌干扰物(environmental endocrine disruptors,EEDs)系指广泛存在于环境中、能通过干扰生物或人体内保持自身平衡和调节发育过程天然激素的合成、分泌、运输、结合、反应和代谢等过程,引起个体或人群可逆性或不可逆性生物学效应的外源性化学物质。这些物质是在人类生产和生活活动中排放到环境中的有机污染物,主要来自于合成树脂原料,含有雌激素的日用品,洗涤剂、化妆品、稀释剂,阻燃剂、绝缘材料,塑料增塑剂,塑料制品焚烧产物和部分农药,主要包括邻苯二甲酸酯类化合物、烷基酚类化合物、双酚类化合物、二噁英、多氯联苯和多溴联苯等化合物。

环境内分泌干扰物对动物雌激素、甲状腺素、儿茶酚胺、胰岛素、睾酮等呈现显著的干扰效应。在临床上出现生殖障碍、出生缺陷、发育异常、代谢紊乱以及癌变。已被证实或疑似为内分泌干扰物的环境化学物达数百种之多,环境内分泌干扰物的污染具有全球性。人群流行病学调查显示,人类生殖障碍、发育异常及某些癌症如乳腺癌、睾丸癌、卵巢癌等与内分泌干扰有关。在职业生产和日常生活中可经皮肤、呼吸道、消化道进入人体,这类化合物吸收后,在体内形成内分泌干扰物,影响机体的正常功能,大部分在肝脏代谢,以代谢产物或原形随尿液排出体外,因此尿液中这些化学物质及其代谢产物的浓度能间接反映机体的负荷。

第一节 邻苯二甲酸酯类

邻苯二甲酸酯类(phthalate esters,PAEs),又称酞酸酯类,属芳香族二羧酸酯类,一般指邻苯二甲酸与 1~15 个碳的醇形成的酯,约包含 30 种化合物。主要有邻苯二甲酸(2-乙基己基)酯(DEHP)、邻苯二甲酸二甲酯(DMP)、邻苯二甲酸二乙酯(DEP)、邻苯二甲酸二丁酯(DBP)、邻苯二甲酸二辛基酯(DOP)、邻苯二甲酸丁基苄基酯(BBP)等,其中最常见的是DEHP 和 DBP。PAEs 是使用最广泛、品种最多、产量最大的增塑剂,被普遍应用于玩具、食品包装材料、医用血袋和胶管、乙烯地板和壁纸、清洁剂、润滑油、个人护理用品(如指甲油、头发喷雾剂、香皂和洗发液)等数百种产品中。

PAEs 可通过呼吸道、消化道和皮肤等途径进入人体。空气中的 PAEs 主要来自喷涂涂料、焚烧塑料垃圾、农用薄膜中增塑剂的挥发;土壤中的 PAEs 通常来自工业烟尘的沉降、污水灌溉、塑料废品和农用塑料薄膜的降解;地面水中的 PAEs 主要来自工农业废水、地表径流和空气中颗粒物的沉降等;地下水中的 PAEs 主要来自于受污染地表水的下渗。PAEs 主要通过食品加工链的各个环节迁移至食品中,影响迁移的主要因素有包装材料中的 PAEs 浓度、贮存时间、贮存温度、食品脂肪含量和接触面积等。

近年来,这类化合物对人体健康危害受到广泛关注。PAEs 是一类环境激素,稳定性好,随着生物链的传递,进入生物体后部分通过身体的新陈代谢分解或排出,一部分则滞留于体内产生富集作用,并转移至下一代。长期接触这些环境内分泌干扰物质,会影响精子的生成、成熟,并导致胎儿隐睾、尿道下裂、两性畸形,还能引起不育症、女性青春期提前及婴儿的免疫功能下降和智商降低等诸多危害。现已在早熟女童血液中、育龄期妇女尿样及母乳中均检测到PAEs。

邻苯二甲酸酯类化合物的生物监测指标,在血清中主要是邻苯二甲酸酯类化合物的原形。尿液中主要是其一级或二级代谢产物邻苯二甲酸甲酯(MMP)、邻苯二甲酸乙酯(MEP)、邻苯二甲酸丁酯(MnBP)、邻苯二甲酸异丁酯(MiBP)、邻苯二甲酸苄基酯(MBzP)、邻苯二甲酸(2-乙基己基)酯(DEHP)、邻苯二甲酸(2-乙基-5羟基己基)酯(MEHHP/5OH-MEHP)、邻苯二甲酸(2-乙基-5-氧己基)酯(MEOHP/5oxo-MEHP)、邻苯二甲酸(2-乙基-5-羧基戊基)酯(MECPP/5cx-MEPP)、邻苯二甲酸(2-羧基甲基己基)酯(MCMHP/2cx-MMHP)等。

一、理化性质

常见的邻苯二甲酸酯类化合物的理化性质见表11-1。

表11-1　主要邻苯二甲酸酯类化合物的理化性质

化合物名称	化学结构式	分子式	相对分子质量	主要理化性质
邻苯二甲酸二甲酯(DMP)		$C_{10}H_{10}O_4$	194.19	熔点0~2℃,沸点282℃,相对密度1.192。溶于苯、丙酮等多种有机溶剂,不溶于水和矿物油,微带芳香气味,用作塑料的增塑剂
邻苯二甲酸二乙酯(DEP)		$C_{12}H_{14}O_4$	222.24	沸点298℃,折射率1.499。与乙醇乙醚混溶,溶于丙酮、苯等有机溶剂,不溶于水,用作塑料的增塑剂
邻苯二甲酸二丙酯(DPP)		$C_{14}H_{18}O_4$	250.29	无色透明液体,折射率1.497。溶于乙醇、乙醚,不溶于水。用于化学试剂、精细化学品、医药中间体、材料中间体
邻苯二甲酸二丁酯(DBP)		$C_{16}H_{22}O_4$	278.34	熔点-35℃,沸点340℃,密度1.043g/mL,折光率1.492。易溶于乙醇、乙醚、丙酮和苯,是塑料、合成橡胶和人造革等的常用增塑剂

化合物名称	化学结构式	分子式	相对分子质量	主要理化性质
邻苯二甲酸二戊酯（DAP）		$C_{18}H_{26}O_4$	306.40	密度 1.025g/mL，熔点 <-55℃，沸点 342℃。用于增塑剂、润滑剂、气相色谱固定液
邻苯二甲酸二己酯（DHP）		$C_{20}H_{30}O_4$	334.45	密度 1.01g/mL，熔点 -58℃，沸点 210℃。溶于乙醇和乙醚，不溶于水，用于树脂合成，用作韧化剂
邻苯二甲酸丁基苄酯（BBP）		$C_{19}H_{20}O_4$	312.36	凝固点 -45℃，沸点 370℃。溶于有机溶剂和烃类，不溶于水，用作聚氯乙烯、氯乙烯共聚物、纤维素树脂、天然和合成橡胶的增塑剂
邻苯二甲酸二环己酯（DCHP）		$C_{20}H_{26}O_4$	330.42	熔点 64~66℃，相对密度 1.20，溶于大多数有机溶剂，用作聚氯乙烯、丙烯酸树脂、聚苯乙烯、硝基纤维素等的主要增塑剂
邻苯二甲酸辛酯（DOP）		$C_{24}H_{38}O_4$	390.56	熔点 -55℃，沸点 386.9℃，相对密度 0.986。溶于大多数有机溶剂和烃类，是塑料、合成橡胶和人造革等的常用增塑剂

二、代谢和生物监测指标

PAEs 可通过饮水、进食、皮肤接触和呼吸进入人体。经口主要以水解产生的单酯形式被吸收,哺乳动物肠黏膜细胞中的肠脂肪酶及小肠中的细胞外酶可将酞酸酯水解成单酯,如 DEHP 在肠脂肪酶作用下水解为邻苯二甲酸单异辛酯(MEHP)。PAEs 被吸收后,主要以蛋白结合体形式通过血液分布于全身各器官,体内蓄积 PAEs 最多的器官为肝脏与肾脏。PAEs 进入人体后很快被代谢,代谢物有单酯、单酯的氧化物、单酯的葡萄糖醛酸结合物等。DMP、DEP、DEHP、邻苯二甲酸丁基苄基酯(BBzP)和 DBP 的代谢物为邻苯二甲酸甲酯(MMP)、邻苯二甲酸乙酯(MEP)、邻苯二甲酸(2- 乙基己基)酯(DEHP)、邻苯二甲酸苄基酯(MBzP)和邻苯二甲酸正丁酯(MBP)。大部分代谢产物随尿液排出体外,因此尿液中 PAEs 及其代谢产物的浓度能间接反映机体 PAEs 的摄入量。

相对分子质量较小的 PAE_s 代谢物(如 MMP 和 MEP)在肾脏生成后将直接经尿液排出体外,而亲酯性的 MBP、MBzP、MEHP 则继续进行第二阶段的转化,产生氧化产物和葡糖酸酐结合物。如 MEHP 又可转化为邻苯二甲酸(2- 乙基 -5 羟基己基)酯(MEHHP/5OH-MEHP)、邻苯二甲酸(2- 乙基 -5- 氧己基)酯(MEOHP/5oxo-MEHP)、邻苯二甲酸(2- 乙基 -5- 羧基戊基)酯(MECPP/5cx-MEPP)、邻苯二甲酸(2- 羧基甲基己基)酯(MCMHP/2cx-MMHP)。

目前对人体内 PAEs 及其代谢产物的检测主要以血清和尿液为样品,也有以精液、脐带血、人体绒毛组织、卵泡、羊水、胎粪、胎盘组织、唾液和母乳为样品的。

三、样品采集及保存

1. 血液　PAEs 在血液中主要以原形存在,用 10ml 的负压采血管采集血样,离心后收集血清置于玻璃离心管中,-20℃冰箱中保存,注意防止溶血。

2. 尿液　PAEs 在尿液中主要以代谢物存在,用玻璃瓶采集后,于 -70℃保存,应根据需求采用具塞玻璃瓶,避免接触塑料制品。

四、血清中 DEHP、DBP 和 DOP 的测定

血清中 DEHP、DBP 和 DOP 的检测常用气相色谱法、气相色谱 - 质谱联用法、液相色谱法或液相色谱 - 质谱联用法。这些方法都可同时分别测定 DEHP、DBP 和 DOP,方法简便快速,灵敏准确,而质谱联用法定性更为准确可靠。

(一)气相色谱法

1. 原理　将血清样品进行前处理后直接进样,经二苯基(5%)- 二甲基聚硅氧烷(95%)毛细管色谱柱分离、火焰离子化检测器检测,以保留时间定性、外标法峰面积定量。方法的最低检出限为 0.01mg/L,线性范围为 0.1~10mg/L。

2. 样品处理　于 500μl 血清中加入 1ml 正己烷,旋涡振荡 5min,12 000r/min 离心 10 分钟,取上层正己烷层,并按以上步骤重复操作 3 次,合并 3 次上清液后,于氮吹仪上浓缩定容至 1.0ml 进行气相色谱分析。

3. 仪器参考条件　二苯基(5%)- 二甲基聚硅氧烷(95%)石英毛细管柱(30m×0.32mm,0.25μm);进样口温度:280℃,检测器温度:300℃,空气 400ml/min,尾吹气 30ml/min,氢气 40ml/min;程序升温:初始温度 100℃(保持 2min),以 20℃ /min 速度升温至 150℃,8℃ /min 速度升温至 300℃(保持 5 分钟);不分流进样,进样 1μl。该条件下,可同时测定血清中 DEHP、DBP 和 DOP。

4. 注意事项　样品的处理和检测的过程中应避免使用塑料制品,以免带入杂质影响检测结果。

（二）气相色谱 - 质谱联用法

1. 原理　混合物样品组分经气相色谱分离成单一组分后，被分离的组分按色谱峰保留时间的顺序依次进入质谱离子源，离子化后按一定的质荷比（m/z）的大小顺序通过质量分析器进入检测器，根据产生的信号进行物质的定性、定量分析，线性范围为 10~1000ng/ml。

2. 样品处理　取 0.50ml 血清，分别加入 2ml 正己烷和内标物 DBP-d$_4$、DEHP-d$_4$，超声萃取后，在 4℃ 条件下，6000r/min 离心 10 分钟，取正己烷层。重复 3 次，将 3 次上清液混匀，无水硫酸钠除水，氮吹浓缩定容至 1.00ml，待测。

3. 仪器参考条件　二苯基（5%）- 二甲基聚硅氧烷（95%）毛细管柱（30m × 0.25mm，0.25μm）；以高纯氦气（≥99.999%）为载气，流量 1.2ml/min；进样口温度 310℃；升温程序：初始温度 70℃（保持 2 分钟），以 20℃/min 升温至 130℃，5℃/min 升温至 200℃，最后以 15℃/min 升温至 300℃（保持 5 分钟）；不分流进样，进样体积 1.0μl。

质谱条件：电离模式为电子轰击源（EI），能量为 70eV；离子源温度 250℃，接口温度 280℃；扫描方式：目标物保留时间确定时使用全扫描模式（full scan），质量范围为 50~650m/z，检测时采用选择性离子扫描模式（SIM）。该条件下，可同时测定人体血清中 6 种 PAEs，包括邻苯二甲酸二丁酯、邻苯二甲酸丁基苄基酯、邻苯二甲酸（2- 乙基己基）酯、邻苯二甲酸二乙酯、邻苯二甲酸二甲酯和邻苯二甲酸二辛酯。

4. 注意事项　SIM 检测模式比全扫描模式灵敏度约高 5~10 倍。

（三）高效液相色谱法（HPLC）

1. 原理　血清经正己烷液液萃取后，C$_{18}$ 色谱柱反相分离，紫外检测器检测。保留时间定性，峰面积定量。

2. 样品处理　取 1.00ml 血清，加入 5ml 正己烷，涡旋振荡 5 分钟，2000r/min 离心 5 分钟，取上层正己烷相，氮气流吹至 50μl，用甲醇饱和的正己烷定容至 0.10ml，进样分析。

3. 仪器参考条件　C$_{18}$ 柱（150mm × 4.6mm，5μm），柱温 35℃，检测波长 228nm。流动相：A，90% 甲醇 10% 水；B，100% 甲醇；梯度洗脱程序：0~3.5 分钟，50%B，3.6~15 分钟，90%B，16~20 分钟，50%B。流速 0.8ml/min。

（四）液相色谱 - 串联质谱法（LC-MS/MS）

1. 原理　样液中各组分经液相色谱柱分离后，以串联质谱检测器检测，被测物质离子化后经质量分析器将离子碎片按质量数分开，经检测器得到质谱图。

2. 样品处理　取 1.00ml 血清，加入 5ml 正己烷，漩涡振荡 10 分钟，4000r/min 离心 5 分钟，取上层正己烷，氮气吹至近干，立即加入甲醇饱和的正己烷 0.10ml，混匀，用 0.45μm 有机系微孔滤膜过滤后进样。

3. 仪器参考条件　C$_{18}$ 柱（150mm × 4.6mm，5μm），柱温 25℃；流动相为甲醇 - 水（95：5，v/v），含 0.1% 的甲酸；流速 0.15ml/min；进样 20μl。质谱条件：离子源为 ESI（+），检测方式为多反应监测模式，IS 电压：5000V；雾化气压力：11psi；气帘气压力：11psi；离子源温度：100℃；CAD=5L/min；Gas1=11L/min；Gas2=70L/min。该方法可同时测定 PAEs 的 5 种化合物，包括 DMP、DBP、DEP、DEHP 和 DOP。

五、尿液中 DEHP 和 DBP 的测定

尿液中 DEHP 和 DBP 常用气相色谱 - 质谱联用法、液相色谱法或液相色谱 - 质谱联用法。这几种方法都可同时测定 DEHP 和 DBP，方法简便快速，灵敏度和准确度高，而质谱联用法

定性更为准确可靠。

（一）气相色谱 - 质谱联用法

1. 原理　同血清中 DEHP 和 DBP 气相色谱 - 质谱联用法。

2. 样品的处理　于 500μl 尿样中加入 0.8ml 正己烷，混合物漩涡 5 分钟混匀，于 4℃条件下，2000r/min 离心 5 分钟。重复萃取两次，合并有机相，在氮气中挥干正己烷，残渣用正己烷溶解后待测。

3. 仪器参考条件　改性的聚乙二醇色谱柱（30m×0.25mm，0.25μm），载气（He）流速：2.0ml/min，柱温：150℃（2 分钟），以 20℃/min 升温，300℃（1 分钟），进样口温度：280℃。通过比较保留时间和质谱定性，DBP 和 DEHP 的检测下限均为 1ng。

4. 注意事项　取样和分析过程全部用玻璃器皿，所有玻璃器皿均仔细洗涤后用正己烷冲洗两次，使用前再用蒸馏水冲洗。

（二）液相色谱法

1. 原理　同血清中 DEHP 和 DBP 液相色谱测定法原理。

2. 样本的处理　取 1.00ml 尿液，加入 β- 葡萄糖苷酸酶，混匀，于 30℃恒温水浴中酶解 120 分钟。依次用 1ml 乙腈、水和 0.14mol/L 磷酸盐缓冲液活化 HLB 小柱。然后将酶解后的尿样和 1ml 磷酸盐缓冲液混匀后过 HLB 柱，分别用 2ml 0.1mol/L 甲酸和 1ml 水淋洗小柱，再用 2ml 乙腈、2ml 乙酸乙酯、1ml 乙醚 - 正己烷分别对小柱洗脱。洗脱液经氮气吹干，用乙腈定容至 0.20ml，待测。

3. 仪器参考条件　C_{18} 色谱柱：柱温 25℃。流动相：A，乙腈（含 0.1% 乙酸），B，水（含 0.1% 乙酸）。梯度洗脱：0~4 分钟，25%A；4~10 分钟，50%A；10~17 分钟，80%A；17~20 分钟，100%A。流速 0.8ml，检测波长 228nm，进样 20μl。

（三）液相色谱 - 质谱联用法

1. 原理　同血清中 DEHP 和 DBP 液相色谱 - 质谱联用法。

2. 样本的处理　同液相色谱法。

3. 仪器参考条件　C_{18} 色谱柱（100mm×2.1mm，5μm），流动相为 0.1% 乙酸 - 水溶液（A）和 0.1% 乙酸 - 乙腈溶液（B），流速 300μl/min，洗脱梯度：0.0~2.0 分钟，20%B；2.0~6.0 分钟，40%B；7.0~9.0 分钟，50%B；12.0~17.0 分钟，90%B；17.0~19.0 分钟，20%B；20.0~26.0 分钟，20%B。进样量 10μl，氮气作为气帘气体和碰撞气体，进样口温度 400℃，毛细管电压 –4500V，采用负离子化模式下的多重反应监测模式检测。

（梅勇　赵琴）

第二节　烷 基 酚 类

烷基酚（alkylphenol）分子式 R-C_6H_4OH，包括苯酚环上一个或多个氢原子被烷基取代形成的化合物。烷基酚广泛用作表面活性剂、抗氧化剂、树脂稳定剂、润滑油添加剂等。作为精细化工的重要原料，也用于生产医药、农药、香料等的中间体。烷基酚类化合物具有类雌激素作用，也是已知的环境内分泌干扰物。可经饮水和进食进入人体，可引起人类生殖能力下降、生育功能障碍、不育症甚至肿瘤发生。

生产中的接触主要来源于使用塑料包装材料、食用涂漆的罐装食品、使用非离子表面活性剂的洗涤剂等,动物实验显示,在血浆中的代谢产物主要为葡萄糖苷结合物和少量原形,在尿中的代谢产物主要是葡萄糖苷结合物和硫酸酯结合物,粪便中主要为原形。

一、理化性质

烷基酚通常指的是丙基酚、丁基酚、戊基酚、庚基酚、辛基酚、壬基酚、癸基酚及相关的长链烷基酚,其理化性质见表 11-2。

表 11-2　烷基酚类化合物质的理化性质

中英文名	化学结构式	分子式	相对分子质量	主要理化性质
2- 丙基苯酚 （2-propylphenol）		$C_9H_{12}O$	136.19	沸点 213~214℃,熔点 15~16℃,相对密度 1.012,凝固点 88℃。可溶苯、醚、醇等多数有机溶剂。
2- 叔丁基苯酚 （2-tertbutylphenol）		$C_{10}H_{14}O$	150.22	沸点 224.1℃,相对密度 0.9783,熔点 -5.6℃。常温下为无色或淡黄色液体,可燃,具有轻微的苯酚臭味。易溶于丙酮、苯、甲醇等有机溶剂,微溶于水。
4- 戊基苯酚 （4-amylphenol, 4-AP）		$C_{11}H_{16}O$	164.25	沸点 342℃,熔点 23~25℃,相对密度 0.96。有腐蚀性,可引起灼伤。
4- 庚基苯酚 （4-heptylphenol, 4-HP）		$C_{13}H_{20}O$	192.3	沸点 156℃,熔点 26~28℃。无色透明液体。
辛基酚 （octylphenol,OP）		$C_{14}H_{22}O$	206.32	沸点 280~302 ℃,相对密度 0.89（90/4℃）,凝固点 72~74℃。白色薄片结晶,可燃,工业品为液体。不溶于水,微溶于碱,溶于 1:1 甲醇和 50% 氢氧化钾水溶液的混合物,也溶于乙醇、丙酮和不挥发油。
壬基酚 （nonylphenol,NP）		$C_{15}H_{24}O$	220.35	沸点（95%）283~302℃,相对密度 0.94~0.95。无色或淡黄色液体,稍有苯酚气味。溶于丙酮、乙醇、三氯甲烷,略溶于石油醚,不溶于水。

163

二、代谢和生物监测指标

关于烷基酚的代谢研究报道较少。目前毒性实验多集中于动物模型,缺乏对人类直接影响的流行病学资料。对大鼠的研究中发现,尿液中可能出现的生物标志物有4,8-二羟基喹啉-2-甲酸(黄尿酸)、N-乙酰-5-羟色胺、色氨酸和十六碳烯酸。由这些物质涉及的代谢途径,推测烷基酚可能对生物体的蛋白质代谢、神经系统和心血管系统、生物节律、细胞抗氧化、性激素的平衡等方面产生毒效应,另外还可能影响细胞的信号传递和脂类代谢。可与靶器官上的雌激素受体结合,导致生殖器官及骨骼的提早发育,有可能成为性早熟。烷基酚类化合物均能引起不同程度的DNA损伤,并呈现剂量效应关系。

鼠经口给予标记的壬基酚、辛基酚后,主要经粪便和尿液排泄,在尿中的代谢产物主要是葡萄糖苷结合物和硫酸结合物,粪便中主要为壬基酚(NP)和辛基酚(OP)原形。

三、样品采集及保存

1. 血样 抽取静脉血离心分离后取上层血清,加入正己烷,旋涡混匀5分钟,取出上层正己烷,50℃水浴中用空气吹干,用甲醇饱和的正己烷定容。

2. 尿样 取尿液置于具塞玻璃试管中,加入pH 5.5的乙酸-乙酸钠缓冲液和β-葡萄糖酸酐酶和硫酸酯酶,混匀,37℃水浴3小时,取出冷却至室温,离心,取上清液,残渣用水洗涤,取上清液,合并两种上清液,待测。

四、尿样中烷基酚的测定

目前,尿样中烷基酚的测定方法主要是气相色谱法、液相色谱法、气相色谱-质谱法以及液相色谱-质谱法。气相色谱-质谱法具有较高的灵敏度和选择性,但对其前处理往往要求较高,使用不方便,液相色谱及其相关检测技术使用比较常见。

(一)高效液相色谱-荧光法

1. 烷基酚酶解后,经固相萃取或液液萃取富集和净化后,用C_{18}柱分离,以色谱纯甲醇和水为流动相,梯度洗脱,荧光检测器检测,以保留时间定性,用峰高或峰面积定量。

2. 样品处理和测定 将尿样加入到用水、甲醇、二氯甲烷-甲醇(90:10,v/v)、水淋洗活化处理好的C_{18}柱中,再用3ml水、3ml 20%甲醇淋洗C_{18}柱后,用真空泵将SPE柱残留的液体抽去,接下来用5ml二氯甲烷-甲醇(90:10,v/v)洗脱。将洗脱液用氮气吹干,用甲醇溶解定容至0.50ml后测定。

3. 色谱参考条件 色谱柱C_{18}柱(150mm×2.1mm,3.5μm),柱温:25℃,荧光激发波长225nm,发射波长310nm;紫外254nm检测,流动相为甲醇和水。梯度洗脱程序:55%甲醇7分钟内线性增加到70%,再于1分钟内线性增加到80%,保持30分钟,然后在1分钟内线性回到初始的55%,保持11分钟;流速0.15ml/min。

4. 注意事项 单纯使用甲醇或二氯甲烷效果较差,用二氯甲烷-甲醇(90:10,v/v)溶液洗脱SPE柱,所得结果比较理想。

(二)超高效液相色谱-串联质谱法

1. 原理 采用β-葡萄糖酸酐酶和硫酸酯酶水解尿样中的结合型烷基酚,使成游离型烷基酚,采用固相萃取柱浓缩、富集和净化,处理后的样品采用C_{18}柱分离,用甲醇-水作为流动相梯度洗脱,负离子电喷雾模式电离,多反应离子监测模式测定。

2. 样品处理和测定　取尿液 2.00ml 置于 5ml 的具塞玻璃试管中,加入内标物 4-n-NP
(50ng),再加入 pH5.5 的乙酸 - 乙酸钠缓冲液 100μl,及 10μL 的 β- 葡萄糖酸酐酶和硫酸酯酶,
混匀,37℃水浴 3 小时,取出冷却至室温,3000r/min 离心后取上清液,残渣用 1ml 水洗涤后
入上清液。将上述溶液用盐酸调至 pH 2~3,加入到用 5ml 二氯甲烷 - 甲醇(90∶10,v/v)、5ml
甲醇、5ml 水(盐酸调至 pH 2~3)淋洗活化好的固相萃取柱内,用 5ml 20% 甲醇淋洗后,真空
抽去残留液体,再用 5ml 二氯甲烷 - 甲醇(90∶10,v/v)洗脱,收集洗脱液用氮气吹干,用甲醇
定容到 0.50ml 后测定。

3. 仪器参考条件　C_{18} 色谱柱(100mm × 2.1mm,1.7μm),流动相为甲醇和水,柱温:
40℃,样品温度:10℃,流速 0.3ml/min。梯度洗脱程序:35% 甲醇在 2 分钟内线性增加到
90% 甲醇,然后 0.5 分钟内线性增加到 96% 甲醇,再于 2.5 分钟内线性增加到 97% 甲醇,最
后 0.1 分钟内线性增加到 100% 甲醇,保持 0.9 分钟,然后在 3 分钟内线性回到初始状态。

质谱条件:电喷雾电离源,负离子模式;毛细管电压:3.10kV;锥孔电压:40V;射频透镜
电压:0.5V;离子源温度:120.0℃;脱溶剂气温度:350℃;脱溶剂气流量:500L/h;锥孔气流量:
50L/h;碰撞气压:0.32kPa(Ar);碰撞能量:20eV 和 25eV;多反应监测(MRM)模式检测。

监测离子:壬基酚母离子 m/z=219.3、子离子 m/z=133.1、m/z=161.2,辛基酚母离子 m/z=
204.8,子离子 m/z=106.1、m/z=133;定量离子:壬基酚 m/z=219.3 > 133.1,辛基酚 m/z=204.8 >
106.1。

(张凯　杨金玲)

第三节　双　酚　类

双酚指两个羟苯基由一个或多个碳原子连接起来的一类化合物。双酚 A(bisphenol A,
BPA)又名酚甲烷,是最常见的双酚类化合物。双酚是一类内分泌干扰物。

一、理化性质

双酚类化合物主要包括双酚 A、双酚 F、双酚 AF 等,理化性质见表 11-3。

表 11-3　双酚类化合物的理化性质

中英文名	化学结构式	分子式	相对分子质量	主要理化性质
双酚 A (bisphenol A,BPA)	HO—⬡—C(CH₃)₂—⬡—OH	$C_{15}H_{16}O_2$	228.29	熔点 152~158℃,沸点 220℃,相对密度 1.195。微带苯酚气味的白色固体,可燃,难挥发。溶于乙醇、丙酮、乙醚、苯及稀碱液等,微溶于四氯化碳,几乎不溶于水
双酚 F (bisphenol F,BPF)	HO—⬡—CH₂—⬡—	$C_{13}H_{12}O_2$	200.24	熔点 158℃,沸点 242℃,相对密度 1.18(25℃),凝固点 115~120℃。白色叶状结晶,难溶于水,溶于碱水溶液、乙醇和丙酮。长时间曝露在日光下会变色,对皮肤有刺激作用

中英文名	化学结构式	分子式	相对分子质量	主要理化性质
双酚 AF（bisphenol AF）		$C_{15}H_{10}F_6O_2$	336.23	溶点 160~163℃，沸点 350~400℃。白色粉末或晶体，易溶于乙醇，乙醚，甲苯等，微溶于四氯化碳，难溶于水，可溶于碱水溶液，加热到510℃可分解燃烧

二、代谢和生物监测指标

双酚 A 主要用于食品包装、奶瓶、水瓶、牙齿填充物所用的密封胶、眼镜片等数百种日用品的制造过程，在职业生产和日常生活中可经皮肤、呼吸道、消化道进入人体。具有类雌激素活性，可以干扰人体内激素合成、分泌、运输、结合、代谢或消除过程，导致内分泌紊乱，损害人体免疫系统和中枢神经系统，低剂量也可造成机体激素水平的变化，促进动物雌性早熟、引起子宫改变，精子数下降、质量下降、前列腺增生，降低血液中血红素的含量，神经系统发育受损，并具有胚胎毒性和致畸性。

人群研究发现双酚 A 可能影响人群激素，可能与血中性激素水平、甲状腺激素水平、免疫功能有关，肥胖女性血清双酚 A 水平较高，环氧树脂厂女工血清双酚 A 水平较高者促卵泡素（FSH）水平较低，双酚 A 暴露可能是影响职业女工血清催乳素（PRL）水平的独立危险因素，双酚 A 暴露水平与男性性功能障碍及精子质量下降呈剂量反应关系。国外文献中也曾报道过关于接触 BPA 导致皮肤过敏的病例。据报道人每天摄入双酚 A 最大量是 1μg/kg，尿双酚 A 达到 1.43ng/ml 时，可显著增加 2 型糖尿病的患病风险。

职业人群的接触双酚类化合物主要来源于这类物质的生产和使用，普通人群的接触主要来源于使用塑料包装材料、食用涂漆的罐装食品、使用非离子表面活性剂的洗涤剂等。

双酚 A 在人体内代谢十分快速，人体内生物半减期小于 6 小时，主要经粪便和尿液排泄，在血浆中的代谢产物主要为葡萄糖苷结合物和少量原形，几乎全部以双酚 A- 葡萄糖醛酸酯及双酚 A- 硫酸酯形式，通过尿样排出体外。在现有的一般人群的调查研究中，尿中总双酚 A 水平作为公认的暴露生物标志物。测定尿中总双酚 A 水平应能较好地反映当天双酚 A 的接触量，作为内剂量指标也能客观反映实际人体摄入的双酚 A 剂量。

三、样品采集及保存

1. 血样 抽取静脉血离心分离后取上层血清，立即分析，否则 –20℃冰箱保存。
2. 尿样 采集现场尿样或晨尿，测比重后，尽快送实验室分析。如不能立即分析，可于 –20℃冰箱保存，4℃冰箱只能保存 3 天。采样时应注意饮酒、服药及可影响双酚 A 含量的其他药物的接触情况。

四、尿液中双酚 A 的测定

目前，对尿液中双酚 A 的分析，前处理方法主要有液液萃取、固相萃取和旋转棒吸附提取等，分析方法主要有超高效液相色谱 - 串联质谱法、高效液相色谱 - 荧光法、高效液相色谱 -

电化学法、气相色谱 - 质谱法、液相色谱 - 质谱法等。

（一）超高效液相色谱 - 串联质谱法

同超高效液相色谱 - 串联质谱测定尿样中的烷基酚。

色谱条件相同，但质谱条件中碰撞能量为 20eV，监测离子为双酚 A 母离子 $m/z227.2$，子离子 $m/z212.2$、$m/z211.2$，定量离子：双酚 A $m/z227.2 > 212.2$。

（二）高效液相色谱 - 荧光测定法

同高效液相色谱 - 荧光测定法测定尿样中的烷基酚。

五、血清中双酚 A 的测定

血清中的双酚 A 的测定主要是高效液相色谱和气相色谱 - 质谱法。

（一）高效液相色谱法

1. 原理 血样在酸性条件下加入正乙烷超声波提取，除去部分干扰物，然后以甲醇 - 水梯度洗脱，C_{18} 柱分离，以荧光检测器检测，保留时间定性，峰高或峰面积定量。

2. 样品处理 血清样本在室温下置离心管中，加入甲酸，混合后静置 20 分钟，加入 5ml 正己烷，提取 10 分钟。静置后上层有机相通过无水硫酸钠，正己烷润洗硫酸钠并将滤液定容。取 2.00ml 滤液旋转挥干（55℃ ±1℃）。残渣以甲醇 - 水（1 : 9，v/v）5ml 溶解并转移到活化好的 C_{18} 小柱，再以甲醇 - 水（1 : 9，v/v）10ml 洗涤，抽干后用 3ml 甲醇洗脱待测物，控制洗脱速度约为 1ml/min。收集洗脱液于 10ml 具塞玻璃离心管中，于旋转蒸发器（55℃ ±1℃）挥干溶剂，残渣用 100μl 乙腈溶解。5000r/min 离心 5 分钟，取上清液进样。

3. 仪器参考条件色谱柱：

C_{18} 色谱柱（250mm × 4.6mm，5μm），柱温：25℃，流动相为乙腈：水；流速：1.0ml/min，激发波长 230nm，发射波长 315nm。

梯度洗脱程序：0~6 分钟用 70% 乙腈（v/v）洗脱，然后在 0.2 分钟内快速线性提升至 100% 乙腈洗脱，并保持至 13 分钟。

4. 注意事项

（1）乙腈和甲醇均是良好的流动相，但乙腈比甲醇有更好的分离能力，且基线稳定，出峰快。

（2）当进行梯度洗脱时，由于组成不断变化，往往造成压力变化，须防止压力超过输液泵或色谱柱能承受的最大压力。一次分析周期结束后，须用初始流动相冲洗色谱柱，使初始流动相与固定相达到完全平衡，这样才能使下一个分析周期实现保留时间和分离的重现性。

（二）气相色谱 - 质谱法

1. 原理 血清中的双酚 A 经有机溶剂萃取并以氮气吹干，加内标物 $^{13}C_{12}$- 双酚 A，用硅烷化试剂衍生后进行 GC-MS 法分析，内标工作曲线法定量。

2. 样品处理和测定 血清样品加 6mol/L 的 HCl 后振荡混合，加入乙醚，剧烈振荡，静置后分层，分离出有机相；用乙醚再萃取两次，合并有机相，用饱和 NaCl 溶液洗涤。再经无水 Na_2SO_4 脱水干燥后在旋蒸浓缩，过中性硅胶柱净化，用乙酸乙酯淋洗双酚 A 组分。再旋蒸、转移入小试管，氮吹干后，加入内标物 $^{13}C_{12}$- 双酚 A，用正己烷定容后测定。

3. 仪器参考条件 C_{18} 毛细管柱（30m × 0.25mm，0.25μm），载气为氦气，柱流量为 1ml/min，不分流进样，进样口温度为 270℃。

柱箱升温程序：初始温度 100℃，保持 1 分钟；以 20℃ /min 升温至 220℃；以 4℃ /min 升温至 260℃；以 20℃/min 升温至 280℃，保持 10 分钟。

质谱条件：电离模式为电子轰击源（EI），能量为 70eV，接口温度是 290℃，离子源温度为 260℃，双酚 A 保留时间：11.77 分钟，定量离子 m/z=357，定性离子 m/z=372。

（张凯　杨金玲）

第四节　二　噁　英

二噁英（dioxin）指具有相似结构和理化特性的一组多氯取代的平面芳烃类化合物，属氯代含氧三环芳烃类化合物，包括 75 种多氯二苯并 - 对 - 二噁英（polychlorodibenzo-p-dioxins，PCDDs）和 135 种多氯二苯并呋喃（polychloro-dibenzofurans，PCDFs），缩写符号为 PCDD/Fs。目前主要研究的二噁英是 2，3，7，8 位置（图 11-1）被氯原子取代的 17 种异构体单体，其中 2，3，7，8- 四氯二苯并 - 对 - 二噁英（2，3，7，8-TCDD）是目前所有已知化合物中毒性最强的二噁英单体，其毒性是氰化钾毒性的 130 倍，砒霜的 900 倍，有"世纪之毒"之称；二噁英也是目前世界上已知的毒性最强的人类一级致癌物。2001 年斯德哥尔摩公约明确将其列为首批应被严格控制的 12 种持久性有机污染物（POPs）之一。

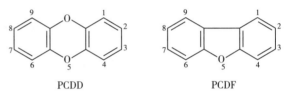

图 11-1　二噁英结构式

一、理化性质

二噁英为白色固体，无色无味，熔点为 303~305℃，难溶于水，易溶于有机溶剂和脂肪，因而可以通过食物链进行生物富集，并在生物体内蓄积。二噁英具有热稳定性、低挥发性、环境持久性、生物蓄积性等特点，能广泛存在于各种环境介质中，在大气环境中超过 80% 的二噁英分布在大气颗粒物中。

二、代谢和生物监测指标

环境中二噁英的来源主要有两类，一类是含氯碳氢化合物的燃烧，环境中 95% 的二噁英来源于这些化合物的燃烧，主要是城市生活垃圾和医院废弃物的燃烧，还有部分来自汽车尾气及森林火灾与火山爆发；第二类是与氯有关的许多工业生产中一些化学品的副产物，如聚氯乙烯塑料、三氯苯、五氯酚的生产，还有造纸工业使用的氯漂白等。二噁英非人为生产，又无任何用途，一般认为二噁英是人类无意识合成的副产物。大部分的二噁英在生物体内不易代谢，易在机体内蓄积，并具有生物放大作用，对人体具有很大危害。世界卫生组织于 1998 年规定人体每日耐受量由 1990 年的 10pg/kg 体重减少到 1~4pg/kg 体重。

二噁英主要通过消化道、皮肤和呼吸道吸收，其吸收的程度与化合物的种类、吸收途径有很大的关系，饮食是二噁英进入人体的主要途径之一。世界卫生组织（WHO）认定每日二噁英背景吸入量的 90% 源于饮食，特别是肉类、乳制品等动物性食品。皮肤的吸收率仅为 1%，且大部分停留在皮肤的角质层。附着在空气尘埃粒子上的二噁英约有 25% 通过呼吸道被人体吸收。吸入后没有到达肺的以及被肺排出的二噁英，大部分经过吞咽移行到消化道内，被进一步吸收。

二噁英经口给予实验动物后，主要分布于血液、肝脏、肌肉、皮肤、脂肪，特别是在肝脏和脂肪组织等脂质丰富的器官中含量较高。2,3,7,8-TCDD 在肝脏与脂肪的分布比例有一定的种属差异,在人体内主要蓄积于脂肪,在试验动物除豚鼠外主要蓄积于肝脏,其他同类化合物的分布无明显的种属差异。脂肪组织中 2,3,7,8-TCDD 的浓度与血清中 2,3,7,8-TCDD 的浓度有良好的相关性。

二噁英比较难以代谢,主要经粪便排泄,且生物半减期较长,2,3,7,8-TCDD 在小鼠体内的半减期为 10~15 天,大鼠 12~31 天,而人则长达 5~10 年(平均 7 年),因此即使一次染毒也可在体内长期存在;如果长期接触就可造成体内蓄积,有可能对健康造成严重损害。

二噁英可通过胎盘到达胎儿体内,但胎儿体内的浓度一般不会高于母亲。还可分泌于乳汁中,通过哺乳转移到婴儿体内。二噁英不仅具有致癌性,且具有免疫和生殖毒性,作为内分泌干扰物可造成雄性雌性化。

人体中二噁英的检测方法主要是高分辨气相色谱 - 高分辨磁质谱法(HRGC-HRMS),还有快速检测的生物法和免疫法等,但 HRGC-HRMS 被认为是二噁英检测的金标准,是美国环保局和世界卫生组织的推荐方法。测定的样品可选择母乳、血液、胎盘、脂肪组织、毛发等,以母乳和血液较为常用。

三、样品采集及保存

1. 母乳　母乳样品收集于聚乙烯瓶中,采集完毕后冷藏运输,–20℃保存,采样过程中应注意安全操作和防止交叉污染,由于二噁英稳定性极高,–20℃冰箱中可长期保存。

2. 血液　血液用真空采血管收集,采集完毕后冷藏运输至实验室,根据需要选择全血、血浆或血清样品进行分析。采样过程中应注意安全操作和防止交叉污染。

四、母乳中二噁英的测定

母乳中二噁英的测定应用高分辨气相色谱 - 高分辨质谱联用技术,在质谱分辨率大于10 000 的条件下,通过精确质量测量监测目标化合物的两个离子,获得目标化合物的特异性响应。以目标化合物的同位素标记化合物为定量内标,采用稳定性同位素稀释法准确测定母乳中 2,3,7,8 位氯取代的 PCDD/Fs 的含量。母乳中二噁英常用提取方法有液液萃取法、索氏提取法和加速溶剂萃取法。在三种提取方法中,索氏提取是最经典且最常用的萃取方法,容易获得较高的萃取效果,不容易破坏待测物;加速溶剂萃取法大大缩短了提取时间,但成本高;液液萃取法的操作烦琐但成本低廉。净化方法一般有填充柱净化法和全自动样品净化法。

1. 液液萃取法

(1)提取:取母乳样品 100ml 于分液漏斗中,加入定量内标,按 20mg/g 样品的比例加入草酸钠(少量水溶解后),充分振摇后加入 100ml 乙醇,再振摇。在样品 - 乙醇溶液中加入与该溶液等体积的乙醚 - 正己烷(2∶3,v/v),振摇 1 分钟。静置分层后,转移出有机相。然后在水相中加入与样品原体积相同的正己烷,振摇 1 分钟。静置分层后,转移出有机相。合并两次提取的有机相,旋蒸浓缩至 75ml。转移提取液至 250ml 分液漏斗中,加入 30ml 蒸馏水振摇,弃去水相。转移上层有机相至 250ml 烧瓶中,加入适量无水硫酸钠,振摇。静置 30 分钟后,用一张经过甲苯淋洗过的滤纸过滤,滤液置于茄形瓶中。

(2)浓缩:将提取后的溶液旋转蒸发浓缩至干。

(3)脂肪含量测定:浓缩前准确称重茄形瓶,将溶剂浓缩至干后准确称重茄形瓶,两次称重结果的差值为样品的脂肪含量。

（4）净化：有填充柱净化法和全自动样品净化法。

填充柱净化法：

1）填料制备：①硅胶、氧化铝、无水硫酸钠（用前均需高温烘烤），硅胶在烘烤前还需用甲醇和二氯甲烷溶剂清洗。②制备酸化硅胶（44%，质量分数）、碱化硅胶（33%，质量分数）和硝酸银硅胶（10%，质量分数），制备好的硅胶均匀混和。

2）酸化硅胶净化：浓缩的样品提取液中加入100ml正己烷溶解脂肪，加入一定量的酸化硅胶，用旋转蒸发仪在70℃条件下旋转加热20分钟。静置8~10分钟后，将溶液转入另一茄形瓶中用旋转蒸发仪浓缩至2~5ml，待下一步净化。

3）混合硅胶柱净化：取内径为15mm的玻璃柱，干法装柱，底部填少量玻璃棉后，依次装入2g活性硅胶、5g碱性硅胶、2g活性硅胶、10g酸化硅胶、2g活性硅胶、5g硝酸银硅胶、2g活性硅胶和2g无水硫酸钠。用150ml正己烷预淋洗后上样，350ml正己烷洗脱二噁英。洗脱液旋蒸浓缩至5ml，待下一步净化用。

4）氧化铝柱1净化：取内径为15mm的玻璃柱，干法装柱，底部填以少量玻璃棉后，依次装入25g氧化铝、10g无水硫酸钠。正己烷预淋洗层析柱后加入经过混合硅胶柱净化的提取液，用200ml正己烷-二氯甲烷（98：2，v/v）淋洗干扰组分，弃去淋洗液；用200ml正己烷-二氯甲烷（1：1，v/v）洗脱，收集洗脱液。洗脱液旋蒸浓缩至5ml，待下一步净化用。

5）氧化铝柱2净化：取内径为6~7mm的玻璃柱，干法装柱，底部填以玻璃棉后，依次装入2.5g氧化铝和2g无水硫酸钠。正己烷预淋洗层析柱后加入经氧化铝柱1净化的提取液，40ml的正己烷-二氯甲烷（98：2，v/v）淋洗，弃去淋洗液，用30ml正己烷-二氯甲烷（1：1，v/v）淋洗液洗脱，收集洗脱液。

全自动样品净化法：将经过酸化硅胶净化处理后的溶液，上样至全自动样品净化仪器中，该仪器经过3根商品化的柱子，多层硅胶柱、碱性氧化铝柱和活性炭柱，按预先设定好的程序自动净化样品溶液。

（5）浓缩和溶剂转换：将净化后的溶液旋蒸浓缩至1ml，加入20μl壬烷后，弱氮气流吹至20μl，加入回收率内标后上机分析。回收率内标用于标定前处理过程中定量内标的回收率，对整个操作过程进行质量控制。

2. 索氏提取法　称取100g母乳样品，经过冷冻干燥后，准确称重，计算含水量。根据估计的污染水平，称取适量试样，加无水硫酸钠研磨，制成能自由流动的粉末。将粉末全部转移至处理好的提取套筒，加入定量内标后，置于索氏抽提器中用二氯甲烷-正己烷（1：1，v/v）进行提取18~24小时，提取液转移至茄型瓶中。提取后的操作与液液萃取法相同。

3. 加速溶剂萃取法　准确称取100g母乳样品，经过冷冻干燥后，置研钵中，研磨成粉状，加入硅藻土，混匀后，全部转移至萃取池中。在萃取池中加入定量内标，密闭后，放于萃取仪上，以二氯甲烷-正己烷（1：1）为溶剂提取。参考条件为：温度，150℃；压力，10.3MPa（1500psi）；循环1次；静态时间，10分钟。提取后的操作与液液萃取法相同。

4. HRGC-HRMS分析条件

（1）色谱条件：苯基（5%）-甲基聚硅氧烷（95%）色谱柱（60m×0.25mm，0.25μm）；进样口温度：280℃；传输线温度：310℃；柱温：120℃（保持1分钟）；以43℃/min升温速率升至220℃（保持15min）；以2.3℃/min升温速率升至250℃，以0.9℃/min升温速率升至260℃，以20℃/min升温速率升至310℃（保持9分钟）；载气：恒流，0.8ml/min。

（2）质谱条件：在保证质谱分辨率大于10 000的条件下，质谱仪监测氯同位素2个分子离子峰（M 和 M+2）或其他丰度较高离子，同时监测相应的 ^{13}C 稳定性同位素内标和氯同位素的两个分子离子，通过不同窗口对氯取代程度不同的异构体分别定量。

五、血液中二噁英的测定

血液中二噁英的提取方法有液液萃取法，固相萃取法，吸附剂手动填柱萃取法，索氏提取法，加速溶剂萃取法，基于免疫色谱的萃取方法等。最常用的是液液萃取法和固相萃取法。液液萃取法操作烦琐，耗时长，且容易形成乳化现象，而固相萃取法操作简便，耗时少，溶剂用量少。

1. 液液萃取法　取一定量的血清、血浆，加入一定量的定量内标混合后，然后加入饱和硫酸铵溶液，乙醇，正己烷后振摇 30 分钟，离心后将正己烷层用超纯水洗后，过无水硫酸钠柱，下层再用正己烷反复提取 2 次，用超纯水洗后过无水硫酸钠柱，合并三次提取的正己烷溶液，浓缩至干后即为脂肪，重量法测定脂肪含量（折算成每克脂肪中的二噁英含量，pg/g 脂肪）。将脂肪层再用正己烷复溶，净化浓缩后测定二噁英含量。

2. 固相萃取法　取一定量的血清或血浆样本，添加定量内标后，加入与样品等体积的甲酸混合后脱气 15 分钟；将 C_{18} 固相萃取柱分别用甲醇，超纯水依次活化 2 次，上样后将柱子用氮气吹干或真空抽干，除去样品中的极性干扰物和脂肪，然后用正己烷洗脱固相萃取柱 2 次。

血液中二噁英的净化和母乳中二噁英的净化方法相同，只是血液中二噁英的含量更低，在 HRGC-HRMS 中采用程序升温、大体积进样，或者使用低温压缩技术等，以提高灵敏度。

3. 二噁英测定注意事项

（1）二噁英类物质的采样与分析非常复杂，属于超痕量和多组分同时分析技术，对方法的特异性和灵敏度要求极高，常规分析实验室和普通低分辨质谱无法达到分离、定性和定量要求。

（2）二噁英类物质是致癌物质，在实验操作过程中要严格做好个人防护措施，操作人员须经严格的实验操作安全培训、质量保证和质量控制培训。

（3）要防止含有二噁英的废弃物排入环境，做好废弃物的回收与处理工作。

（4）超痕量分析对实验室空白背景值要求非常高，应严格控制实验操作过程中的本底污染，本底值最好能低于仪器检出限的水平，因此，二噁英实验室要严格划分为高浓度样品预处理区和低浓度样品预处理区，高浓度区主要是针对二噁英含量较高的排放源样品预处理，低浓度区用于处理二噁英浓度较低的环境和生物材料样品，高、低浓度样品预处理区不可混用，避免交叉污染。

（梅勇　顾缨缨）

第五节　多　氯　联　苯

一、理化性质

多氯联苯（polychlorinated biphenyls，PCBs），又称氯化联苯，是以联苯为核心，连有 1~10 个氯原子组成，其通式为 $C_{12}H_{12-n}Cl_n$。习惯上按联苯上被氯取代的个数（不论其取代位置），将 PCBs 分为三氯联苯（PCB3）、四氯联苯（PCB4）、五氯联苯（PCB5）、六氯联苯（PCB6）、七氯联苯（PCB7）、八氯联苯（PCB8）、九氯联苯（PCB9）、十氯联苯（PCB10）；相对分子质量从 188~439.7 不等(取决于与联苯相连的氯原子数),沸点为 340~375℃,相对密度为 1.44(30℃),PCBs 同系物随氯化程度不同,性状也不同。随着氯化程度加大,从无色油状液体逐渐转变到黑色膏状物。有特殊浓烈的气味、难溶于水、易溶于油脂、在水中的溶解度随着氯化程度增加而减小。

二、代谢和生物监测指标

PCBs 具有良好的化学惰性、抗热性、不可燃性、低蒸气压和高介电常数等优点,因此曾被作为热交换剂、润滑剂、变压器和电容器内的绝缘介质、增塑剂、石蜡扩充剂、黏合剂、有机稀释剂、除尘剂、杀虫剂、切割油、压敏复写纸以及阻燃剂等重要的化工产品,广泛应用于电力工业、塑料加工业、化工和印刷等领域。多氯联苯以气溶胶态和蒸气态存在,能经胃肠道、呼吸系统和皮肤等多途径有效吸收。

多氯联苯是最持久稳固的环境毒物。PCBs 进入机体后,广泛分布于各组织,以脂肪和肝脏中含量较多,脂肪组织中多氯联苯的含量可以反映环境持久性污染物机体内暴露水平,研究显示泌乳是母体的主要排泄途径。多氯联苯的生物转化有两条主要途径(图 11-2),一种是形成甲磺基多氯联苯;另一种是转化成羟基多氯联苯,其中以形成羟基化代谢产物为主。甲磺基多氯联苯能蓄积在脂肪组织中,多分布在肝脏、肺和肾脏等器官中;羟基多氯联苯主要是借助细胞色素 P450(CYP450)酶系统,通过多氯联苯芳环上间、对位的氧化作用,包括氯原子的 NIH 转换(芳环在羟基化的过程中分子内氢原子位置的转换),或者直接加上羟基形成。

一般情况下,取代氯原子多于 6 个和对位氯取代的同系物比较难羟基化,因而显示出较长的半减期。有些羟基多氯联苯在体内依然具有持留性,能够长期存在于血液当中,而另一些羟基多氯联苯能够与葡萄糖醛酸或者硫酸盐结合,从而进一步被机体代谢。与葡萄糖醛酸或者硫酸盐的结合能够增加羟基多氯联苯的水溶性,使之便于通过胆汁排泄。某些羟基多氯联苯异构体能够与血浆中的蛋白质结合或者分布在脂肪组织中,因而可以在血液中长期存在。多氯联苯在人体内除了能够形成单羟基多氯联苯外,还能够转化成双羟基多氯联苯。

双羟基多氯联苯主要是由单羟基多氯联苯进一步氧化或者由环氧化的中间产物水解而产生(图 11-3)。双羟基多氯联苯在许多动物中已经被发现和鉴别,在一些情况下,双羟基多氯联苯可以占到整个多氯联苯代谢产物的 80% 以上。

多氯联苯的生物监测指标,主要是测定血液中的多氯联苯原型,此外,多氯联苯的羟基化代谢产物——羟基多氯联苯,作为生物机体内暴露的生物标志物,用于评价多氯联苯所产生的生态毒理学效应。

三、样品采集及保存

采集静脉血 1ml,注入肝素抗凝管中,混匀。采集静脉血 1ml,注入非抗凝采血管中,放置后分离出血浆,置于冰箱内保存。采血前工人要脱离生产场所,换下工作服,洗净手、臂及面部,采血过程要避免污染,采样要在清洁无干扰的场所进行,分离出的血浆应冷藏保存和运输,样品置于 −80℃冰箱中可长期保存。

四、多氯联苯及其代谢产物羟基多氯联苯的测定

(一)血浆中多氯联苯的气相色谱法测定

1. 原理　利用 5%Na_2SO_4、乙腈和 1- 丙醇 - 水(85∶15,v/v)超声提取人血浆中的 PCBs,

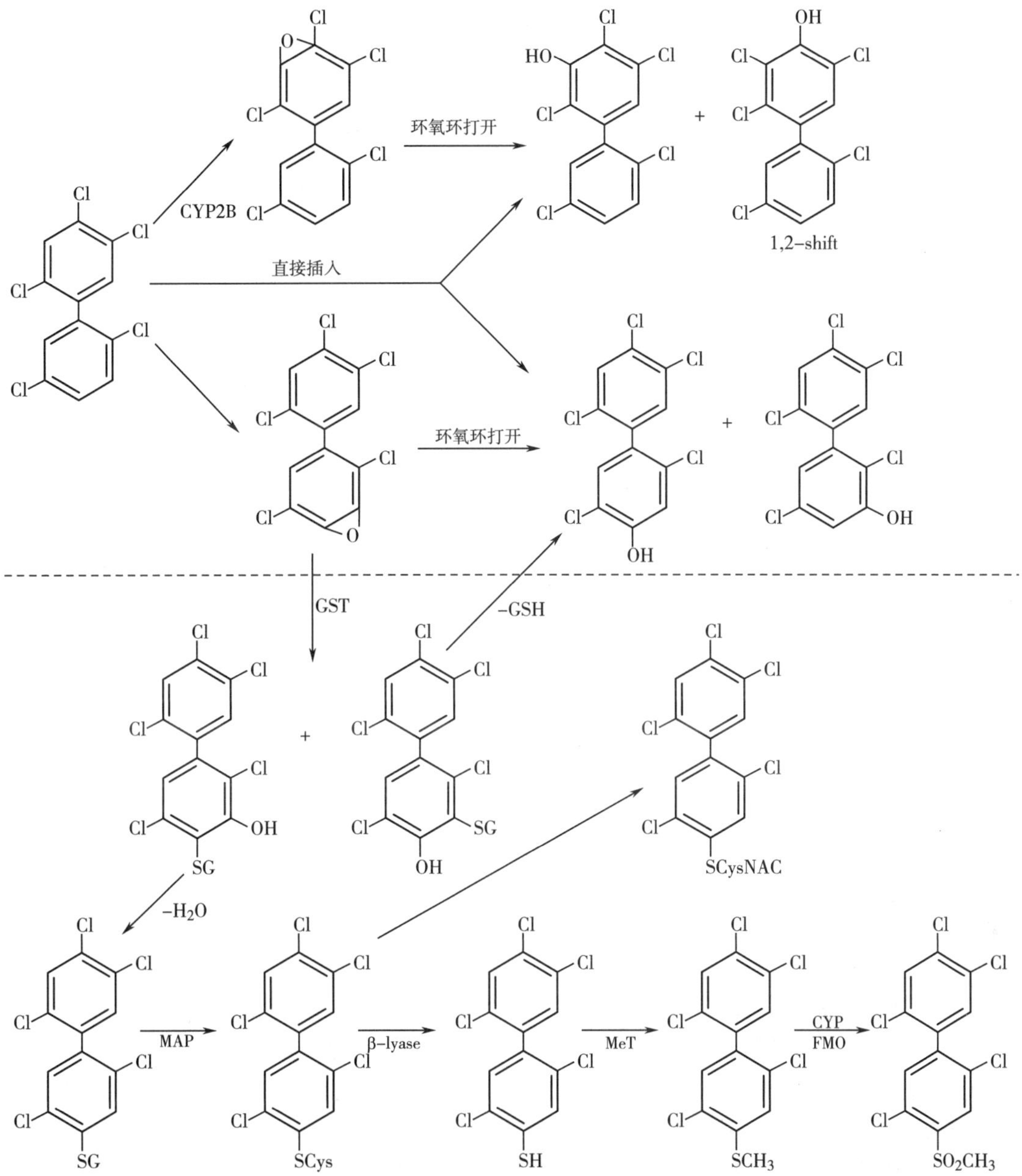

图 11-2　多氯联苯在生物体中的两种代谢途径

固相萃取后,86% 二甲基聚硅氧烷气相色谱柱分离,电子捕获检测器检测,标准曲线法定量。

2. 样品处理　向具有聚四氟乙烯盖的玻璃瓶中加入 1ml 血浆,然后加入 1ml 5% 的 Na_2SO_4、1ml 乙腈和 1ml 1- 丙醇 - 水(85∶15,v/v),超声 20min 后 3000r/min 离心 10 分钟。同时,依次用 1ml 二氯甲烷 2 次、1ml 甲醇、1ml 超纯水 2 次润洗 C_{18} SPE 柱;将超声过的样品移入 SPE 柱中,用超纯水冲洗后,真空泵干燥 20 分钟,再用 1ml 正己烷洗脱 3 次,1ml 二氯甲烷 - 正己烷混合液(20∶80,v/v)洗脱,洗脱液依次用无水硫酸钠脱水,再经 C_{18} SPE 柱,收集洗脱液,40℃下氮吹浓缩后,至装有环己烷的玻璃套管中,浓缩后体积为 100μl,再向套管中加入浓硫酸除去脂类,离心后,取正己烷层进样分析。

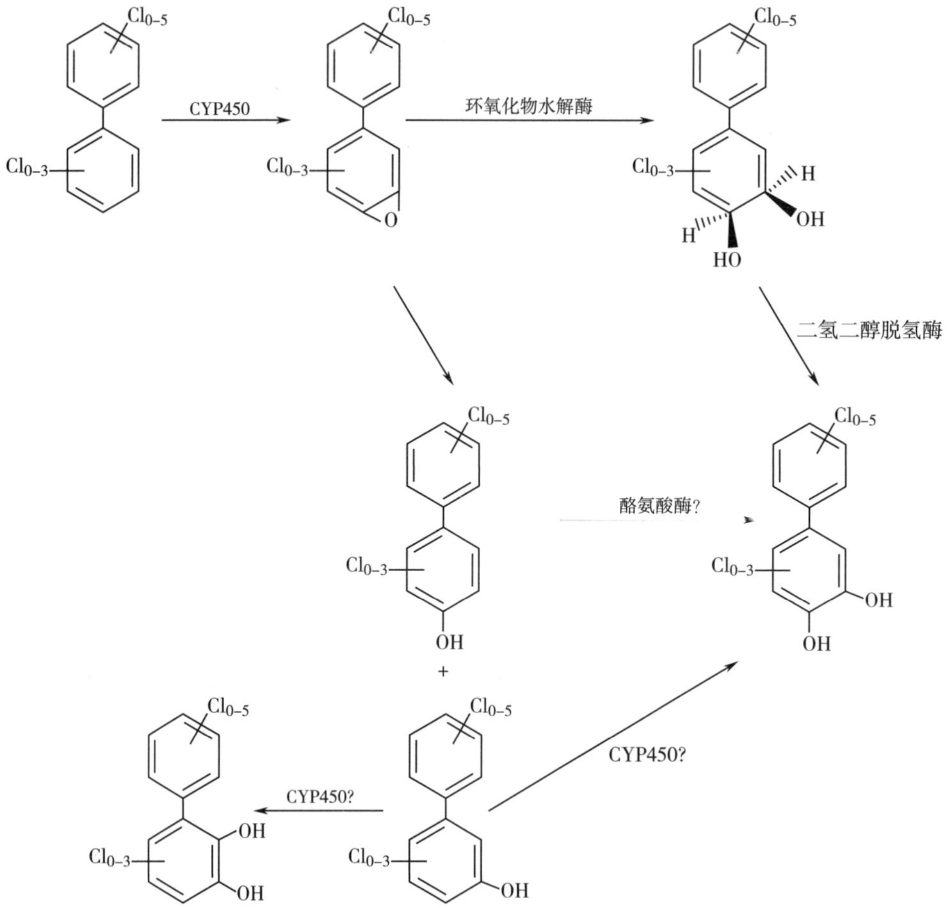

图 11-3 双羟基多氯联苯的代谢途径

3. **仪器参考条件** 进样口温度 280℃，N_2 流速 2ml/min，进样量 1μl，检测器温度 300℃。14% 氰丙基 -86% 二甲基聚硅氧烷色谱柱（60m×0.32mm，0.25μm），柱温初始温度为 50℃，以 10℃ /min 的速度升温至 200℃，再以 2℃ /min 的速度升到 240℃，接着以 5℃ /min 的速度升至 250℃，保持 4 分钟，最后以 10℃ /min 的速度升到 270℃，并在 270℃维持 10 分钟。

（二）血液中羟基多氯联苯的气相色谱 - 质谱法测定

1. **原理** 血液样品经正己烷 - 乙酸乙酯（1∶1，v/v）提取后，结合 H_2SO_4 去脂，KOH 反萃法对提取液进行净化，以双（三甲基硅烷基）三氟乙酰胺 - 三甲基氯硅烷（BSTFA-TMCS，99∶1，v/v）为衍生试剂对羟基多氯联苯进行硅烷化衍生后，在 SIM 模式下进行 GC-MS 分析。

2. **样品处理** 称取（1±0.05）g 样品于 50ml 离心管中，加入 15ml 正己烷 - 乙酸乙酯（1∶1，v/v），漩涡 30 秒，超声 10 分钟，4000r/min 离心 10 分钟，上层有机相转移至鸡心瓶中，加入 15ml 正己烷 - 乙酸乙酯（1∶1，v/v），再重复操作一次，合并有机相，将提取液旋转蒸发至干，用 2ml 正己烷洗涤鸡心瓶，重复操作两次，洗涤液转入具塞玻璃离心管中，加入 3ml 浓 H_2SO_4，振摇充分，2000r/min 离心 10 分钟，正己烷层移取至 150ml 分液漏斗中，向 H_2SO_4 层中加入 5ml 正己烷，重复操作一次，合并正己烷层于分液漏斗中，向分液漏斗中加入 10ml 0.5mol/L KOH 溶液，充分振荡，静置分层后将下层转移至 150ml 梨形分液漏斗中，向正己烷层中加入 10ml 0.5mol/L KOH 溶液，重复操作一次，合并 KOH 层，向 KOH 层中加入 4ml 5.0mol/L HCl，调至酸性，加入 5ml 正己烷，充分振荡，静置分层，将上层正己烷层过无水 Na_2SO_4 柱，收集于具塞玻璃管中，向分液漏斗中加入 5ml 正己烷，重复操作一次，经无水 Na_2SO_4 脱水后的正己烷于氮气流下吹干。于残留物中加入 100μl 衍生试剂（BSTFA-TMCS），在 60℃下衍生 40 分钟，于氮气流下吹干，加入 1ml 正己烷溶解后上机分析。

3. 仪器参考条件　50% 二苯基 -50% 二甲基聚硅氧烷色谱柱（30m×0.25mm，0.25μm）；不分流进样；载气：高纯氦气（99.999%）；流速：1.0mL/min；进样口温度：280℃；柱始温 100℃，保持 3 分钟，以 20℃/min 升温至 200℃，再以 4℃/min 升温至 270℃，总运行时间 25.5 分钟。

EI 离子源温度：230℃；四极杆温度：150℃；EI 电压：70eV；监测模式：SIM 模式；传输线温度：280℃；溶剂延迟：3 分钟。

（闫慧芳　崔师伟）

本 章 重 点

　　本章重点介绍环境内分泌干扰物的定义和组成，邻苯二甲酸酯类化合物、烷基酚类化合物、双酚类化合物、二噁英、多氯联苯和多溴联苯等物质的职业接触，这些物质在体内的可能代谢过程和代谢产物，检测这些化学物质的原形或其代谢产物的主要方法、原理及其注意事项。为职业接触的评价和人群健康的保障提供科学依据。本章主要掌握邻苯二甲酸酯类化合物、烷基酚类化合物、双酚类化合物、二噁英、多氯联苯和多溴联苯等化合物及其代谢产物的代谢途径和生物监测指标；掌握这些化合物及其代谢产物的测定原理、方法及在测定过程中注意事项，熟悉这些化合物及代谢产物的人体暴露途径和危害，了解其理化性质和检测的意义。

复习思考题

　　1. 邻苯二甲酸酯的生物毒性主要有哪些？

　　2. 常用于检测邻苯二甲酸酯的生物材料有哪些？

　　3. 常用的 DEHP 和 DBP 的检测方法有哪些？简要说明各种方法的优缺点。

　　4. 尿液中双酚 A、壬基酚和辛基酚检测方法有哪些？在检测过程中应注意哪些问题？

　　5. 某年轻夫妻采用奶粉哺乳婴儿，由于怀疑奶瓶质量（内含物可能对婴儿有害），可能对孩子造成伤害，求助于你，并提供尿液 500ml，你如何处理？在处理过程中需要注意哪些问题？

　　6. 简述母乳中二噁英测定的一般步骤。

　　7. 简述血液中二噁英的提取方法。

　　8. 烷基酚类、双酚类化合物在体内的主要作用？

　　9. 多氯联苯的代谢产物有哪些？代谢途径分别是什么？

　　10. 多氯联苯在血液中的代谢产物如何测定？

第十二章 其他有机毒物及其代谢产物的测定

第一节 五 氯 酚

一、理化性质

五氯酚（pentachlorophenol，PCP）为白色针状结晶，工业品呈暗灰色至棕色。分子式 C_6Cl_5OH，相对分子质量 266.34。密度 1.978g/cm³（22℃）。熔点 191℃（工业品 187~189℃），沸点 309~310℃（分解），蒸气压 26.7mPa（20℃）。水中溶解度为 14mg/L（20℃）。易溶于醇、醚等有机溶剂。

五氯酚钠（sodium pentachlorophenate，NaPCP）为白色或带淡黄色针状结晶，有特殊气味，加热到110℃失去结晶水，分子式 C_6Cl_5ONa，相对分子质量 288.34，密度 2.1g/cm³（22℃）。易溶于水，溶于醇和丙酮，不溶于苯和石油。五氯酚钠水溶液呈碱性，加酸即析出五氯酚。五氯酚及其钠盐在日光照射下均易分解。五氯酚钠溶液可与铜、铁、锌、金、汞等金属生成具有色泽的不溶性五氯酚金属盐。

二、代谢和生物监测指标

五氯酚及其钠盐被广泛用作杀菌剂、除草剂、杀虫剂和木材防腐剂。我国长期以来将 PCP 和 NaPCP 用于杀灭血吸虫中间宿主——钉螺。五氯酚及其钠盐可通过直接接触（皮肤和呼吸道）或食物链富集进入人体而对人体产生毒性及一系列不良影响。由于它的化学性质稳定、残留期长、毒性高，被国际癌症研究机构（IARC）列为 2B 类致癌物，美国 EPA 和欧盟将 PCP 列为优先控制的持久性有机污染物之一。

五氯酚及其钠盐通过皮肤、呼吸道和胃肠道吸收后，经血液循环至全身各组织器官，可蓄积于肝、肾、脂肪、脑和肌肉组织中，对肝、肾等产生毒性，干扰内分泌、影响免疫功能，使肿瘤发病率提高等。进入人体的五氯酚主要在肝脏经肝微粒体上的细胞色素 P450 作用，代谢为四氯氢醌（tetrachlorohydroquinone，Cl_4-HQ）和四氯邻苯二酚（tetrachlorocatechol，Cl_4-CAT），然后被过氧化物酶分别氧化为四氯 -1,2- 半苯醌（tetrachloro-1,2-benzosemiquinone，Cl_4-1,2-SQ）和四氯 -1,4- 半苯醌（tetrachloro-1,4-benzosemiquinone，Cl_4-1,4-SQ）自由基，再进一步被氧化为四氯 -1,4- 苯醌（tetrachloro-1,4-benzoquinone，Cl_4-1,4-BQ）和四氯 -1,2- 苯醌（tetrachloro-1,2-benzoquinone，Cl_4-1,2-BQ）。

进入人体的五氯酚及其钠盐主要以原形或与葡萄糖醛酸结合的形式从尿中排出，其少量代谢物四氯氢醌等也从尿中排出，故尿液中 PCP 浓度可用作生物体暴露的生物监测指标。PCP 药代动力学研究表明，受试者口服 0.1mg/kg 的 PCP，发现尿中 PCP 的排泄高峰在服药后的 42 小时；摄入量的 90% 在 7 天内排出，其中 74% 以原形、12% 以五氯酚葡萄糖苷酸结合形式从尿中排出,大约 4% 以结合和未结合两种形式从粪中排出(图 12-1)。

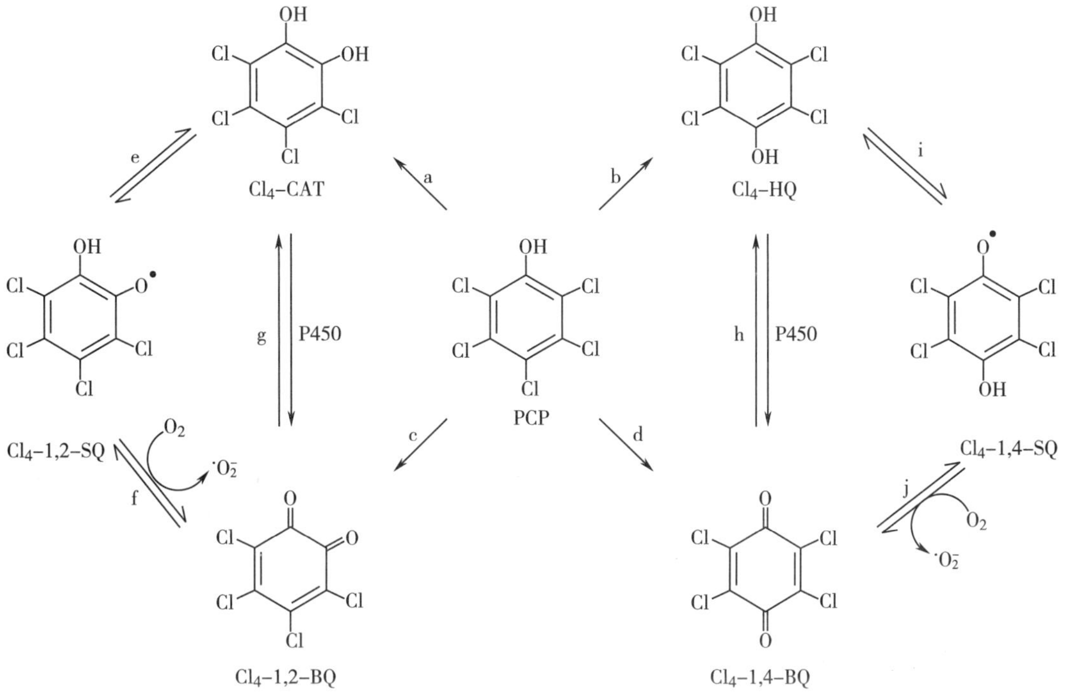

图 12-1　PCP 在体内的代谢途径
a. b. P450 单加氧酶;c. d. 过氧化物酶或过氧化氢;e. 过氧化物酶;f. P450 还原酶;
g. h. 醌还原酶;i. 过氧化物酶或自氧化;j. P450 还原酶。

五氯酚及其钠盐属高毒类,对皮肤、眼和呼吸道黏膜有刺激作用。已经发现,B6C3F1 小鼠暴露于五氯酚可诱发肝癌。某些人群流行病学调查提示,接触五氯酚溶液后患鼻癌、鼻咽癌和软组织肉瘤的危险度增高,恶性淋巴瘤和白血病也可能与职业暴露 PCP 有关。

实验兔经口或经皮给五氯酚后,尿中毒物浓度较血中毒物浓度高 15~30 倍。因此,测定尿中五氯酚及其钠盐的含量,可以推测其接触量,并对五氯酚中毒诊断和鉴别有参考价值。我国职业接触五氯酚的生物限值为 0.64mmol/mol 肌酐或 1.5mg/g 肌酐(工作周末的班末)。

五氯酚及其钠盐进入体内后,血中和尿中含量都增高,但尿中浓度高于血中浓度,所以,尿样常用作接触五氯酚的生物监测样品。

三、样品采集及保存

采集工作周末的班末尿(下班前 1 小时内尿)约 100ml,收集在清洁的硬质玻璃瓶或聚乙烯瓶中,按 100ml 尿液加入 2~3 滴浓盐酸后,置于 4℃冰箱中,可保存 2 周。某些化合物如六氯苯等经代谢后产生五氯酚,影响尿总五氯酚水平,采样前,应避免接触这类影响因素。

四、尿中五氯酚的测定

测定尿中五氯酚及其钠盐的方法有分光光度法、气相色谱法和高效液相色谱法等。分光光度法仪器设备简单,但灵敏度较低,干扰较多。气相色谱法灵敏度高,分析周期短,但由于五氯酚沸点高、蒸气压低、不易气化,常需先将五氯酚或五氯酚钠作衍生处理后,再进行气相色谱测定。高效液相色谱法是测定尿中五氯酚及其钠盐的较好方法,其分析步骤较为简便。固相微萃取 - 气相色谱 - 质谱联用测定人血浆中的五氯酚,其检出限达到 0.02ng/ml。

(一)气相色谱法

1. 原理　尿样用盐酸处理,将结合态 PCP 水解。用 NaOH 调节溶液 pH ≈ 2,用正己烷提取样品中的总五氯酚。加入适量 Na$_2$CO$_3$,在 pH 10.5~11.5 范围内,五氯酚与乙酸酐作用生成乙酸五氯苯酯,反应式如下:

$$\text{(Cl}_5\text{C}_6\text{OH)} + \text{(CH}_3\text{CO)}_2\text{O} \longrightarrow \text{(Cl}_5\text{C}_6\text{OCOCH}_3\text{)} + \text{CH}_3\text{COOH}$$

生成的酯用正己烷萃取后,用毛细管色谱柱分离,电子捕获检测器检测,以内标法峰高比定量。

2. 仪器参考条件　100% 聚二甲基硅氧烷毛细管柱(23.1m × 0.22mm,0.19μm);电子捕获检测器;柱温 250℃;进样口及检测器温度 280℃;载气(氮气),平均线速度为 14.5cm/s;分流比 45 : 1。

3. 样品处理

(1)绘制标准曲线:配制浓度为 10.0~1000μg/L 的标准系列,分别取 1.00ml 置于 10ml 具塞离心管中,加入正己烷 2ml,50μg/ml 的 2,4,6- 三溴酚溶液(内标)10.0μl,0.1mol/L 的 Na$_2$CO$_3$ 3ml,乙酸酐 50μl,旋涡混合 3 分钟后,将有机相移至离心管中,加无水 Na$_2$SO$_4$ 除水后进样分析。

(2)游离 PCP 测定:取 1.00ml 尿样代替标液,同(1)绘制标准曲线进行操作。

(3)总 PCP 测定:取尿样 2.00ml 于 10ml 具塞离心管中,加浓 HCl 0.40ml,置沸水浴水解 1 小时;放冷后,加 5mol/L 的 NaOH 0.85ml,调 pH ≈ 2;后用 2.00ml 正己烷萃取 5 分钟,离心,取 1.00ml 有机相与另 1.00ml 正己烷混合于具塞离心管中,加入 2,4,6- 三溴酚应用液 10.0μl。其余操作同(1)绘制标准曲线。

4. 注意事项

(1)衍生试剂有重氮甲烷、五氟苄基溴、乙酐和碘代甲烷。重氮甲烷致癌,且有爆炸危险;五氟苄基溴价格昂贵需在非水溶液中反应;选用乙酸酐做衍生试剂,价廉易得、使用安全。

(2)用乙酸酐进行衍生化,最适 pH 范围为 10.5~11.5。若 pH 过低,酚的离子型减少,衍生反应困难,pH 过高,则乙酸酐本身水解加剧,衍生化率不高。

(3)经盐酸水解后的尿样,酸性很强,若不加 NaOH 调节酸度,PCP 将与絮状物一起滞留于水相,不易萃取。酸度过高或过低,对萃取均不利,加入 5mol/L 的 NaOH 溶液 0.85ml,萃取效果最好,此时 pH ≈ 2。

(二)高效液相色谱法

1. 原理　尿样中结合型五氯酚经酸水解后,在碱性条件下用二氯甲烷萃取干扰物质,然后在酸性条件下用乙醚提取尿中五氯酚,浓缩后,经反相 C$_{18}$ 色谱柱、紫外检测器检测,以保留时间定性,峰面积定量。

2. 仪器参考条件　C$_{18}$ 柱(20cm × 4mm,5μm);流动相:CH$_3$OH-0.015mol/L(NH$_4$)$_2$HPO$_4$

（50：50，*v/v*），流速：1.0ml/min；检测波长：254nm。

3. 样品处理　取尿样 2.00ml 于消化瓶中，加浓盐酸 0.50ml，摇匀，加盖置于沸水浴中煮 1 小时，取出冷却至室温，定量转入分液漏斗，用 5mol/L 氢氧化钠调溶液至碱性，加二氯甲烷 2ml，萃取尿中干扰物质，弃去有机相。再用硫酸将尿液调至酸性，分别用 3ml、2ml、2ml 乙醚萃取 3 次，合并乙醚萃取液于刻度离心管中，在氮气流下浓缩乙醚溶液至近干，然后加甲醇至 2ml，超声溶解残渣，离心后，取上清液进样分析。

4. 注意事项

（1）水解尿样的小瓶需带螺帽，这样可减少五氯酚的挥发损失，又可防止尿样的飞溅。

（2）加盐酸水解后的尿样直接测定有严重的背景干扰，可利用五氯酚在酸性条件下溶于有机溶剂，而在碱性条件下溶于水的性质，先将尿液调至碱性，用二氯甲烷萃取，除去尿中部分干扰物质；然后在酸性条件下用乙醚提取五氯酚，即可达到消除干扰的目的。同时，也改善了五氯酚的峰形。

（3）使用碱性流动相（甲醇 - 水 - 磷酸氢铵，pH 7.8），虽比使用甲醇 - 水 - 乙酸流动相获得的响应值大，但对柱的寿命有影响。所以，分析柱前需加保护柱。每次工作结束后，必须用水冲洗色谱柱至中性，然后用甲醇冲洗。

（三）4- 氨基安替比林分光光度法

1. 原理　在弱酸性条件下，尿中五氯酚或五氯酚钠随水蒸气蒸馏出来，用氢氧化钠溶液吸收，生成的五氯酚钠被铁氰化钾氧化为醌型化合物，然后与 4- 氨基安替比林作用生成蓝色安替比林染料，生成的安替比林染料用二甲苯提取，在 580nm 波长处比色定量。

2. 样品处理和测定　取 100ml 尿样，加适量柠檬酸溶液和水进行蒸馏，将冷凝管出口浸入加有少量蒸馏水和氢氧化钠溶液的 100ml 接收烧杯中。当馏出液约 100ml 时停止蒸馏，加水至 100ml。取馏出液 20ml 于 50ml 带塞试管中，加入 pH 6 的柠檬酸盐缓冲溶液 1.00ml 和 0.4% 的 4- 氨基安替比林溶液 10.0ml，混匀。然后加入 10% 铁氰化钾 1.00ml，混匀。快速加入二甲苯 5.00ml，用力振摇后静置分层，取上层有机相，于 580nm 测定吸光度，标准曲线法定量。

3. 注意事项

（1）蒸馏液接收器中应事先加适量水和氢氧化钠溶液。水量多少取决于冷凝管出口端被浸没的程度，一般不超过 3ml。水量过多会影响尿的馏出量；水量太少，冷凝管出口不能被水浸没，使五氯酚逸散。

（2）五氯酚与 4- 氨基安替比林形成有色物的颜色深浅受溶液 pH 影响极为明显，溶液 pH 为 6 时，测得的吸光度最大。

（3）五氯酚与 4- 氨基安替比林反应后的颜色，与加入铁氰化钾溶液后放置的时间有关。加入铁氰化钾后，须在 2 分钟内用二甲苯提取，这样测得的吸光度值最大。

（四）亚甲蓝分光光度法

1. 原理　在弱碱性（pH 10.9）溶液中，五氯酚钠可与亚甲蓝通过静电和疏水作用力结合生成离子缔合物，用三氯甲烷萃取后，在波长 660nm 或 590nm 处进行分光光度法测定。

2. 样品处理与测定　取尿样 50.0ml 置于蒸馏瓶中，同时另取一个蒸馏瓶，加水 50ml 作空白对照，分别加盐酸 1ml，固体碳酸氢钠少许，数粒玻璃珠，然后进行蒸馏。当馏出液达 40ml 时停止蒸馏。取 10ml 馏出液于比色管中，加入亚甲蓝应用液 1ml，三氯甲烷 3ml，旋涡振摇 30 秒，静置分层，取三氯甲烷层于 0.5cm 比色杯中，在波长 660nm 或 590nm 处测定吸光度，标准曲线法定量。

3. 注意事项

（1）在 pH 10.9 的弱碱性溶液中，五氯酚以带负电荷的离子形式存在，它与阳离子染料亚甲蓝可通过静电和疏水作用力形成离子缔合物，这种离子缔合物在三氯甲烷溶液中更加稳定。据此，可对五氯酚及其钠盐进行定量分析。

（2）若亚甲蓝加入不够，馏出液不呈蓝色，需补加亚甲蓝应用液，再振摇后静置，直到馏出液显示蓝色为止。

（3）蒸馏过程要控制温度，以免泡沫逸入接收器中。否则，三氯甲烷层会显红色而干扰测定。也可在蒸馏瓶中加入少量石蜡以消除泡沫。

（王永生）

第二节　甲　醇

一、理化性质

甲醇（methanol）又称木醇（wood alcohol），是无色易挥发的透明液体。分子式 CH_3OH，相对分子质量 32.04，密度 $0.7915g/cm^3$，熔点 −97.8℃，沸点 64.7℃，蒸气密度 1.11g/L，自燃温度 463.89℃（密闭杯）。其蒸气与空气可形成爆炸性混合物，爆炸极限 6.0%~36.5%。可与水、乙醇、酮、醚、酯、卤代烃和苯混溶。

二、代谢和生物监测指标

甲醇是制造农药、医药、塑料、合成纤维等有机化工产品的原料，以及用作染料、树脂、橡胶和清漆的溶剂。

甲醇具有强挥发性，易经呼吸道、胃肠道和皮肤吸收。吸收后，可迅速分布于机体器官和组织内，含量与器官和组织中含水量有关。以脑脊液、血、胆汁和尿中的含量最高，眼房水和玻璃体中的含量次之，骨髓和脂肪组织中最低。甲醇在肝内代谢，经肝脏醇脱氢酶作用氧化为甲醛，然后在甲醛脱氢酶作用下氧化成甲酸，甲酸经依赖叶酸盐的途径氧化成二氧化碳和水。甲醇的体内氧化过程缓慢，仅为乙醇的 1/7，排泄也较慢，所以有明显蓄积作用。清除半减期与剂量有关。摄入高剂量（>1g/kg）时，清除半减期在 24 小时以上；而低剂量（<0.1g/kg）时，则为 3 小时左右。吸收的甲醇 90%~95% 经代谢后从尿排出，未被氧化的甲醇经呼吸道和肾脏排出体外，部分经胃肠道缓慢排出。

甲醇的毒性与其原形及其代谢产物的蓄积量有关。甲醇本身具有麻醉作用，可使中枢神经系统受到抑制。甲醛在体内很快代谢为甲酸,甲醇急性中毒引起的代谢性酸中毒和眼部损害主要与甲酸含量有关。甲醇在体内抑制某些氧化酶系统,抑制糖的需氧分解,造成乳酸和其他有机酸积聚以及甲酸蓄积,从而引起酸中毒。甲醇的毒性除与接触量有关外,还与是否同时接触乙醇及体内叶酸盐含量有关。急性中毒以神经系统的损害、酸中毒和视神经炎为主。长期接触低浓度的甲醇会引起慢性中毒,对黏膜和皮肤有不同程度的刺激作用,常伴有视神经的损伤和神经系统的症状。

血液甲醇和甲酸测定可帮助甲醇中毒的诊断,非职业接触者血液甲醇浓度 <0.016mmol/L,甲酸浓度为 0.07~0.4mmol/L。当血液甲醇浓度 >6.2mmol/L 时,可出现中枢神经系统症状;浓度 >31mmol/L 时,出现眼部症状。未经治疗死亡患者血液甲醇浓度多达 46.5~62mmol/L。当血液甲酸浓度 >4.34mmol/L 时,多有眼损害和酸中毒。

尿甲醇和甲酸测定主要用于职业接触工人的生物监测,亦可作为中毒诊断的参考指标。尿甲醇的正常参考值为 <8.82μmol/mmol 肌酐。美国 ACGIH 建议甲醇的生物接触指数为 15mg/L(班末)。

由于职业接触甲醇进入体内的途径主要为呼吸道吸入,属于低剂量摄入,因此尿中甲醇的半减期较短,需合理控制采样时间。

三、样品采集及保存

1. 尿液　采集接触者班后尿样或晨尿,用塑料瓶采样,样品采集后应尽快送到实验室测定。若于 4℃冰箱中可保存 3 天。采样时应注意饮酒、服药及可影响甲醇含量的其他毒物的接触情况。

2. 血液　采集职业接触者班后静脉血。血样应置于预先加入一定量枸橼酸钠的干燥聚乙烯管中,混匀。血样于 4℃冰箱可保存 1 周,-20℃低温冰箱可保存 3 个月。

四、顶空气相色谱法测定尿和血中甲醇或甲酸

尿中甲醇的测定常用分光光度法和气相色谱法。血和尿样中甲酸的测定,常需将甲酸酯化后用气相色谱法测定。

1. 原理　将尿样或血样置于顶空瓶中,甲醇代谢物甲酸在酸性条件下用甲醇酯化为甲酸甲酯。在一定温度下,甲醇或甲酸甲酯分子在气液两相之间达到动态平衡,此时,甲醇或甲酸甲酯在气相中的浓度与尿样或血样中甲醇或甲酸的浓度成正比。用固相微萃取装置(SPME)萃取瓶顶部蒸气进行气相色谱分析。气相中的甲醇、甲酸甲酯经色谱柱分离,火焰离子化检测器检测,以保留时间定性,以乙腈作为内标,由待测物与内标物峰高或峰面积的比值进行定量。

方法检出限:甲醇,0.5μg/0.5ml(全血),0.1μg/0.5ml(尿);甲酸,0.6μg/0.5ml(全血或尿)。

2. 仪器参考条件　聚乙二醇 20M 毛细管柱(30m×25mm,0.25μm);程序升温:①甲醇:初始温度 35℃;保持 6 分钟,然后以 20℃/min 升至 135℃。②甲酸甲酯:初始温度 30℃;保持 3 分钟,然后以 25℃/min 升至 105℃;再以 10℃/min 升至 145℃。进样口和检测室温度 280℃;载气为高纯氮气,流量 0.70ml/min。

3. 样品处理

(1)甲醇顶空固相微萃取。在 4ml 小瓶中,加入 0.50ml 人全血或尿样,200μg 甲醇,2μg 乙腈,0.50ml 蒸馏水,0.6g 硫酸铵和聚四氟乙烯涂层搅拌棒。立即用硅橡胶帽封紧瓶口,置

加热器 60℃加热 5 分钟,将 SPME 针头穿透硅橡胶帽隔膜,压下活塞,使经过预处理的萃取纤维从针头伸出,暴露在顶空瓶上部空间适当位置,于 60℃萃取 10 分钟后,拉起活塞,使萃取纤维缩回到针头中,然后拔出针头,立即插入 GC 进样口,解吸 1.5 分钟。

（2）甲酸衍生物甲酸甲酯的制备及固相微萃取。在 7.5ml 小瓶里,加入 0.50ml 人全血或尿样,54μg 甲酸,20μg 乙腈,0.30ml 硫酸和聚四氟乙烯涂层搅拌棒,用冰完全冷却 5 分钟,剧烈搅拌 1 分钟后,加入 20mg 甲醇,使之形成甲酸甲酯。立即用硅橡胶帽封紧瓶口,置加热器 35℃加热 5 分钟,同时进行搅拌。后续的固相微萃取及 GC 进样操作同（1）。

4. 注意事项

（1）在顶空瓶中加入适量硫酸铵,可通过盐析作用降低甲醇的溶解度,增加甲醇从血样或尿样中的逸出效率,使血样或尿样中甲醇的峰面积增加 3~4 倍,提高了方法的灵敏度。但没有改善甲酸甲酯的逸出效率,因此,在甲酸甲酯的固相微萃取中没有加硫酸铵。盐析作用也可用硫酸钠或氯化钠。

（2）甲醇分子易挥发,顶空瓶要有良好的气密性,以防止挥发损失。

（王永生）

第三节　乙　　醇

一、理化性质

乙醇（ethanol,ethyl alcohol）又名酒精,为无色易燃易挥发的液体,具有芳香气味。分子式为 CH_3CH_2OH,相对分子质量为 46.07,熔点 –114.3℃,沸点 78.4℃,密度 0.7904g/cm³（20℃）,蒸气密度 1.59g/L。其蒸气能与空气形成爆炸性混合物,易与水和大多数有机溶剂混溶。

乙醇体内代谢产物有乙醛和乙酸。乙醛（acetaldehyde）为无色刺激性窒息气味的挥发性液体。分子式 CH_3CHO,相对分子质量 44.1,密度 0.778g/cm³（4℃）,沸点 20.2℃,蒸气压 98.64kPa（20℃）。乙酸（acetic acid）,俗称醋酸,具有刺激性气味的无色液体或白色固体,分子式 CH_3COOH,相对分子质量 60.05,密度 1.049g/cm³（25℃）,熔点 16.6℃,沸点 118℃,蒸气压 2kPa（25℃）,蒸气密度 2.7g/L,易溶于多数有机溶剂中,能与水、乙醇、甘油、乙醚和四氯化碳混溶。

二、代谢和生物监测指标

乙醇广泛用作工业溶剂、防冻剂和工业燃料,以及化工制药、合成橡胶、塑料、树脂、合成纤维、黏合剂和化妆品等工业的原料。在医疗中用于消毒。日常的酒类饮料中含有不同分量的乙醇。

乙醇主要经胃肠道和呼吸道吸收。口服的乙醇约 80% 由十二指肠和空肠吸收,其余 20% 由胃吸收。影响胃肠道吸收速度的因素主要有胃内容物、胃肠道的活动能力和酒的类型及乙醇含量,影响小肠吸收的特殊因素有乙醛含量、血管活性药物的使用及乙醇脱氢酶（alcohol dehydrogenase, ADH）的活性。健康成人空腹口服乙醇后 30~60 分钟内吸收量可达 80%~90%,但胃内食物可使完全吸收时间延迟至 4~6 小时。饮酒后 5 分钟便可从血液中检出乙醇,30~60 分钟血中浓度达到高峰。人体经呼吸道吸入的乙醇蒸气约 62% 被吸收。

经各种途径吸收的乙醇分布到机体含水组织中,且易透过血脑屏障和胎盘。乙醇的代谢主要在肝脏进行。肝细胞内主要有三条代谢途径:①乙醇脱氢酶途径(ADH 途径),也是最重要的途径。在肝细胞胞液及线粒体中,乙醇脱氢酶先将乙醇氧化为乙醛,然后在乙醛脱氢酶作用下很快氧化成乙酸,部分乙酸在辅酶A(HSCoA)参与下转化为乙酰辅酶 A(CH₃CO-SCoA),并经三羧酸循环彻底氧化为二氧化碳和水(图 12-2a);②肝细胞内质网的微粒体乙醇-氧化酶途径(MEOS 途径)。当体内乙醇浓度较高时,该途径将起重要作用。在分子氧存在下,微粒体氧化酶系启动,氧化乙醇成乙醛,并产生水及 NADP⁺(图 12-2b);③过氧化物酶-过氧化氢酶途径(CAT 途径)。肝细胞内的过氧化物酶体中过氧化氢酶催化乙醇和 H₂O₂ 反应生成乙醛和水(图 12-2c)。由上述三条途径可知,吸收的乙醇绝大部分代谢成二氧化碳和水后排出体外,部分代谢成乙醛和乙酸,仅 5%~10% 以原型从呼出气和尿液中排出。饮酒后血中乙醇浓度随时间延长呈直线下降,而乙醛浓度仍维持较高水平。

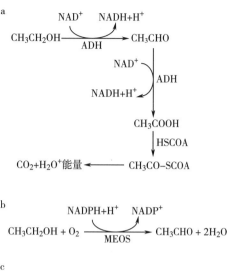

图 12-2 乙醇代谢的途径
a. ADH 途径;b. MEOS 途径;c. CAT 途径

乙醇属微毒类,急性毒性主要是对中枢神经系统产生抑制作用。最初选择性地抑制网状激活系统,最后抑制延髓血管运动中枢和呼吸中枢,常见于过量饮酒者,职业中毒者少见。慢性中毒可引起的葡萄糖异生减少、肝脏甘油三酯蓄积、蛋白质合成抑制和血清尿酸增高等一系列代谢变化。

临床上对于乙醇中毒的诊断可依据接触史、临床症状等,但对酒精中毒的程度判定则主要依靠体内乙醇的浓度,血液中乙醇及其代谢物浓度可作为短期乙醇接触的生物标志物,但不能提供长期接触乙醇的信息,呼出气和呕吐物中乙醇气味有助于急性中毒诊断。

三、样品采集及保存

采集静脉血于枸橼酸钠抗凝管中。采集尿液于聚乙烯塑料瓶,密封保存,4℃可保存1周。

四、尿和血中乙醇和乙醛的测定

生物材料中乙醇检测方法主要有乙醇氧化酶法,其在自动分析仪上测定全血、血清和尿中乙醇含量,但其灵敏度需要进一步提高;目前趋向于在乙醇氧化酶的基础上偶联其他高效催化酶或发展灵敏的显色试剂;乙醇和乙醛测定的最好方法是气相色谱法,因其灵敏度高,回收率和精密度好、方法简便快速,现被广泛应用于尿液、血液中乙醇和乙醛的测定。气相色谱法可采用直接进样法和顶空进样法。

(一)直接进样气相色谱法

1. 原理 利用蛋白沉淀剂,使蛋白凝固,经离心后取含乙醇的上清液进样,火焰离子化检测器检测,与平行操作的乙醇标准品比较,以保留时间或相对保留时间定性;用内标法以乙醇对内标物的峰面积比进行定量。

血和尿中乙醇检出限为 1.0mg/100ml。

2. 仪器参考条件 聚乙二醇(PEG-20M)毛细管柱(30m×0.25mm,0.32μm);进样口温度 250℃,柱温:80℃,火焰离子化检测器温度:250℃。载气(N_2):流速 2ml/min。

3. 样品处理 准确吸取待测全血(或尿液)0.50ml 于 5ml 塑料离心管内,加正丁醇 2.0μl 作内标,再加入 2.5g 无水硫酸钠和 2.50ml 乙腈,振摇混匀,以 3000r/min 离心 5 分钟。取上清液进样 1μl。

4. 注意事项 同一样品平行测定相对误差不超过 15% 时,结果按其平均值计算,相对误差若超过 15%,需要重新进行测定。

(二)顶空气相色谱法

1. 原理 利用乙醇(或乙醛)的易挥发性,以叔丁醇为内标,用顶空气相色谱法火焰离子化检测器进行检测,经与平行操作的标准品比较,以保留时间或相对保留时间定性,用内标法以乙醇(或乙醛)对内标物的峰面积比进行定量。

2. 仪器参考条件 同直接进样气相色谱法。

3. 样品的处理 吸取待测全血(或尿液)0.50ml 两份,分别加入样品瓶内,加 100μl(2mg/ml)叔丁醇内标液,瓶口覆盖聚四氟乙烯薄膜,硅橡胶垫,用密封钳加封铝帽,混匀,置 50℃ 水浴中加热 15~20 分钟。另取空白全血(或尿样)两份,根据样品中乙醇含量多少,添加乙醇标准使用液 20μg 至 2mg,内标液 100μl(200μg)按上述方法平行操作。

4. 注意事项

(1)静脉血样品必须在一周内进行测定。4℃密封保存时,10 天内乙醇测定浓度变化较小,超过 13 天含量下降 3.5%~11.5%。若室温保存,3 天后乙醇浓度明显降低。

(2)为防止样品中乙醇氧化成乙醛,需要注意样品保存条件和顶空平衡温度。采集和保存过程中防止溶血,因少量氧合血红蛋白促使乙醇氧化成乙醛,最好采用血清进行测定。平衡温度在 50~70℃ 范围内时,随着顶空平衡温度升高,乙醇氧化程度越大,故实验选择 50℃ 作为顶空平衡温度。

(周斌 王永生)

第四节 丙 酮

一、理化性质

丙酮(acetone)别名二甲基甲酮(dimethyl ketone),为无色透明液体,分子式 CH_3COCH_3,相对分子质量 58.05,具有特殊的芳香气味,易挥发,易燃。密度 0.791g/cm³(20/20℃),沸点 56.2℃,蒸气压 24.26kPa(20℃),蒸气密度 20g/L,易溶于水和其他有机溶剂。

二、代谢和生物监测指标

丙酮是重要的有机合成原料,用于生产环氧树脂、聚碳酸酯、有机玻璃、医药和农药等。亦是良好溶剂,用于油漆、涂料、粘胶剂的稀释。丙酮可经呼吸道、胃肠道和皮肤吸收。经肺和胃肠道吸收较快且完全。经皮肤吸收稍慢,吸收量较低。由于水溶性高,丙酮易溶解和吸收入血液中,并迅速分布全身组织。人接触丙酮 4 小时,呼出气中丙酮浓度最高,4~8 小时丙酮浓度波动不大;脱离现场 2 小时,呼出气中丙酮浓度开始下降,至 4 小时,丙酮浓度降至一半。约 20% 以原形经肺排出,尿中丙酮原形排出量为 1% 左右,75% 以上代谢后经尿排出。代谢过程中,当进入体内的丙酮过多时,以原形经肺和肾的排出量将增多。丙酮的代谢途径比较复杂,利用 ^{14}C 标记丙酮的大鼠实验研究表明,丙酮首先在丙酮单加氧酶作用下羟化为丙酮醇(acetol)。然后,丙酮醇的代谢分两条去路,一是氧化为丙酮醛,催化此反应的为丙酮醇单加氧酶,其辅酶为 $NADP^+$。丙酮醛再脱氢成丙酮酸,也可先在乙二醛酶作用下生成乳酸,再转变为丙酮酸。丙酮醇的另一去路是先在丙酮醇激酶作用下磷酸化为磷酸丙酮醇,再经磷酸 -1,2- 丙二醇转变为 1,2- 丙二醇。1,2- 丙二醇在醇脱氢酶和乳酸还原酶作用下氧化为乳醛,再脱氢成乳酸,也可氧化成乙酸和甲酸。所以,丙酮的代谢产物是丙酮酸(乳酸)、乙酸和甲酸(图 12-3)。

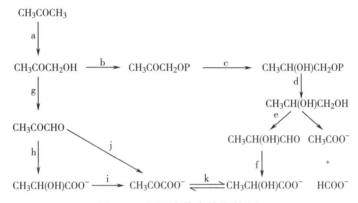

图 12-3　丙酮在体内的代谢途径

a. 丙酮单加氧酶;b. 丙酮醇激酶;c. 磷酸丙二醇脱氢酶;d. 磷酸酶;e. 醇脱氢酶和乳酸还原酶;f. 乳酸脱氢酶;
g. 丙酮醇单加氧酶;h. 乙二醛酶Ⅱ;i. D-2- 羟酸脱氢酶;j. α- 氧醛脱氢酶;k. 乳酸脱氢酶

丙酮属微毒类物质。急性毒性主要是对中枢神经系统的麻醉作用,其蒸气对黏膜有中等程度的刺激作用。吸入性中毒动物表现为流泪、流涎、嗜睡、运动失调、昏迷、呼吸衰竭,直至死亡。丙酮急性中毒可见血和尿丙酮、血糖、肌醇及乳酸增高,尿中有少量蛋白、白细胞和红细胞,尿糖阳性等。

丙酮是人体内正常的内源性物质。内源性丙酮形成与体内贮存脂肪的分解和利用密切相关。在非职业接触者的血、尿、呼出气、脑脊液和乳汁等生物材料中均可检出丙酮。健康成人在非禁食状态下,血浆丙酮正常值为 0.41~4.35mg/L,尿丙酮正常值为 0.31~3.02mg/L。糖尿病患者及发热、厌食、饥饿、剧烈运动时,体内有过多的丙酮产生。

丙酮经呼吸道吸收进入体内后,由于易溶于水,故可进入血液并很快移至全身,其血气分布系数为 330,使呼出气丙酮含量增高,测定呼出气丙酮含量能很好估计血液丙酮浓度。所以班前和班后工人呼出气可作为丙酮生物监测指标的试样。丙酮职业接触者尿丙酮含量也明显增高,职业接触丙酮 5 年以上的工人尿中丙酮平均值可达 93mg/L。所以,尿样也常用作接触丙酮的生物监测指标试样。尿丙酮的正常参考值为小于 3.89μmol/mmol 肌酐。美国 ACGIH 推荐丙酮生物接触指数为尿中丙酮 20mg/L(班末)。

三、样品采集及保存

1. **呼出气**　采集终末呼出气,可使用玻璃采样管采样,采样时将具活塞的玻璃三通管一端连接在玻璃采集管上,一端接 500~800ml 塑料袋。剩余一端为呼出气进口,受试者向呼出气进口端呼出气,呼出气首先进入塑料袋,待袋满时,旋转三通管,让呼出气进入玻璃采集管中,应充分置换管中气体。呼出气完毕立即将玻璃采集管两端封闭,带回实验室分析或于室温下将玻璃采集管进气端与活性炭管相连接,用氮气以 120ml/min 速度将管内气体吹入活性炭管,吹扫 5 分钟后,将炭管的两端套上塑料帽,保存待测。

2. 尿样 采集丙酮接触者班末尿,尿样置于聚乙烯塑料瓶中,立即盖紧密封,在常温下带回实验室分析。若于 4℃冰箱保存,可存放 1 周。

3. 血样 采集职业接触者班后静脉血。血样应置于预先加入一定量枸橼酸钠的干燥聚乙烯管中,混匀。血样于 4℃冰箱可保存 1 周,-20℃低温冰箱可保存 3 个月。

四、气相色谱法测定呼出气中丙酮

1. 原理 终末呼出气收集在 100ml 玻璃采集管中,可直接进样,或先用纯氮气吹入活性炭管中富集,测定时于 250℃热解吸后进样,经 FFAP 柱分离,火焰离子化检测器检测,以保留时间定性,峰高或峰面积定量。

本法最低检测限为 0.48mg/m^3。

2. 仪器参考条件 不锈钢色谱柱(2m×4mm):FFAP:101 酸洗白色担体(60~80 目)=10:100;进样口温度:110℃;柱温:90℃;检测器温度:150℃;载气(N$_2$)流速:40ml/min。

3. 样品处理和测定

(1)直接进样法测定时,直接由玻璃采集管进口端抽取 1ml 呼出气进样测定。

(2)活性炭管采样时,需用热解吸进样法测定。测定时将样品炭管进气端与 100ml 注射器相连,放入热解吸装置上,于 250℃下,用氮气以 12ml/min 的速度解吸,解吸体积为100ml,取 1ml 解吸气进样测定。

4. 注意事项

(1)终末呼出气中的丙酮在肺泡气中已达到恒定,如果采样时采集肺泡气,在室温下即可较准确地测定其含量。呼出气在采集管中于室温下保存 6 小时,损失率小于 10%。而呼出气中丙酮富集在活性炭管中时至少可以保存 72 小时。用酸洗活性炭管中吸附剂,解吸率可达 88%。

(2)活性炭采样管长 150mm,内径 3.5~4.0mm 的玻璃管,装入 50mg(20~40 目)经酸洗的 GH-1 型椰子壳活性炭,两端用少量玻璃棉固定,装管后用氮气于 300~350℃吹 10 分钟,套上塑料帽供短时间内应用,或熔封后长期保存。

(3)热解吸装置主要由加热器、控温器、测温表及气体流量控制器等组成,控温范围为100~350℃,解吸气体为氮气,流量为 50~100ml/min,所用热解吸装置的结构应使活性炭管能方便地插入加热器中,并使经过管中的气体预热,使活性炭管受热均匀。

五、气相色谱法测定尿和血中丙酮

1. 原理 将尿样置于密封的顶空瓶中,在水浴加热 80℃温度下,尿中丙酮挥发并达到平衡。抽取顶空瓶顶部气体进行气相色谱分析,与标准比较,求出尿中丙酮含量。在尿样中加入适量无水硫酸钠,可以增大丙酮蒸气压,提高方法灵敏度。

本法最低检测限为 0.20μg/ml。

2. 仪器参考条件 玻璃填充柱(2m×4mm),己二酸乙二醇聚酯-Chromosorb GAW

DMCS 担体 =1：10；柱温：100℃；进样口温度：150℃；检测室（FID）温度 150℃；载气（N₂）流速：40ml/min。

3. 样品处理　取 10.0ml 尿样置于含 2g 无水硫酸钠的顶空瓶内，立即盖紧瓶塞，摇匀，置 80℃恒温水浴 20 分钟，抽取顶空瓶上部空间气体 1.00ml 进样分析。

4. 注意事项

（1）尿样体积与顶部空间体积的比例为 1/12 时效果最佳，可避免共存杂质的干扰，并可提高方法灵敏度。

（2）丙酮的响应值随柱温升高而增大，但尿样中杂质峰也增加。柱温为 100℃时丙酮相应响应值已足够满足要求，并且尿样杂质峰极小，不干扰测定。

（3）也可选用聚乙二醇 6000 为固定相，但保留时间较短，尿中杂质分离不完全。

六、气相色谱 - 质谱联用法测定血浆中丙酮

1. 原理　血浆样品中的丙酮与吸附在固相微萃取装置的萃取纤维上的 O-2,3,4,5,6-五氟苯甲基盐酸羟胺（O-2,3,4,5,6-PFBHA）反应，形成非常稳定的 PFBHA- 丙酮肟，用气相色谱 - 质谱法分析。方法的检出限为 0.004nmol/L。

$$F-\text{苯环}-CH_2-O-NH_2 + O=C\begin{matrix}CH_3\\CH_3\end{matrix} \longrightarrow F-\text{苯环}-CH_2-O-N=C\begin{matrix}CH_3\\CH_3\end{matrix}$$

2. 仪器参考条件　毛细管柱（30m×0.25mm，0.25μm）；程序升温：初始温度 60℃，以 10℃/min 升至 270℃，保持 5 分钟。进样口温度 250℃；载气为高纯氦气，流量 1.0ml/min。质谱条件：电子轰击电离电压 70eV，离子源温度为 230℃，四极杆温度为 150℃，接口温度为 280℃，碎片离子质荷比（m/z）181 用作监测离子，用于测定血样中的丙酮。

3. 样品处理　先将 65μm 的聚二甲基硅氧烷 / 二乙烯苯（PDMS/DVB）纤维在 GC 进样口于 250℃预处理 10 分钟。然后，SPME 装置（带有经过处理的 PDMS/DVB 纤维头）的注射器针头插入 4ml、盛有 1.00ml PFBHA 水溶液（11mg/ml）的带有聚四氟乙烯帽的小瓶的顶空适当位置，1100r/min 搅拌，萃取纤维于 25℃萃取 PFBHA 蒸气 10 分钟。萃取纤维吸附 PFBHA 后，将注射器针头插入 8ml 盛有 1.00ml 标准溶液或血浆样品溶液小瓶的顶空，以 1100r/min 搅拌溶液，使丙酮在气相和液相中的浓度达到平衡，于 25℃萃取丙酮蒸气 10 分钟，使之生成 PFBHA- 丙酮肟。然后，拉起活塞，使萃取纤维缩回到针头中，拔出针头，立即插入 GC 进样口，萃取纤维上的 PFBHA- 丙酮肟在 GC 进样口于 250℃解吸 3 分钟，进样测定。

4. 注意事项

（1）此法也可用于测定呼出气中的丙酮。在测定呼出气样品时，将带有 PFBHA 萃取纤维的注射器针头插入呼出气样品袋，萃取纤维暴露于 40℃呼出气中 4 分钟，使之充分反应。然后，按测定血浆样品方法，进行 GC-MS 分析。

（2）为避免血浆基质对测定丙酮的影响，可采用无丙酮的血浆样品来制备标准系列，即取 20ml 正常人的血浆样品置于 40ml 玻璃瓶中，于 60℃加热 120 分钟，同时以 1100r/min 搅拌血样，以除去血浆样品中的丙酮。然后，溶解适量丙酮于制备好的血浆中制备标准系列。

（王永生）

第五节　正　己　烷

一、理化性质

正己烷（hexane）为微有异臭的无色透明液体,易挥发,分子式为 C_6H_{14},相对分子质量为 86.18,密度为 $0.660g/cm^3$（20/4℃）,沸点为 68.74℃,蒸气密度为 $2.97g/cm^3$,自燃点为 225℃。正己烷几乎不溶于水,易溶于三氯甲烷、醚和醇。商品正己烷常含有一定量的苯和其他烃类。

正己烷在体内的代谢产物 2,5-己二酮（2,5-hexanedione）,别名丙酮基丙酮（acetonyl acetone）或 α,β-二乙酰基乙烷（α,β-diacetylethane）。2,5-己二酮为无色透明低挥发性液体,具有芳香气味,分子式为 $C_6H_{10}O_2$,相对分子质量为 114.2,密度为 $0.973g/cm^3$（20℃）,沸点为 194.0℃,蒸气压为 0.057kPa（20℃）。2,5-己二酮易溶于水和有机溶剂。

二、代谢和生物监测指标

正己烷是工业上广泛应用的有机溶剂。主要用于机械清洗、工业粘胶剂配制、除污、油脂萃取、制鞋、印刷、制药、家具及电器制造等。正己烷在生产环境中主要以蒸气形式经呼吸道进入肌体,也可经消化道或皮肤吸收,但职业中毒仅见于经呼吸道吸收者。正己烷吸收入血有剂量-效应关系。正己烷在血中半减期与人的情绪有关。人在情绪安静下接触 $360mg/m^3$ 正己烷 4 小时,血中半减期为 1.5 小时,而生理负荷情形下接触 3 小时后,半减期为 2 小时。

正己烷在体内分布与器官的脂肪含量有关,主要分布于脂肪含量高的器官,如脑、肾、肝、脾、睾丸等。正己烷生物转化主要在肝脏。肝微粒体细胞色素 P450 催化正己烷羟化为醇类。然后,胞浆中的醇脱氢酶（alcohol dehydrogenase,ADH）将醇类产物氧化为酮类。研究显示,正己烷羟化为 2-己醇主要是由 CYP2B1 催化完成的;2-己酮羟化为 5-羟基-2-己酮主要是由 CYP2E1 催化的。以上羟化产物所发生脱氢反应是由 ADH 催化完成的（图 12-4）。代谢产物有 2-己醇、2-己酮、2,5-己二醇、2,5-己二酮、5-羟基-2-己酮、4,5-二羟基-2-己酮等,其中 2,5-己二酮具有神经毒性。

正己烷属低毒类,但因具有高挥发性、高脂溶性,并有蓄积作用使其毒性增大。毒性主要是对中枢神经系统的轻度抑制和对皮肤黏膜的刺激。长期职业性接触正己烷工人,可致多发性周围神经病,特点是隐匿性和进展缓慢。中毒轻者多为远端感觉型周围神经病;中毒重者可发生下肢瘫痪及肌肉萎缩,并伴有自主神经功能障碍,出现运动性神经病。近几年来,因正己烷引起周围神经病的中毒事故增多。因此,国内外已考虑将正己烷列为高危险性毒物。

正己烷及其代谢产物自肺和肾排出。大鼠在一次或反复接触 $3600mg/m^3$ 后 4~8 小时,以原形由肺排出。人肺可排出吸入正己烷的 50%~60%。在代谢产物中,2-己醇和 2,5-己二酮与环境中正己烷浓度呈明显正相关,二者均经肾由尿排出。因此,专家建议将尿中 2-己醇、尿中 2,5-己二酮、血中正己烷和呼出气中正己烷作为正己烷接触生物监测指标。我国规定尿中 2,5-己二酮的生物接触限值为 35.0μmol/L（4.0mg/L）（工作班末）。美国 ACGIH 推荐的尿中 2,5-己二酮 BEIs 值为 0.4mg/L（工作周末的班末）。

三、样品采集及保存

1. 呼出气　采集终末呼出气（肺泡气）,选择班前或班后采样。采气时将三通阀一端连

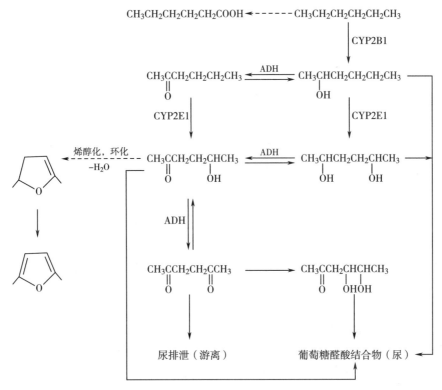

图 12-4 正己烷在体内的生物转化

接进气玻璃管,另两端分别连接一密封塑料袋(约 800ml)和一洁净的 100ml 注射器。受试者在正常吸气后,通过进气玻璃管先向塑料袋内吹气,当达到约 500ml 时,转动三通阀活塞,使呼出气进入注射器,并抽取 100ml 供测定。也可在常温下将注射器中的气体样品注入活性炭吸附管中吸附,吸附完成后,盖上密封帽,将其置于广口瓶中送实验室分析或适当保存。

2. 尿样 采集正己烷接触者班末尿样,加盐酸 0.25ml,尽快送回实验室分析,此尿样于 4℃可保存 5 天,-8℃可保存 1 个月。

四、气相色谱法测定呼出气中正己烷

1. 原理 采用活性炭管采集呼出气中正己烷,用苯解吸,聚乙二醇 6000 柱分离,FID 检测器检测。保留时间定性,峰面积定量。

本法最低检测限为 0.39μg/L。

2. 仪器参考条件 不锈钢填充柱(1.5m × 3mm):聚乙二醇 6000:6201 红色担体 = 5:100;柱温 80℃,进样口和检测室温度 125℃;载气(N$_2$)流速:40ml/min。

3. 样品处理 将采样后的活性炭分别倒入具塞试管内,加 1ml 苯解吸,放置 30 分钟。吸取解吸液进样分析,以峰面积定量,同时用空白炭管作对照,标准曲线法定量。

4. 注意事项

(1)采样活性炭管为长 60mm,内径 3.5~4mm 玻璃管,内装 50mg 活性炭,置于广口瓶内备用。用活性炭管采样以吸收正己烷,吸收率可达 100%,室温下样品在活性炭管中至少可稳定 7 天。测定时用苯解吸,其解吸率为 94%~103%。

可采集呼出气直接进样,或采用活性炭管采样 CS$_2$ 解吸,但前者灵敏度低,后者存在正己烷与 CS₂ 峰重叠问题。

（2）绘制标准曲线时，取正己烷直接用苯稀释，配成系列标准溶液。

五、尿中 2,5- 己二酮的测定

尿中 2,5- 己二酮常用气相色谱法和高效液相色谱法测定。气相色谱法对样品处理过程可有不同，其一是萃取法，即用有机溶剂将尿中 2,5- 己二酮萃取后进样测定，常用的萃取溶剂有二氯甲烷和乙醚等；其二是顶空法，在密封的容器内，尿样加热时，2,5- 己二酮从尿样中挥发，取其蒸气进样测定。高效液相色谱法通常需将 2,5- 己二酮衍生化处理。

（一）气相色谱法

1. 原理　尿中的 2,5- 己二酮在酸性条件下水解后，用乙醚萃取，取萃取液进样，FFAP 柱分离，火焰离子化检测器检测，以保留时间定性，峰面积或峰高定量。

本法最低检出限为 0.5μg/ml。

2. 仪器参考条件　玻璃柱或不锈钢填充柱（2m×3mm）：FFAP：Chromosorb WAW DMCS（60~80 目）=15：100；柱温：140℃；进样口和检测室温度 230℃；载气（N₂）流速：50ml/min。

3. 样品处理　准确吸取 2.00ml 尿样于具塞比色管中，加入 2 滴盐酸，摇匀，于 90~100℃ 水浴中恒温 40 分钟，取出冷却至室温，加 2ml 乙醚萃取，静置分层，若乙醚损失应补加至原体积 2ml，取乙醚层 1μl 进样。

4. 注意事项

（1）测定 2,5- 己二酮是基于尿样酸水解，然后用有机溶剂萃取后测定。据文献报道，在酸处理过程中，另一个存在于尿液中的正己烷代谢物 4,5- 二羟基 -2- 己酮能转变为 2,5- 己二酮，4,5- 二羟基 -2- 己酮在尿样中的浓度大约是 2,5- 己二酮的 10 倍。因此，尿样经酸处理后，测得的 2,5- 己二酮的量应为 2,5- 己二酮和 4,5- 二羟基 -2- 己酮的总量。

（2）工作曲线的制备：采集未接触正己烷者的尿，用 2,5- 己二酮贮备液配成标准系列，然后取 2.00ml，同样品处理和测定，绘制工作曲线。

（3）在 90~160℃ 范围内，柱温升高，响应值增大，但尿样中杂质峰也同时增大。在柱温 140℃ 时，2,5- 己二酮的响应值足以满足要求，并且尿样杂质峰不干扰测定。

（二）顶空气相色谱法

1. 原理　在密闭的顶空瓶内，尿中 2,5- 己二酮在 80℃ 水浴下挥发进入气相，气相中 2,5- 己二酮的浓度与尿中含量成正比。抽取瓶顶部气样注入气相色谱柱进行分析。在尿样中加入无水硫酸钠可以降低尿中 2,5- 己二酮在尿中的溶解度，以增加尿中 2,5- 己二酮由尿中逸出效率，提高灵敏度。本法最低检测限为 0.5μg/ml。

2. 仪器参考条件　同"（一）气相色谱法"。

3. 样品处理　准确吸取尿样 5.00ml 于顶空瓶中，加无水硫酸钠 1.5g，密封后置于 80℃ 恒温水浴 60 分钟，抽取顶空瓶顶部气 1.00ml 进样。

4. 注意事项

（1）FFAP 色谱柱比 Porapak Q 色谱柱要好，2,5- 己二酮与尿杂质峰能完全分离，且有较高的响应值。

（2）尿样气 / 液平衡温度升高，响应值增大，但 80℃ 后不再增大。尿液体积 / 顶部空间比例增大时，峰面积也明显增加，尿 / 顶空比增至 2/3 以上时尿样中杂质响应值也明显增加并干扰测定。选择1/4的尿/顶空比例,可达到既避免杂质峰干扰,又可满足方法灵敏度的要求。

(三)高效液相色谱法

1. 原理 尿样在酸性条件下水解,游离和水解生成的2,5-己二酮(2,5-HD)与2,4-二硝基苯肼(2,4-DNPH)作用生成2,5-HD-2,4-二硝基苯腙。经高效液相色谱柱分离,334nm波长处检测,以保留时间定性,峰高或峰面积定量。

方法检出限:0.03mg/L。

2. 仪器参考条件 C_{18}柱(15cm×4.6mm,5μm);流动相由50%辛烷磺酸钠(1mmol/L)的K_2HPO_4(20mmol/L,pH 3.3)溶液和50%乙腈组成,流速:1ml/min;检测波长:334nm。

3. 样品处理 准确吸取5.00ml尿样和1ml浓盐酸(35%,v/v)于螺口小瓶中,混匀后,置于100℃烤箱加热40分钟,使之酸解。冷却至室温后,反应混合物用0.2μm滤膜过滤;取1ml滤液加到盛有1ml 0.2%(w/v)的2,4-DNPH溶液和1ml乙腈溶液的螺口小瓶中,置于70℃烤箱加热20分钟,冷却后,进样分析。

4. 注意事项

(1)2,5-己二酮有两个羰基,均可与2,4-DNPH作用生成二苯腙。但是,由于生成的二苯腙与反相柱有较强的相互作用,从而导致较长的保留时间;再者,二苯腙在常用的流动相如水、甲醇和乙腈中有较低的溶解度,可能产生沉淀。这些缺点限制了它的使用。本实验通过控制试剂用量等条件优化,使2,5-己二酮主要生成一羰基衍生物(一苯腙)。这样,获得了适当的保留时间和灵敏的紫外响应。

(2)2,5-己二酮与2,4-DNPH的反应在乙腈中进行,可保持均相反应,以免生成沉淀。

（王永生）

第六节 尼 古 丁

一、理化性质

尼古丁(nicotine),又名烟碱,化学名称N-甲基-2[α(β,γ)]-吡啶基四氢吡咯,分子式$C_{10}H_{14}N_2$,相对分子质量162.23。是无色、味苦、有强烈刺激性油状液体。密度1.01g/cm³,熔点–79℃,沸点247℃(分解)。尼古丁挥发性强,暴露在空气中易氧化为棕色或暗灰色,易溶于水、乙醇、三氯甲烷、乙醚和油类,是有毒麻醉品。

二、代谢和生物监测指标

职业接触尼古丁较少见,一般见于吸烟和被动吸烟者。尼古丁是烟草的重要组成成分,主要通过口鼻支气管黏膜被机体吸收,也可通过皮肤吸收。进入人体后,可随血液分布到人体各个部位,吸入后平均只需要7秒即可到达脑部。尼古丁在人体内的生物半减期约为2小时,主要在肝脏进行代谢,肺部和肾脏也有少量代谢。80%左右的尼古丁通过细胞色素P450 2A6(CYP2A6)和醛氧化酶(aldehyde oxidase 1,AOX1)的作用被氧化成可替宁,可替宁进一步通过羟基化作用生成3-羟基可替宁;尼古丁还可通过黄素单加氧酶3(flavin-containing monooxygenase 3,FMO3)、CYP2A6、细胞色素P450 2B6(CYP2B6)、尿苷二磷酸葡萄糖醛酸转移酶（uridine diphosphate glucuronosyltransferase，UGT）的作用转化成其他代谢产物如烟碱 N- 氧化物、可替宁 -N- 氧化物、尼古丁 -N- 葡萄糖苷酸等随尿排出体外（图 12-5）。其中尿中含量较高的为可替宁（约 10%~15%）、反式 -3′- 羟基可替宁（约 33%~40%）、可替宁 -N- 葡糖苷酸（12%~17%）和尼古丁（8%~10%）。可替宁的半减期约为 18~20 小时。

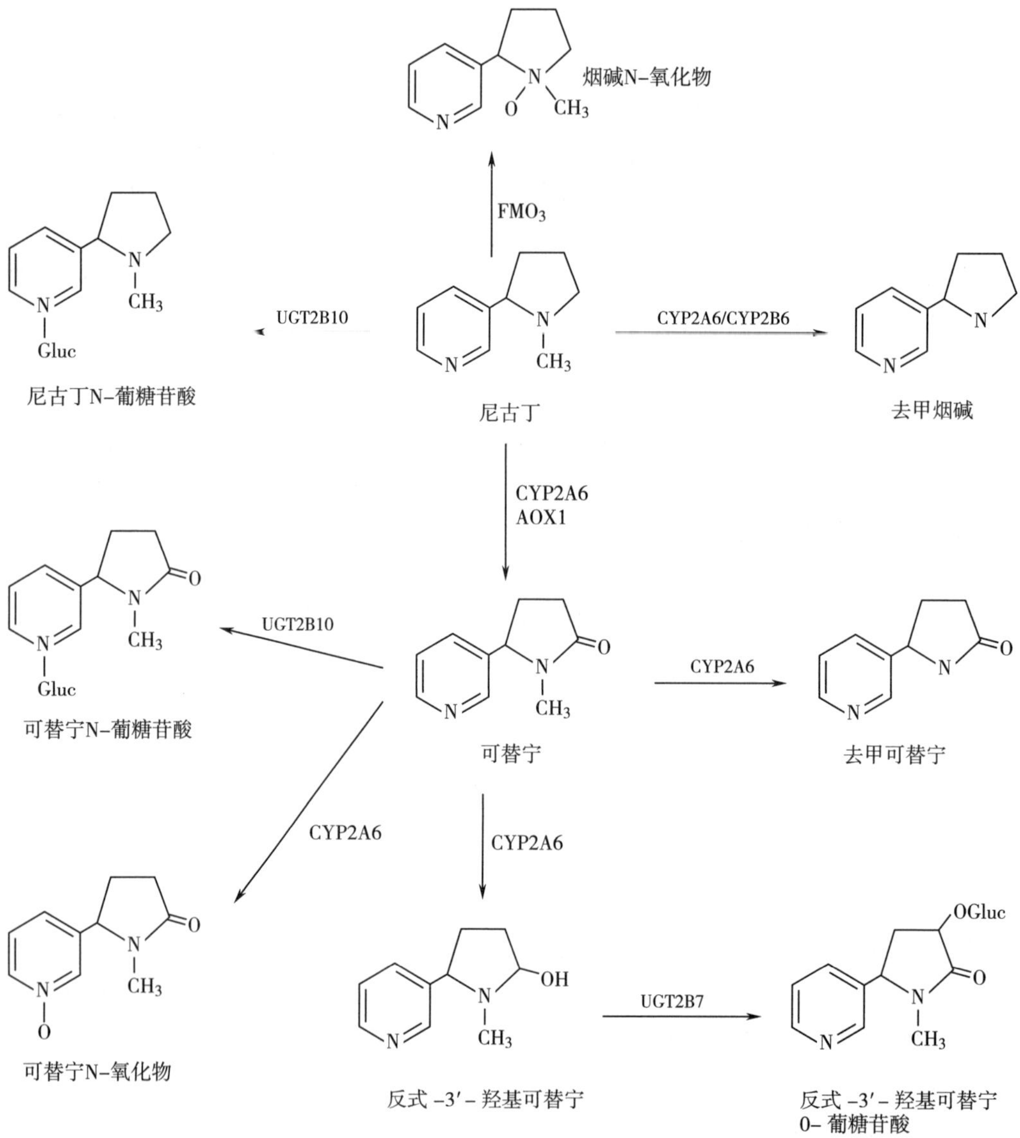

图 12-5 尼古丁在体内的代谢

尼古丁进入人体后，对健康产生不利影响，孕妇接触尼古丁会影响胎儿的生长发育，导致自发性流产、围产儿发病和死亡率增加、低体重初生儿等，还有可能引发后代的晚期神经行为损害。尼古丁在促进肿瘤发生、进展过程中也扮演着重要角色，如尼古丁与肺癌、胃癌具有一定的相关性。尼古丁能刺激末梢血管收缩、心跳加快、血压上升和呼吸变快，促进高血压、中风等心血管疾病的发生。

美国的国家环境健康与营养调查和德国环境监测机构，都将人体可替宁水平作为反映人体烟草烟雾暴露的检测指标。血液、尿液和唾液中的尼古丁和可替宁反映短时间的烟草暴露情况。尿液中可替宁很少受到 pH 等因素的影响,因此,通常尿样被用作生物监测试样。发中尼古丁能够反映较长时间的暴露情况,故发样也常用作生物监测样品。

三、样品采集及保存

1. 尿液　采集尿液约 30ml 于聚丙烯塑料瓶中,加入硫酸氢钠 0.5g,防止尿液腐败,拧紧瓶盖,于 4℃冰箱中冷藏可保存一周,−20℃可保存一个月。

2. 头发　取枕部离头皮 2cm 处的头发约 1g 于洁净的纸袋中,干燥处保存。

四、尿和发中尼古丁和可替宁的测定

尿中尼古丁和可替宁测定最常用的方法包括光度法、放免法、气相色谱法、高效液相色谱法和质谱法等。光度法需经复杂的样品预处理,操作烦琐。放射免疫测定方法中尼古丁和可替宁可发生交叉反应。气相色谱法、高效液相色谱法和气相色谱 - 质谱联用法因分离度好,灵敏度较高,被广泛应用于尿和发中尼古丁及其代谢物的分析。

(一)气相色谱 - 质谱法

1. 原理　尿样或头发样品用 NaOH 溶液处理,然后用三氯甲烷同时萃取尼古丁和可替宁,用二苯胺作为内标物,经气相色谱柱分离,以保留时间定性,采用选择离子模式检测,内标标准曲线法定量。

本法尼古丁和可替宁的检出限分别为 6.5ng/ml 和 14.5ng/ml。

2. 仪器参考条件　5% 苯基甲基聚硅氧烷色谱柱(30m×0.25mm,0.25μm)进样口温度:255℃;载气流量(氦气):1ml/min;分流比:20∶1;程序升温:初始温度 140℃保持 1 分钟,5℃/min 升到 160℃保持 1 分钟,再以 30℃/min 升到 230℃保持 1 分钟,最好以 75℃/min 升到 280℃保持 2 分钟;接口温度:280℃;离子源温度:230℃;四级杆温度:150℃;溶剂延迟:3 分钟;SIM 采集数据,尼古丁特征离子 m/z 分别为:162,133,84,42,其中 84 为定量离子;可替宁特征离子 m/z 分别为:98,119,147,176,其中 98 为定量离子;二苯胺特征离子 m/z 分别为:51,66,77,169,其中,169 为定量离子。

3. 样品处理　取 2.00ml 尿液于试管中,加入 100μl 2mol/L 氢氧化钠溶液,1ml 0.1μg/ml 二苯胺(内标)三氯甲烷溶液。

取约 500mg 头发先后用纯水、二氯甲烷洗涤,自然晾干后,剪成长约 1~2mm 小段,准确称取 100mg 头发,加入 3ml 1.5mol/L 氢氧化钠溶液,超声 30 分钟后,水浴 37℃消解 3 小时。取消解完全的头发样液 2.00ml,加入 1ml 二苯胺三氯甲烷溶液。

将上述制备好的样品在旋涡混合 75 秒,混合液 7000r/min 离心 5 分钟,静置分层后弃去上层水相,下层有机相作为待测溶液。

在空白样品(尿液、消解完全的头发)中加入尼古丁及可替宁储备液分别配制 0.25μg/ml、0.50μg/ml、1.0μg/ml、2.0μg/ml、4.0μg/ml 的尼古丁和可替宁的混合标准系列,每个浓度取 2.00ml,分别加入 100μl 2mol/L 氢氧化钠溶液,1.00ml 二苯胺三氯甲烷溶液,充分混合后,取 1μl 三氯甲烷萃取液进样测定,以内标标准曲线法定量。

4. 注意事项

(1)本实验在碱性条件下进行,但 pH 不宜超过 10,否则尿液中会析出沉淀。

(2)样品中的尼古丁和可替宁的测定浓度需用尿肌酐校正。

（二）液相色谱 - 质谱 / 质谱法

1. 原理 尿样经稀释、过滤和离心后，以氘标记的尼古丁、可替宁和反式 -3′- 羟基可替宁混合水溶液作内标，经 C_{18} 柱分离，以乙酸铵水溶液 - 甲醇为流动相，采用大气压化学电离正离子监测模式，以保留时间定性，以峰面积与其内标的峰面积的比值定量。

本法最低检测限为 0.06nmol/ml。

2. 仪器参考条件 C_{18} 柱（150mm × 4.6mm，5μm）；柱温：45℃；流动相：10mmol/L 乙酸铵水溶液（PH 6.8）- 甲醇（20：80，v/v）；流速：1ml/min；离子源：大气压化学电离（APCI）；正离子检测模式（MRM）（表 12-1）；离子源温度：450℃；喷雾器电流：2μA；雾化气（N_2）：413kPa；辅助加热气（N_2）：103kPa；气帘气（N_2）：379kPa；碰撞能量：19~49V。

3. 样品处理 取 250μl 空白尿样，加入 25μl 氘标记尼古丁、可替宁和反式 -3′- 羟基可替宁混合水溶液作内标，浓度均为 10mg/L，然后分别加入一定量混合标准工作液，用超纯水定容至 1ml，摇匀，得浓度为 10~5000ng/L 标准溶液，进样分析。

吸取 250μl 尿样于塑料管中，加入 725μl 超纯水，然后加入 25μl 混合内标溶液（10mg/L），混匀后 13 360r/min 离心 15 分钟。取上清液，用 0.2μm 微孔滤膜过滤，收集滤液，进样分析。

表 12-1 尼古丁、代谢物及其内标的 MRM 参数

化合物	母离子（m/z）	子离子（m/z）	保留时间（min）
反式 -3′- 羟基可替宁 O- 葡糖苷酸	193	80	1.50
反式 -3′- 羟基可替宁	193	80	1.75
反式 -3′- 羟基可替宁（内标）	196	80	1.75
可替宁 N- 葡糖苷酸	177	80	1.58
可替宁	177	80	1.87
可替宁（内标）	180	80	1.87
可替宁 N- 氧化物	193	96	1.73
去甲可替宁	163	80	1.79
尼古丁 N- 葡糖苷酸	163	130	1.66
尼古丁	163	130	2.49
尼古丁（内标）	166	80	2.47
烟碱 N- 氧化物	179	132	1.82
去甲烟碱	149	80	2.08

4. 注意事项

（1）C_{18} 柱或 C_8 柱均可分离尼古丁及其代谢物，且获得较好的峰形。

（2）以乙酸铵水溶液 - 甲醇（20：80，v/v）作流动相，用等梯度洗脱时，烟碱及其 9 种代谢物各峰之间不能达到基线分离；而梯度洗脱可使糖苷类物质与尿液中内源性成分达到基线分离，其他烟碱代谢物峰之间也达到较好分离效果。

（周斌　王永生）

第七节　常见鼠药及其代谢产物

一、理化性质

毒鼠强(tetramine)又名没鼠命、四二四、三步倒,化学名四亚甲基二砜四胺。白色粉末,无嗅无味。相对分子质量240.25,分子式$C_4H_8N_4S_2O_4$,熔点250~254℃。微溶于水、酸和碱,在丙酮与冰乙酸中有一定溶解度,不溶于甲醇和乙醇。毒鼠强化学结构非常稳定,不易降解,在稀酸和稀碱液中也不水解,其饱和水溶液放置5个月,仍能维持其稳定的生物学活性,在自然界中也难分解,造成长期污染。毒鼠强在持续的沸水中可分解,生成氮和硫的氧化物。

氟乙酰胺(fluoroacetamide)又名敌蚜胺、氟素儿,为无色、无嗅、无味,易溶于水的白色结晶,分子式C_2H_4FNO,相对分子质量77.0577,熔点107~108℃,高于170℃易分解,在干燥条件下比较稳定,易溶于水,在中性和酸性水溶液中可水解成氟乙酸,在碱性水溶液中可水解成氟乙酸盐,释放出氨。氟乙酰胺曾用作农业杀虫剂和灭鼠剂,因其有明显的二次药害,我国于20世纪70年代就禁止生产、销售和使用。本品属高毒类农药,参考致死量5.3mg/kg。

二、代谢和生物监测指标

毒鼠强经胃肠道、呼吸道吸收,不易经完整的皮肤吸收。被摄入的毒鼠强以原形存留于体内,通过血液进入中枢神经系统,刺激脑干,引起阵挛性惊厥。毒鼠强主要以原形从尿中排出,排出速度较慢,中毒10天后部分患者尿中仍可检出。目前为止,毒鼠强没有特效的解毒药剂。大鼠口服致死剂量为0.1~0.3mg/kg,有二次中毒作用。

氟乙酰胺经消化道吸收后在体内代谢,以有机氟和无机氟的形式随尿排出。氟乙酰胺进入人体后,经脱胺生成氟乙酸,氟乙酸参与三羧酸循环,与三磷酸腺苷和辅酶A作用,形成氟代乙酰辅酶A,在缩合酶的作用下与草酰乙酸作用生成氟柠檬酸,氟柠檬酸与柠檬酸有类似结构,可抑制顺乌头酸酶的作用,使氟柠檬酸不能代谢为乌头酸,从而阻断三羧酸循环中柠檬酸的氧化,造成柠檬酸积聚,丙酮酸代谢受阻,妨碍了正常的氧化磷酸化作用(图12-6)。氟乙酸和氟柠檬酸对神经系统有直接刺激作用,对心脏亦有损伤作用。氟乙酰胺中毒原因有误将氟乙酰胺当碱面、食盐用;误食因氟乙酰胺中毒死亡的动物和用氟乙酰胺制作的毒饵。

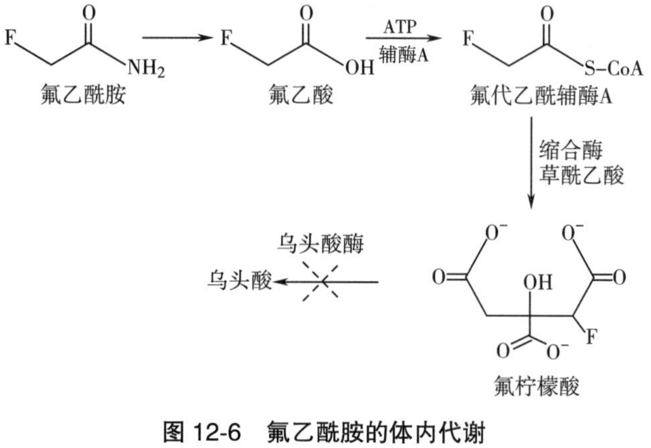

图 12-6　氟乙酰胺的体内代谢

血液和尿液中氟乙酰胺及其代谢产物氟乙酸和氟柠檬酸均可作为生物监测指标。

三、样品采集及保存

1. 血样 采集接触者静脉血。血样应置于预先加入一定量枸橼酸钠的干燥聚乙烯管中,混匀。血样于4℃冰箱可保存1周,−20℃低温冰箱可保存3个月。

2. 尿液 采集患者晨尿50~100ml,置4℃冰箱中可保存20天。取样分析前将样品充分混匀,测密度。

四、血液中毒鼠强的测定

毒鼠强主要检测方法有光度法、气相色谱法和气相色谱-质谱联用法。光度法简单、快速、灵敏、经济、实用性强,常采用液液萃取法提取,通过硫酸-变色酸法定量。气相色谱-质谱联用法是近年来发展的检测毒鼠强的灵敏分析方法。

气相色谱-质谱法

1. 原理 血样中的毒鼠强用聚丙烯酸酯萃取纤维头萃取,再插入气相色谱仪进样口进行热解吸,毛细管气相色谱柱分离,以保留时间定性,总离子色谱峰面积定量。

方法的检出限为1.1μg/L。

2. 仪器参考条件 5%二甲基聚硅氧烷毛细管柱(30m×250μm,0.25μm)。程序升温:柱温为80℃,保持2分钟,以15℃/min升温至180℃,保持1分钟,以15℃/min升温至230℃,保持4分钟;载气(高纯氦)流量为1.0ml/min;进样口温度为230℃,脉冲不分流进样;时间1分钟。质谱条件:电子轰击源,轰击电离电压70eV,离子源温度为200℃,四极杆温度为150℃,接口温度为240℃,电子倍增器电压1700V,选择离子监测模式,质荷比(m/z)42,212,240,其中m/z 42为基峰,溶剂延迟时间3分钟。

3. 样品处理 取2.00ml血样于萃取瓶中,加入20g/L氯化钠溶液13ml,涡旋混合30秒,在转速600r/min时插入聚丙烯酸酯萃取纤维头,针头距液面2~3mm,按动手柄弹簧使聚丙烯酸酯萃取纤维头浸入血中,搅拌萃取30分钟;从血中取出纤维头,立即浸入蒸馏水中快速提洗2~3次,小心地用滤纸吸去纤维头和针管上的水珠,缩回纤维头;将固相微萃取针头插入前进样口,伸出纤维头加热0.5~1分钟,缩回纤维头,待测。

4. 注意事项

(1)萃取纤维头易吸附少量血、纤维蛋白和水,在热解吸时会污染进样口、毛细管柱和检测器,水分影响质谱的真空系统。因此,必须有效地除去杂质和水。血样用水稀释后再萃取。纤维头从血样中取出后,应立即插入纯净水中快速提洗2~3次,可洗去黏附的血和可溶性蛋白,再用滤纸小心吸去纤维头上可能存在的水珠。

(2)控制合适的搅拌速度。随着搅拌速度增加,萃取纤维头上萃取量增加,但搅拌速度太快,湍流现象容易使萃取纤维头受损,特别是有絮状物存在时。

五、血和尿中氟乙酸的测定

(一)气相色谱法

1. 原理 氟乙酸在强酸性条件下,用乙酸乙酯萃取,浓缩后用五氟苄基溴(2,3,4,5,6-pentafluorobenzyl bromide,PFBBr)衍生,气相色谱柱分离,电子捕获检测器检测,以保留时间定性,峰面积标准曲线法定量。

2. 仪器参考条件　100% 苯基甲基聚硅氧烷毛细管柱（30m×0.32mm,0.25μm）;程序升温:90℃保持 1 分钟,以 5℃/min 速率升至 140℃,以 40℃/min 速率升至 280℃保持 5 分钟;进样口温度:280℃;检测器温度:300℃;载气（氮）流速:25ml/min。

3. 样品处理

（1）取样:准确量取样品溶液 5.00ml 各两份,另取相应的空白样品两份,按粗测值加入氟乙酸钠标准使用液,混匀。

（2）提取:取血液、尿液等样品溶液 5.00ml 置于 50ml 离心试管中,分别用 20ml 丙酮 - 水（4:1,*v/v*）超声振荡 1 小时。高速离心 5 分钟,分出上清液于 65℃水浴浓缩至 2~3ml。用 3ml 苯或己烷洗涤杂质,分离除去有机相。在水溶液中加入 6mol/L 盐酸调 pH≤2,用 5ml 乙酸乙酯提取两次,高速离心后分离合并有机相。加入 10% 三乙醇胺丙酮溶液 0.10ml,混匀后在 70℃下用氮气吹干。残渣加入 3ml 丙酮振荡溶解。取相应空白样品溶液 5.00ml 两份,一份添加 5.0μg 氟乙酸钠作阳性对照,一份做阴性对照,按照上述操作进行空白对照和已知对照分析。

（3）衍生化:在丙酮液中加入 0.1~0.2g 无水碳酸钾、0.5~1.0g 无水硫酸钠、10% PFBBr 衍生化试剂 0.1ml,在微波炉中微波最低档衍生化 2 分钟,冷却后振荡混匀,待测。

（4）测定:分别吸取样品溶液、空白加标样品溶液各 1.0μl,按上述色谱条件进行分析。

（二）气相色谱 - 质谱联用法

1. 原理　根据氟乙酸衍生物的特征离子进行定性,将氟乙酸衍生物特征离子与平行操作的加标样品进行比较,峰面积标准曲线法定量。

2. 仪器参考条件　5% 苯基甲基聚硅氧烷毛细管柱（30m×0.25mm,0.25μm）;离子源:电子轰击电离源（EI）或负化学电离源（NCI）;程序升温:起始温度 80℃保持 2 分钟,以 30℃/min 升至 280℃保持 10 分钟;传输线温度:250℃;进样口温度:280℃;载气（高纯氦气）流速:1.6ml/min;NCI 反应气:甲烷;扫描方式:Scan。

3. 样品处理　同（一）气相色谱法。

4. 注意事项

（1）控制衍生化条件:采用微波加热,在低档（150W）条件下反应 2 分钟,衍生物产率达 90%;而用普通加热方法衍生化时,衍生物最高产率为 70%,且要在 60℃反应 30 分钟。这主要是因为丙酮沸点较低,长时间加热使其挥发,从而减低产率。

（2）氟乙酸极性较强,在弹性石英毛细管柱上出峰较快;衍生化后,其极性降低,保留时间延长,并改善峰型,增加灵敏度。

（3）衍生化过程导入大量衍生化试剂杂质,而衍生化产物需在低温下分析,为使后面流出的杂质不影响样品分析,采用二阶程序升温,即在衍生化产物流出后,迅速提高色谱柱温度,使后面杂质成分尽快流出,以缩短分析时间。

（周斌　王永生）

本 章 重 点

　　本章介绍了五氯酚、甲醇、乙醇、丙酮、正己烷、尼古丁、毒鼠强和氟乙酰胺在体内的代谢和生物监测指标,重点阐述了五氯酚、甲醇、乙醇、丙酮、正己烷、毒鼠强、氟乙酰胺、尼古丁及其代谢产物的测定方法原理、基本操作步骤及注意事项。这些重点阐述内容是本章应该掌握的主要内容。同时,应熟悉这些化合物的生物监测指标的理化性质、样品采集与处理方法,以及气相色谱法常用衍生试剂如重氮甲烷、五氟苄基溴和乙酸酐的应用及注意事项。

复习思考题

　　1. 尿中 2,5-己二酮的顶空气相色谱法测定灵敏度与哪些因素有关?

　　2. 如何分别测定尿样中游离态五氯酚和结合态五氯酚? 试述其原理。

　　3. 试比较气相色谱法和高效液相色谱法测定尿中五氯酚的原理、样品处理的异同。

　　4. 本章介绍了哪些尿样预处理方法? 并比较其特点。

　　5. 呼出气样品采集后可使用哪些方法保存。

　　6. 试比较直接进样气相色谱法和顶空气相色谱法测定乙醇的异同点? 测定过程的注意事项?

　　7. 尼古丁的主要生物监测标志物有哪些? 试比较它们的测定方法的优缺点?

　　8. 简述生物样品中氟乙酸的分析原理、操作步骤和注意事项? 为什么要进行衍生化处理?

附录 1　我国生物监测指标和职业接触生物限值（BELs）

化学物质	生物监测指标	生物接触限值	采样时间	标准编号
甲苯	尿马尿酸	1mol/mol 肌酐（1.5g/g 肌酐）或 11mmol/L（2.0g/L）	工作班末（停止接触后）	WS/T 110-1999
	终末呼出气	20mg/m³	工作班末（停止接触后 15~30min）	
	甲苯	5mg/m³	工作班前	
三氯乙烯	尿中三氯乙酸	0.3mmol/L（50mg/L）	工作周末的班末尿	WS/T 111-1999
铅及其化合物	血铅	2.0μmol/L（400μg/L）	接触三周后的任意时间	WS/T 112-1999
镉及其化合物	尿镉	5μmol/mol 肌酐（5μg/g 肌酐）	不作严格规定	WS/T 113-1999
	血镉	45nmol/L（5μg/L）		
一氧化碳	血中碳氧血红蛋白（HbCO）	5%Hb	工作班末	WS/T 114-1999
有机磷酸酯类农药	全血胆碱酯酶活性校正值	原基础值或参考值的 70%	接触起始后三个月内,任意时间	WS/T 115-1999
		原基础值或参考值的 50%	持续接触三个月以后,任意时间	
二硫化碳	尿 2-硫代噻唑烷 -4-羧酸	1.5mmol/mol 肌酐（2.2mg/g 肌酐）	工作班末或接触末	WS/T 239-2004
氟及其无机化合物	尿氟	42mmol/mol 肌酐（7mg/g 肌酐）	工作班后	WS/T 240-2004
		24mmol/mol 肌酐（4mg/g 肌酐）	工作班前	
苯乙烯	尿中苯乙醇酸加苯乙醛酸	295mmol/mol 肌酐（400mg/g 肌酐）	工作班末	WS/T 241-2004
		120mmol/mol 肌酐（160mg/g 肌酐）	下一个工作班前	

续表

化学物质	生物监测指标	生物接触限值	采样时间	标准编号
三硝基甲苯	血中4-氨基-2,6二硝基甲苯-血红蛋白加合物	200ng/g Hb	接触4个月后任意时间	WS/T 242-2004
正己烷	尿2,5-己二酮	35.0μmol/L（4.0mg/L）	工作班后	WS/T 243-2004
五氯酚	尿中五氯酚	0.64mmol/mol 肌酐（1.5mg/g 肌酐）	工作周末的班末	WS/T 264-2006
汞	尿中汞	20μmol/mol 肌酐（35μg/g 肌酐）	接触6个月后工作班前	WS/T 265-2006
可熔性铬盐	尿中铬	65μmol/mol 肌酐（30μg/g 肌酐）	接触1个月后工作周末的班末	WS/T 266-2006
酚	尿中酚	150mmol/mol 肌酐（125mg/g 肌酐）	工作周末的班末	WS/T 267-2006

附录2　美国 ACGIH 通过的生物接触指数（BEIs）（2014）

化学物质［CAS 号］	监测指标	采样时间	生物接触指数	备注
丙酮［67-64-1］	尿中丙酮	班末	50mg/L	Ns
乙酰胆碱酯酶抑制性农药	红细胞的胆碱酯酶活力	随时	个体本底值的70%	Ns
苯胺［62-53-3］	1. 尿中苯胺*	班末	—	Nq
	2. 血中从血红蛋白释放的苯胺	班末	—	Nq
	3. 尿中对氨基苯酚*	班末	50mg/L	B,Ns,Sq
砷［7440-38-2］及其可溶性无机化合物（不包括砷化镓和砷化氢）	尿中无机砷加甲基化代谢物	工作周末	35μg As/L	B
苯［71-43-2］	1. 尿中苯巯基尿酸	班末	25μg/g 肌酐	B
	2. 尿中反,反-粘康酸	班末	500μg/g 肌酐	B
1,3-丁二烯［106-99-0］	1. 尿中1,2-二羟基-4-(N-乙酰半胱氨酸)-丁烷	班末	2.5mg/L	B,Sq
	2. 血中 N-1-和 N-2-(羟丁烯基)缬氨酸血红蛋白加合物的混合物	不限	2.5pmol/g Hb	Sq
乙二醇单丁醚［111-76-2］	尿中丁氧基乙酸（BAA）*	班末	200mg/g 肌酐	—
镉［7440-43-9］及其无机化合物	1. 尿中镉	不限	5μg/g 肌酐	B
	2. 血中镉	不限	5μg/L	B
二硫化碳［75-15-0］	尿中2-硫代噻唑烷-4-羧酸（TTCA）	班末	0.5mg/g 肌酐	B,Ns

续表

化学物质［CAS 号］	监测指标	采样时间	生物接触指数	备注
一氧化碳［630-08-0］	1. 血中碳氧血红蛋白	班末	血红蛋白的 3.5%	B，Ns
	2. 末段呼出气中一氧化碳	班末	20ppm	B，Ns
氯苯［108-90-7］	1. 尿中 4- 氯邻苯二酚★	工作周末的班末	100mg/g 肌酐	Ns
	2. 尿中对氯苯酚★		20mg/g 肌酐	Ns
铬（Ⅵ），水溶性烟雾	1. 尿中总铬	工作周末的班末	25μg/L	—
	2. 尿中总铬	班中	10μg/L	—
钴［7440-48-4］ 无机化合物 包括氧化钴（除与碳化钨结合的）	尿中钴	工作周末的班末 工作周末的班末	15μg/L	Ns
与碳化钨结合的	尿中钴		—	Ns，Nq
环己醇［108-93-0］	1. 尿中 1,2- 环己二醇★	工作周末的班末	—	Nq，Ns
	2. 尿中环己醇★	班末	—	Nq，Ns
环己酮［108-94-1］	1. 尿中 1,2- 环己二醇★	工作周末的班末	80mg/L	Ns，Sq
	2. 尿中环己醇★	班末	8mg/L	Ns，Sq
二氯甲烷［75-09-2］	尿中二氯甲烷	班末	0.3mg/L	Sq
N,N- 二甲基乙酰胺［127-19-5］	尿中 N- 甲氨基乙酰胺	工作周末的班末	30mg/g 肌酐	—
N,N- 二甲基甲酰胺（DMF）［68-12-2］	1. 尿中 N- 甲基甲酰胺	班末	15mg/L	—
	2. 尿中 N- 乙酰 -S-（N- 甲基氨基甲酰基）半胱氨酸	工作周末的班前	40mg/L	Sq
2- 乙氧基乙醇（EGEE）［110-80-5］和乙酸 2- 乙氧基乙酯（EGEEA）［111-15-9］	尿中 2- 乙氧基乙酸	工作周末的班末	100mg/g 肌酐	—
乙苯［100-41-4］	1. 尿中扁桃酸和苯乙醛酸的总和	工作周末的班末	(0.15g/g 肌酐)	Ns(Sq)
	2. 末段呼出气中乙苯	(不限)	(—)	(Sq)
氟化物	1. 尿中氟化物	班前	2mg/L	B，Ns
	2. 尿中氟化物	班末	3mg/L	B，Ns
糠醛［98-01-1］	尿中糠酸★	班末	200mg/L	Ns
正己烷［110-54-3］	尿中 2,5- 己二酮☆	工作周末的班末	0.4mg/L	—
铅［7439-92-1］［注释见下］	血铅	不限	30μg/dl	—

注：待孕妇女的血铅超过 10μg/dl，存在产出血铅超过疾病预防控制中心 10μg/dl 参考值儿童的风险。若这类儿童血铅值继续升高，其认知缺陷的风险加大。应密切关注其血铅水平，并采取适宜的措施降低儿童的环境铅暴露。

化学物质[CAS号]	监测指标	采样时间	生物接触指数	备注
汞[7439-97-6]	尿中汞	班前	20μg/g 肌酐	—
甲醇[67-56-1]	尿中甲醇	班末	15mg/L	B,Ns
高铁血红蛋白形成剂	血中高铁血红蛋白	班中或班末	血红蛋白的 1.5%	B,Ns,Sq
乙二醇甲醚(EGME)[109-86-4]和乙酸-2-甲氧基乙酯(EGMEA)[110-49-6]	尿中 2-甲氧基乙酸	工作周末的班末	1mg/g 肌酐	—
甲基正丁酮[591-78-6]	尿中 2,5-己二酮☆	工作周末的班末	0.4mg/L	—
甲基三氯甲烷[71-55-6]	1. 末段呼出气中甲基三氯甲烷	工作周末的班前	40ppm	—
	2. 尿中三氯乙酸	工作周末	10mg/L	Ns,Sq
	3. 尿中总三氯乙醇	工作周末的班末	30mg/L	Ns,Sq
	4. 血中总三氯乙醇	工作周末的班末	1mg/L	Ns
二邻氯苯胺甲烷(MBOCA)[101-14-4]	尿中总二邻氯苯胺甲烷	班末	—	Nq
甲基乙基酮[78-93-3]	尿中甲基乙基酮	班末	2mg/L	Ns
甲基异丁基酮(MIBK)[108-10-1]	尿中甲基异丁基酮	班末	1mg/L	—
N-甲基吡咯烷酮[872-50-4]	尿中 5-羟基-N-甲基-2-吡咯烷酮	班末	100mg/L	—
萘[91-20-3]	1-萘酚 +2-萘酚	班末	—	Nq,Ns
对硫磷[56-38-2]	1. 尿中总对硝基酚	班末	0.5mg/g 肌酐	Ns
	2. 红细胞的胆碱酯酶活性	随时	个体本底值的 70%	B,Ns,Sq
苯酚[108-95-2]	尿中苯酚★	班末	250mg/g 肌酐	B,Ns
多环芳烃(PAHs)	尿中 1-羟基芘(1-HP)★	工作周末的班末	—	Nq
异丙醇[67-63-0]	尿中丙酮	工作周末的班末	40mg/L	B,Ns
苯乙烯[100-42-5]	1. 尿中扁桃酸加苯乙醛酸	班末	400mg/g 肌酐	Ns
	2. 尿中苯乙烯	班末	40μg/L	—
四氯乙烯[127-18-4]	1. 末段呼出气中的四氯乙烯	班前	3ppm	—
	2. 血中四氯乙烯	班前	0.5mg/L	—
甲苯[108-88-3]	1. 血中甲苯	工作周末的班前	0.02mg/L	—
	2. 尿中甲苯	班末	0.03mg/L	—
	3. 尿中邻甲酚★	班末	0.3mg/g 肌酐	B

化学物质[CAS号]	监测指标	采样时间	生物接触指数	备注
三氯乙烯[79-01-6]	1. 尿中三氯乙酸	工作周末	15mg/L	Ns
	2. 血中三氯乙醇☆	的班末	0.5mg/L	Ns
	3. 血中三氯乙烯	—	Sq
	4. 末段呼出气中的三氯乙烯	—	Sq
铀[7440-61-1]	尿中铀	班末	200μg/L	—
二甲苯类[95-47-6;106-42-3;108-38-3;1330-20-7]	尿中甲基马尿酸	班末	1.5g/g 肌酐	—
1,6-六亚甲基二异氰酸酯[822-06-0]	尿中六亚甲基二胺	班末	15μg/g 肌酐	Ns
甲苯 2,4-二异氰酸酯异构体混合物	尿中甲苯二胺	班末	5μg/g 肌酐	Ns

注:★水解

☆未水解

B 表示该监测指标在没有职业暴露的生物标本中可能存在,且此浓度可能影响结果的解释,因此纳入生物接触限值。

Nq 表示非定量的,对该物质的生物监测基于综述,但具体的生物接触限值由于数据不充分无法确定。

Ns 表示非特异的,因此在暴露于其他化学物后也应被观察。

Sq 表示半定量的,该指标是接触这一化学物的特异性监测指标,但测定结果的解释是含糊的。如果无定量测定方法,则这类指标可用作筛选试验,而如果定量试验不是特异性的,且其来源尚不清楚,则用作确认性试验。

（史莹 译自 Threshold limit values and biological exposure indices. ACGIH,2014）

附录3　人血中常见元素含量参考值（μg/L）

元素	全血	血浆	血清
As	1.7	2.4	30?
B	130	120	—
Ca	90~110mg/L		
Cd	5.2	2.6	2.8
Co	0.2~40	0.07~12	0.2~62
Cr	0.6~410	26~160	2~20
Cu	1100	1120	1190
F	500	1200?	27?
Fe	4.47×10^5	1100	1090
Hg	7.8	6.5	120?
I	57	6.9	6
Mn	1.6~750	6~68	5.4~61
Mo	1?	13?	6?
Pb	210	130?	16~130
Zn	3800~7900	—	720~1780

附录4　正常人尿液中常见元素参考值范围（μg/L）

元素	参考值范围	元素	参考值范围
As	2.3~110	Mo	~100
Ca	150~450mg/24h	Ni	0.06~8
Cd	0.4~70	Pb	12~30
Co	0.2~135	Se	2~16
Cr	0.04~50	Si	2900~12 000
Cu	42~50	Sn	~14
F	300~1000	Tl	0.02~8.9
Fe	~170	V	0.2~10
Hg	0~24	Zn	270~850
Mn	0.12~20		

附录5　人发中常见元素参考值范围（μg/g）

元素	参考值范围	元素	参考值范围
As	0.03~25	I	0.03~4.2
B	0.88~0.98	Mo	0.03~2.16
Ca	130~710	Ni	0.002~4.05
Cd	0.04~5.3	Pb	0.004~95
Co	0.07~1.7	Se	0.002~6.6
Cr	0.08~2.50	Sn	1.7~860
Cu	6.0~293	Tl	0.13~12
Fe	10~900	V	0.04~160
Hg	0.3~12.2	Zn	53.7~327

附录6　我国生物材料检验推荐标准方法一览表

序号	标准号	标准名称
1	WS/T 17-1996	尿中铅的双硫腙分光光度测定方法
2	WS/T 18-1996	尿中铅的石墨炉原子吸收光谱测定方法
3	WS/T 19-1996	尿中铅的微分电位溶出测定方法

序号	标准号	标准名称
4	WS/T 20-1996	血中铅的石墨炉原子吸收光谱测定方法
5	WS/T 21-1996	血中铅的微分电位溶出测定方法
6	WS/T 22-1996	血中游离原卟啉的荧光光度测定方法
7	WS/T 23-1996	尿中 δ- 氨基乙酰丙酸的分光光度测定方法
8	WS/T 24-1996	尿中汞的双硫腙萃取分光光度测定方法
9	WS/T 25-1996	尿中汞的冷原子吸收光谱测定方法(一)碱性氯化亚锡还原法
10	WS/T 26-1996	尿中汞的冷原子吸收光谱测定方法(二)酸性氯化亚锡还原法
11	WS/T 27-1996	尿中有机(甲基)汞、无机汞和总汞的分别测定方法选择性还原 - 冷原子吸收光谱法
12	WS/T 28-1996	尿中砷的二乙基二硫代氨基甲酸银三乙醇胺分光光度测定方法
13	WS/T 29-1996	尿中砷的氢化物发生 - 火焰原子吸收光谱测定方法
14	WS/T 30-1996	尿中氟的离子选择电极测定方法
15	WS/T 31-1996	尿中镉的火焰原子吸收光谱法
16	WS/T 32-1996	尿中镉的石墨炉原子吸收光谱测定方法
17	WS/T 33-1996	尿中镉的微分电位溶出测定方法
18	WS/T 34-1996	血中镉的石墨炉原子吸收光谱测定方法
19	WS/T 35-1996	尿中钒的催化极谱测定方法
20	WS/T 36-1996	尿中铬的分光光度测定方法
21	WS/T 37-1996	尿中铬的石墨炉原子吸收光谱测定方法
22	WS/T 38-1996	血中铬的石墨炉原子吸收光谱测定方法
23	WS/T 39-1996	尿中硫氰酸盐的吡啶 - 巴比妥酸分光光度测定方法
24	WS/T 40-1996	尿中 2- 硫代噻唑烷 -4- 羧酸的高效液相色谱测定方法
25	WS/T 41-1996	呼出气中二硫化碳的气相色谱测定方法
26	WS/T 42-1996	血中碳氧血红蛋白的分光光度测定方法
27	WS/T 43-1996	尿中镍的分光光度测定方法
28	WS/T 44-1996	尿中镍的石墨炉原子吸收光谱测定方法
29	WS/T 45-1996	血中镍的石墨炉原子吸收光谱测定方法
30	WS/T 46-1996	尿中铍的石墨炉原子吸收光谱测定方法
31	WS/T 47-1996	尿中硒的氢化物发生 - 原子吸收光谱测定方法
32	WS/T 48-1996	尿中酚的分光光度测定方法
33	WS/T 49-1996	尿中苯酚的气相色谱测定方法(一)液晶柱法
34	WS/T 50-1996	尿中苯酚的气相色谱测定方法(二)FFAP 柱法
35	WS/T 51-1996	呼出气中苯的气相色谱测定方法

序号	标准号	标准名称
36	WS/T 52-1996	尿中马尿酸的分光光度测定方法
37	WS/T 53-1996	尿中马尿酸、甲基马尿酸的高效液相色谱测定方法
38	WS/T 54-1996	尿中苯乙醛酸和苯乙醇酸的高效液相色谱测定方法
39	WS/T 55-1996	尿中对氨基酚的分光光度测定方法
40	WS/T 56-1996	尿中对氨基酚的高效液相色谱测定方法
41	WS/T 57-1996	尿中对硝基酚的分光光度测定方法
42	WS/T 58-1996	尿中对硝基酚的高效液相色谱测定方法
43	WS/T 59-1996	尿中 4- 氨基 -2,6- 二硝基甲苯的气相色谱测定方法
44	WS/T 60-1996	尿中五氯酚的分光光度测定方法
45	WS/T 61-1996	尿中五氯酚的高效液相色谱测定方法
46	WS/T 62-1996	尿中甲醇的顶空气相色谱测定方法
47	WS/T 63-1996	尿中亚硫基二乙酸的气相色谱测定方法
48	WS/T 64-1996	尿中三氯乙酸的分光光度测定方法
49	WS/T 65-1996	尿中杀虫脒及对氯邻甲苯胺的分光光度测定方法
50	WS/T 66-1996	全血胆碱酯酶活性的分光光度测定方法 羟胺三氯化铁法
51	WS/T 67-1996	全血胆碱酯酶活性的分光光度测定方法 硫代乙酰胆碱 - 联硫代双硝基苯甲酸法
52	WS/T 89-1996	尿中氟化物的测定 离子选择电极法
53	WS/T 91-1996	尿中铅的示波极谱测定方法
54	WS/T 92-1996	血中锌原卟啉的血液荧光计测定方法
55	WS/T 93-1996	血清中铜的火焰原子吸收光谱测定方法
56	WS/T 94-1996	尿中铜的石墨炉原子吸收光谱测定方法
57	WS/T 95-1996	尿中锌的火焰原子吸收光谱测定方法
58	WS/T 96-1996	尿中三氯乙酸顶空气相色谱测定方法
59	WS/T 97-1996	尿中肌酐分光光度测定方法
60	WS/T 98-1996	尿中肌酐的反相高效液相色谱测定方法
61	WS/T 107-2006	尿中碘的砷铈催化分光光度测定方法
62	WS/T 108-1999	血中铅的示波极谱测定方法
63	WS/T 109-1999	血清中硒的氢化物发生 - 原子吸收光谱测定方法
64	WS/T 174-1999	血中铅、镉的石墨炉原子吸收光谱测定方法
65	WS/T 175-1999	呼出气中丙酮的气相色谱测定方法
66	WS/T 443-2013	血中铅、镉的测定钨舟原子吸收光谱法

参考文献

1. 孙成均 . 生物材料检验 . 北京 : 人民卫生出版社 , 2006.

2. 沈惠麒 , 顾祖维 , 吴益群 . 生物监测和生物标志物——理论基础及其应用 . 第 2 版 . 北京 : 北京大学医学出版社 , 2006.

3. 王夔 . 生物材料中微量元素分析与数据手册 . 北京 : 中国计量出版社 , 1998.

4. 孙贵范 . 职业卫生与职业医学 . 第 7 版 . 北京 : 人民卫生出版社 , 2012.

5. 杨克敌 . 微量元素与健康 . 北京 : 科学出版社 , 2003.

6. 邹学贤 . 分析化学 . 北京 : 人民卫生出版社 , 2006.

7. 杜晓燕 , 毋福海 , 孙成均 , 等 . 现代卫生化学 . 第 2 版 . 北京 : 人民卫生出版社 , 2009.

8. 张文昌 , 夏昭林 . 职业卫生与职业医学 . 北京 : 科学出版社 , 2013.

9. 夏元洵 . 化学物质毒性全书 . 上海 : 上海科技出版社 , 1991.

10. 黎源倩 . 食品理化检验 . 北京 : 人民卫生出版社 , 2006.

11. 杜晓燕 . 卫生化学实验 . 北京 : 人民卫生出版社 , 2007.

12. 康维钧 . 卫生化学实验 . 北京 : 人民卫生出版社 , 2012.

13. 邹学贤 . 分析化学实验 . 北京 : 人民卫生出版社 , 2006.

14. 徐伯洪 , 闫慧芳 . 工作场所有害物质监测方法 . 北京 : 中国人民公安大学出版社 , 2003.

15. 刘虎生 , 邵宏翔 . 电感耦合等离子体质谱技术与应用 . 北京 : 化学工业出版社 , 2007.

16. 李勇 . 营养与食品卫生学 . 北京 : 北京大学医学出版社 , 2002.

17. 郭爱民 , 杜晓燕 . 卫生化学 . 第 7 版 . 北京 : 人民卫生出版社 , 2012.

18. Carbon monoxide. Environmental Health Criteria 213, World Health Organization Geneva, 1999.

19. ACGIH. Threshold limit values (TLVs) and biological exposure indices (BEIs). ACCIH, USA, 2014.

20. Carbon disulfide. Environmental Health Criteria 10, World Health Organization Geneva, 1979.

21. 中国营养学会 . 中国居民膳食营养素参考摄入量 . 北京 : 中国轻工业出版社 , 2001.

22. 葛可佑 . 中国营养科学全书（上册）. 北京 : 人民卫生出版社 , 2004.

23. 马泰 , 卢倜章 , 于志恒 . 碘缺乏病地方性甲状腺肿与地方性克汀病 . 北京 : 人民卫生出版社 , 1993.

24. Sylwia Król, Bozena Zabiegała, Jacek Namieśnik. Human hair as a biomarker of human exposure to persistent organic pollutants (POPs). Trends in Analytical Chemistry, 2013, 47: 84.

25. Andreia Alves, Agnieszka Kucharska, Claudio Erratico, et al. Human biomonitoring of emerging pollutants through non-invasive matrices: state of the art and future potential. Anal Bioanal Chem, 2014, 406: 4063.

26. Marta Esteban, Argelia Castaño. Non-invasive matrices in human biomonitoring: A review. Environment International, 2009, 35: 438.

中英文名词对照索引

X

Z

Y